中医脑病临证思辨表全解

名誉主编　张秋娟

主　　编　俞　璐　程记伟

副主编　时　慧　徐　川

编　　委（以姓名拼音为序）：

陈　珍　杜　笑　高新喜　顾悦华　韩雪怡　侯阳波
胡寅钦　李敏琤　刘会芳　宋其桓　孙　梦　王丽玮
吴宝玉　徐朝晖　许　婕　闫翠娜

U0188564

上海科学技术出版社

图书在版编目（ＣＩＰ）数据

中医脑病临证思辨表全解 / 俞璐，程记伟主编. --
上海 ： 上海科学技术出版社，2023.7
　ISBN 978-7-5478-6176-9

　Ⅰ. ①中… Ⅱ. ①俞… ②程… Ⅲ. ①脑病—辨证论
治 Ⅳ. ①R277.72

　中国国家版本馆CIP数据核字（2023）第075790号

中医脑病临证思辨表全解
俞　璐　程记伟　主编

上海世纪出版(集团)有限公司
上 海 科 学 技 术 出 版 社　出版、发行
（上海市闵行区号景路 159 弄 A 座 9F - 10F）
邮政编码 201101　www. sstp. cn
上海中华印刷有限公司印刷
开本 787×1092　1/16　印张 21.5
字数 470 千字
2023 年 7 月第 1 版　2023 年 7 月第 1 次印刷
ISBN 978 - 7 - 5478 - 6176 - 9/R・2760
定价：78.00 元

序

　　中医学对脑及脑病的认识由来已久,早在远古至秦汉时期,中医学理论逐渐形成,对脑的解剖及部分疾病就有了记载。两千多年来,中医学在脑的生理功能和疾病,以及发病机制等方面积累了丰富的理论认知和临床经验,并逐步深入剖析脑与相关脏腑、气血津液、经脉、经络的关系,从整体观和辨证观认识脑病。毛主席提出中西医结合的思想以后,中医药工作者在继承古人经验同时吸纳西医学知识,将传统中医实践经验与现代医学研究手段结合,中医药研究的科技水平得到显著提高。在此基础上,中医脑病学的内涵与外延得到丰富与发展,随着脑系疾病研究的系统化、规范化,脑病已逐渐发展成一门独立学科。几十年间,中医药在脑的常见疾病、重大疾病,如中风、痫证、耳鸣耳聋、不寐、颤证等防治方面发挥特色优势,取得可喜疗效。

　　中医的临床思辨特点讲究从病证出发,以病机为核心构建辨病辨证体系,把握疾病的证候变化与病机转归,把握病机层次,明确病机的复合性、兼夹性与复杂性,融多元辨证为一体,灵活应变,处方用药。针对复杂疾病提倡对病机证素权衡分析,以基本病机为主线,运用实用性和灵活性更强的综合辨证,建立组合处方,提升复杂难治疾病的诊疗力。脑病症状反复多变,病情复杂,或猝然而发,或缠绵难愈,或盘根错节,如帕金森病、抑郁症、运动神经元病等疑难疾病,西医发病机制不明,缺少特效治疗方法。中医在脑病临床治疗中,注重脑病的形成与人整体间的关系,既充分重视脑病与五脏六腑、精气神、气血津液、经络的关系,也重视脑病与天地、五运六气变化间的关系;中医在临床中注重对脑病证候的四诊参辨,根据临床特点辨识主要矛盾,抓住核心病机,寻找证变规律,重主症，顾兼症，有先后，分缓急，整体并进，综合施治。中西医优势互补，以新的视角、新的临床思路和方法进行探索，相信会逐步获得临床疗效的突破。

本书以提升中医脑病临证思辨力为导向，从理论到思辨最后进入临床实践，将中医药物与非药物特色治疗有机结合，贯穿始终，根据守正创新的原则，倡导原创思维，以300余张表格帮助读者通过高效阅读快速抓住重点内容，全面理解中医脑病"随证治之，随机应变，整合处方"之要旨，建立、巩固并提升脑病临证思辨能力。全书层次分明、体例新颖、内容翔实、系统全面、实用性强，对临床医生来说不失为一本颇具参考价值的专业用书。

《中医脑病临证思辨表全解》的编写过程中，上海市普陀区中心医院、上海市第二康复医院、上海中医药大学附属岳阳中西医结合医院等多家医院长年奋斗在临床一线的中青年医生倾注了大量的智慧和心血，体现了中医传人团结协作、传承精华，守正创新的精神，令人感佩。诚祝他们能继续不懈努力，为中医事业的发展延伸拓新，留下学术团队研学足迹；诚祝他们能不断钻研、弘扬学科特色，追求中西医结合的至美境界；诚祝他们能获取更多更高水平的学术成果，奉献于人类健康事业。

国医大师

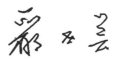

前　言

　　中医脑病学是以中医基础理论为依据，系统阐述脑的生理病理、病因病机、诊断治疗及康复预防等内容的一门学科，是中医学的重要组成部分。中医脑病的核心问题是脑脏理论体系建立，通过临床表现发现脑病与各脏腑病机关联，究其发生根本，以整体观和辨证观为纲，以症状-证型-治疗为目，解决脑病中的难治环节，达到缓解疾病的目的。

　　在实际临床工作中，脑病的隐匿性、不定性，以及错综多变的病情给一线医生带来挑战。因此，中医脑病专科人才的培养更重视临证思辨能力的构建与提升。然而，不少进入临床时日尚短的规培或专培医生却面临从课堂到临床、从理论到实践、从学生到医生等环境舞台、思维思考和角色立场的转变困难。他们对各类脑病病机缺乏深刻认识，对脑病的中医治疗一知半解，尚未构建成熟高效的临证思辨力，无法熟练开具中医药物和非药物处方。因此，通过快速有效的阅读，为医学生或低年资医生建立贴近临床的知识体系，帮助其强化临证思辨力，建立实战思维，对于培养优秀中医人才、提高医疗质量至关重要。

　　本书作者团队根据多年中医脑病诊疗和教学工作经验，以提高临床实践能力为导向，立足于夯实理论基础，强化中医脑病思辨力，以理论-思辨-实战的推进模式，采用大量表解形式编写本书。全书分为知识储备、中医临床思维培养、临床实践，共上、中、下三个篇章。上篇介绍中医脑病的理论知识，包括生理解剖及功能、病因分析、中医诊法、病史采集和体格检查、现代诊断技术、中医病历书写，帮助巩固理论知识，为临床实战打好基础；中篇着重建立临床诊治思维，整理脑病常用治法，包括常见症状、辨证思路、药物及非药物疗法，帮助理清脑病辨治思路，为基础迈向实践构筑桥梁；下篇开展脑病各病实战，包括中风、眩晕、头痛、耳鸣耳聋、痫证、癫狂、痴呆、颤证、痿证、郁证、不寐，从疾病介绍开始，逐次进入辨证分析、类证鉴别、分型综合论治，以临床真实病案作为实例，展现一个翔实的疾病诊治过程，帮助读者实现从理论到实践的蜕变。

本书内容实用，运用 300 余张表格对庞杂的文字进行归纳整理，利于读者在阅读时快速抓住重点，有效吸纳知识，强化临证思辨，建立实战思维，尤其适合研究生、实习医师、规培医师、专培医师作为实训参考用书。同时，本书也可作为中医脑病方向专业医师的参考用书。

本书获得上海市卫生健康委员会临床研究专项、上海市普陀区中医临床重点专科、全国名中医普陀传承工作室建设项目、成都中医药大学"杏林学者"人才项目、上海市普陀区中心医院"百人计划"人才项目等资助。参编人员均来自医院中医专业的临床一线，投入了大量时间和精力，查阅参考众多文献资料，历经数次修改，最终定稿，在此一并致以诚挚的感谢！

限于编者水平，书中难免存在不妥之处，恳请读者提出宝贵意见，以便今后修订和完善。

主　编

目　录

上篇

知识储备

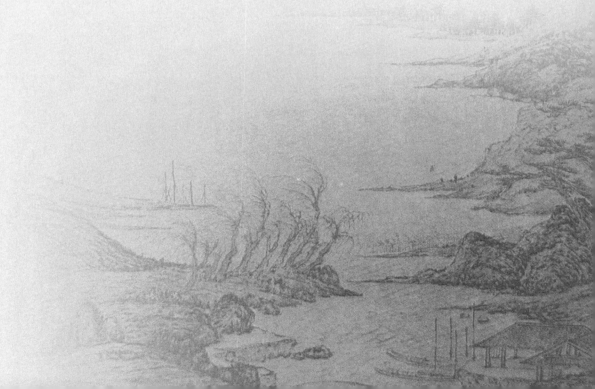

第一章　脑的生理解剖和功能

一、生理解剖

1. 脑的解剖位置和结构

脑藏于颅内,位于人体最高位,古人称为"泥丸宫"。中医对脑的认识应追溯到春秋战国时期,《内经》成书后,对脑的解剖位置和结构开始有了一定认识和较明确的记载。如《灵枢·邪客》云"天圆地方,人头圆足方,以应之",《灵枢·海论》云:"脑为髓之海,其输上在于其盖,下在风府。"《灵枢·骨度》记载成人头围为二尺六寸,前发际至后发际为一尺二寸,河南医学院和北京医学院按照古人同身寸计算方法,分别测得成人头围为二尺五寸五分,前发际至后发际为一尺一寸七分,说明古人对成人头围的研究是符合实际的。《内经》中不仅取类比象,将人与自然界联系起来,强调人体的头属于天阳之位,观察到脑居于头颅骨内,由髓汇聚而成,还提到神经系统"锥体交叉"的客观事实。到了明代,李梴在《医学入门》中更明确指出:"脑者髓之海,诸髓皆属于脑,故上至脑,下至尾骶,皆精髓升降之道路也。"

2. 脑系的组成

脑系由脑、髓及其经络筋脉共同组成。清朝之前的医家虽能认识到脑在人的生命活动中的重要作用,但由于实体解剖的欠缺,对脑的组成和结构的描述比较粗糙。如《素问·五脏生成》云"诸髓者皆属于脑",《灵枢·邪气脏腑病形》云"十二经脉,三百六十五络,其血管皆上注于面而走空窍",《灵枢·大惑论》云:"五脏六腑之精气,皆上注于目而为之精……裹撷筋骨血气之精而与脉并为系,上属于脑,后出于项中。"《内经》中认识到经络是构成脑髓气血津液运行的通道,也是五神脏的生理基础。髓的解剖位置及生理功能在《素问》中也皆有描述。如《素问·五脏生成》云"诸髓者皆属于脑",《素问·骨空论》云:"髓空在脑后三分,在颅际锐骨之下……数髓空在面颊鼻,或骨空在口下当两肩。"

清朝以后,部分医家对脑的解剖结构逐步有了较深刻的认识。王清任认识到脑、髓、目系、耳、鼻皆相通而维系,共同组成脑髓系统,脑由髓汇聚而成,故名"髓海"。如《医林改错·脑髓说》云"灵机记性在脑者,因饮食生气血,长肌肉,精汁之清者,化而为髓,由脊骨上行入脑,名曰脑髓。盛脑髓者,名曰髓海。其上之骨,名曰天灵盖","两目即脑汁所生,两目系如线长于脑,所见之物归于脑","鼻通于脑,所闻香臭归于脑","两耳通脑,所听之声归于脑。"明代李梴在《医学入门》中进一步指出:"脑者髓之海,诸髓皆属于脑,故上至脑,下至尾骶,皆精髓升降之道路也。"

赵彦晖进一步认识到脑在颅内外有筋膜包裹,并从脑及髓发出,经筋脉络连属五官,内达脏腑外及皮毛。如《存存斋医话稿》云:"脑之皮分内外层,内柔而外坚,既以保全体气,又以肇始诸筋,筋自脑出者,六偶,独一偶逾颈至脑下,垂胃口之前,余悉在顶内,导气于五官,或令之动,或令之觉。"

到了清末,邵同珍对脑髓的整体结构有了更深入的观察。如《医易一理·论人身脑气血脉根源脏象论·脑脏论》云:"中系六瓣,中二瓣名曰大脑;前曰前脑;后曰后脑。背行较多,分九对脑气筋,入五官脏腑,以司视听言动……脊柱二十四节,凑叠连贯,互相勘合而成。共成脑气筋三十一对,由筋分线,由线分丝,愈分愈细,有绕如网者,有结如球者,以布手足周身,皮肉筋骨,无微不到。"

综上所述,脑位于颅内,由髓汇聚而成,外被筋膜及颅骨,下接脊髓,脊髓沿脊柱向下,由脊柱保护在外,并向外分出脑气筋,入五官脏腑,布手足周身、皮肉筋骨,与脑髓共同完成协调脏腑、主持感觉和运动等功能。

二、生理功能

1. 脑主生命活动

脑是人体生命活动中极为重要的一个器官,维持脑的正常生理功能,是保证生命活动的基础条件之一。《内经》时期,医家就已认识到损害脑部伤及命枢可导致死亡,此为针刺禁忌。《类经》进一步解释针刺入脑脏则真气泄,人因无气而亡。如《素问·刺禁论》云:"刺头,中脑户,入脑立死。"《类经·针刺类》云:"脑为髓海,乃元阳精气之所聚。针入脑则真气泄,故立死。"脑由髓汇聚而成,为髓海,真气所聚,当受到邪气侵扰则不易治疗。明代王肯堂在《证治准绳》中云:"盖髓海真气之所聚,卒不受邪,受邪则死不可治。"现代临床实践证实,邪毒侵犯脑部往往提示病情笃重,危及生命,这正说明了脑维持生命活动的重要作用。

2. 脑主情志

脑协调五脏,主意识情志活动,七情致病,影响脑气输布,脑气不能到达五脏六腑四肢百骸,则表现为各脏腑功能失调。《内经》中将人的精神活动归为五脏经气之所主,认为情志活动的物质基础是五脏的精气血。如《素问·宣明五气》云"五精所并,精气并于心则喜,并于肺则悲,并于肝则忧,并于脾则畏,并于肾则恐","五脏所藏,心藏神,肺藏魄,肝藏魂,脾藏意,肾藏志"。人的意识情志活动虽为五脏所主,但脑协调五脏六腑功能,主神志,因此，实际上还是脑主神明的体现。如《医学衷中参西录》云："神明之体藏于脑，神明之用出于心。"五脏神上归于脑，脑是元首，统帅五脏之神，是众神之长，如《道藏·太上老君内观经》云："太乙帝君在头，曰泥丸君，总众神也。照生识神，人之魂也。司命处心，纳生源也。元英居左，制三魂也。白元居右，拘七魄也。核桃住脐，保精根也。昭诸百节生百神也。所以周身神不空也。"此外，脑神有协调平衡脏腑功能的作用，脑主神明正常，五脏各自形神就协调，如《元气论》云："脑实则神全，神全则气全，气全则形全，形全则百关调于内，八邪消于外。"因此，七情致病可使脑气郁结，脑气输布不畅，影响五脏功能，五脏失去协调，可表现为各脏腑功能失调而致的各种情志活动异常症状。

3. 脑主记忆

脑支配人体智能活动，人的记忆有赖于脑功能的正常，脑得髓养，脑髓充盈，脑力充沛，则元神旺盛，记忆强健。《素问·脉要精微论》云"头者，精明之府，头倾视深，精神将夺矣"，《内经》时期虽没有明确指出人的记忆由脑所主，但已经认识到脑主精神思维活动。后世医家在不断观察和实践中提出脑在人智能活动中的重要作用及与记忆力的密切相关性。如《本草备要》云"人之记性，皆在脑中"，《医林改错·脑髓说》云："灵机记性在脑者，因饮食生气血，长肌肉，精汁之清者，化而为髓，由脊骨上行入脑，名曰脑髓。"《尚志堂文集》："人之记性皆在脑中，小儿善忘者，脑未满也，老人健忘者，脑渐空也。"可见，小儿肾气不足，髓海未满，脑气不充，或老年人肾中精气随龄衰减，无以上承，髓海空虚，脑络失养，都可导致记忆力等智能水平下降。

4. 脑主脏腑功能

脑能够支配五脏六腑及五官七窍的功能活动。脑髓由脑、髓、脑气筋及其连属的经络系统共同构成。脑气筋从脑髓发出，分布到肢体、脏腑、官窍、皮肉筋骨，使脑和心、肝、脾、肺、肾、胃、大小肠等脏腑直接发生联系并行使功能支配。早在《内经》就认识到脑对各脏腑功能活动的调控职能。如《素问·脉要精微论》云"头者，精明之府"，又如《素问·灵兰秘典论》云："心者，君主之官也，神明出焉。肺者，相傅之官，治节出焉。肝者，将军之官，谋虑出焉。胆者，中正之官，决断出焉……凡此十二官者，不得相失也。故主明则下安……主不明则十二官危……"此处所云之"十二官"是针对脏腑而言，脑在人体位置最高，居于各脏腑之上，因此，"主"并不属十二官，后世医家认为此所指人身之元首的脑而言。如《金匮玉函经·证治总例》云："头者，身之元首，人神之所注，气血精明，三百六十五络皆归于头"，又如《寓意草》云："头为一身之元首，穿然居上，乃主脏而不奉脏者也。"人的精神、感觉、认知、运动虽为各脏腑所司，但最根本的控制中枢在脑髓，脑通过协调各脏腑功能，发挥其主持思维、发生情感、产生智能、控制行为、支配感觉等作用。

5. 脑主运动

头为诸阳之会，督脉总督诸阳，为阳脉之海，汇集诸阳经经气，贯脊入脑。《素问·阴阳应象大论》云："阳在外，阴之使也。"又如《医学衷中参西录》云："脑为髓海，乃聚髓处，非生髓之处，究其本源，实由肾中真阴真阳之气，酝酿化合而成，至精至贵之液体缘督脉上升而贯注于脑。"肾中真阴真阳充足，上承于脑，髓海充盈，形体得阳气温煦，筋、骨、肉、关节得精血濡养,则肢体活动灵活。如《灵枢·海论》云"髓海有余,则轻劲多力,自过其度","髓海不足,则脑转耳鸣,胫酸眩冒,目无所见,懈怠安卧"。并且,脑通过协调各脏腑、组织器官的功能,对筋、骨、肌肉和关节发挥支配作用。如清代医家邵同珍在《医易一理·论人身脑气血脉根源脏象论·脑脏论》中提到:"背形较多,分九对脑气筋,入五官脏腑,以司视听言动。"王清任联系病理,针对大脑对肢体运动感觉功能具有交叉支配的特点进行阐述,如《医林改错》云:"人左半身经络上头面而从右行,右半身经络上头面从左行,有左右交叉之义。"说明疾病发生其病位在脑则影响人体肢体运动功能,可产生运动障碍或失调等诸症。

6. 脑主感觉

感觉包括听觉、视觉、嗅觉、味觉、触觉、位置觉等各种感知外界事物的意识活动。感觉功能正常有赖于脑气充盈,输布五官七窍。如《灵枢·邪气脏腑病形》云:"十二经脉三百六十五络,其血气皆上于面而走空窍。其精阳之气上走于目而为睛;其别气走于耳而为听;其宗气上出于鼻而为臭;其浊气出于胃走唇舌而为味。"每一窍功能发挥有赖于脑气通达,各窍接受外界客观刺激,反应于脑,并由脑产生相应感觉。如《医林改错》云:"两耳通于脑,所听之声归于脑;两目系如线长于脑,所见之物归于脑;鼻通于脑,所闻香臭归于脑。"又如《医学原始·记心辨》云:"耳、目、口、鼻之所导入,最近于脑,必以脑先受其气,而觉之,而寄之,而存之。"说明人体听觉、视觉、味觉、嗅觉等功能是由七窍接受刺激后,大脑对其进行存储和记忆,七窍受大脑支配,人对外界刺激的感知能力是大脑功能的外在表现。

第二章 常见病因分析

一、外 感

外感是指脑部感受风、寒、暑、湿、燥、火及疫疠之邪致病,脑主神明,主宰人体对外界环境的应变和感知能力,六淫和疫疠之气为患则可使这种应变和感知能力减弱导致脑病的发生,具体有以下几种情况。

表 1 风邪致病机制和症状

致 病 特 点	发 病 机 制	相 关 症 状
风为阳邪,轻扬开泄,易袭阳位	头为诸阳之汇,风邪上乘头目,上干脑窍,则气机不畅,清阳不升	头晕目眩、目痛或痒、恶风等
风性善行而数变	当人体脏腑失和,气血亏损,营卫失调,卫外不固时,风邪入中经络 ● 气血痹阻,面部肌肉、经筋失于濡养 ● 津血运行失常,水停血阻,生变痰饮、瘀血阻滞经脉,脏腑肢体失养 ● 外风侵袭,直中脏腑,引起脏腑功能失调	突发口眼歪斜,一侧口角流涎,说话漏风,半身偏瘫,肢体麻木不仁,甚至突然神志昏蒙不清
风为百病之长	风邪多挟寒,挟湿,挟热等他邪,阻于脑络,血行不畅,脑络失养,不通则痛	● 风寒头痛,可见头痛时作、痛连项背、恶寒畏风 ● 风湿头痛,可见头痛如裹、肢体困重、纳呆胸闷、小便不利 ● 风热头痛,可见头痛且胀,甚则头痛欲裂,发热或恶风,面红,口渴欲饮
风胜则动	风气偏胜,扰动内伏宿痰,风痰上逆,郁闭气机,痰随风动,流窜经络,阻于心窍	突然扑倒、不省人事、四肢抽搐、两目上吊等

1. 风邪为患

风邪是脑病外感病因中致病广泛、较为重要的致病因素。风为阳邪,具有轻扬、升散、向上、向外的特点,《素问·太阴阳明论》云"故犯贼风虚邪者,阳受之","故伤于风者,上先受之"。风邪易行无定处,具有使物体摇动的特性,故《素问·阴阳应象大论》曰:"风胜则动。"风邪致病之所以广泛,在于六淫的寒、湿、暑、燥、火多附于风侵犯人体致病,《素问·风论》云:"风者,百病之长也。"风邪致病,往往发病急骤,频繁发作,病情多变幻迅速无常,常为外邪致病的先导,其他病邪每依附于风邪而致病。相关疾病包括前庭神经元炎、突发性耳聋等引起的周围性眩晕、面神经麻痹、脑梗死、短暂性脑缺血发作等脑血管意外,及各类头痛及癫痫等。

2. 寒邪为患

寒邪与阳邪相对,属于阴邪,易伤阳气,《素问·阴阳应象大论》云:"阴胜则阳病。"寒邪具有凝结、阻滞不通的特性,《素问·痹论》说:"痛者,寒气多也,有寒故痛也。"并且,寒邪具有收缩、牵引样的特性,《素问·举痛论》说"寒则气收","寒气客于脉外则脉寒,脉寒则缩蜷,缩蜷则脉绌急,绌急则外应小络,故卒然而痛"。寒邪致病,常突然发病,症状较重,伴有寒象。相关疾病包括血管性头痛、脑动脉硬化、血压骤升引起的脑卒中事件等。

表 2　寒邪致病机制和症状

致病特点	发病机制	相关症状
寒为阴邪,易伤阳气	头为诸阳之汇,若素体阳虚或上焦阳气不足,外感寒邪,邪循经上犯巅顶,或大寒直中头部,遏制阳气布达头部	头痛引脑及项或头痛连齿,甚至神昏,伴四肢厥冷、畏寒等
寒性凝滞,寒主收引	寒胜则阳气拘急,脑络失于温煦;或气机收敛,血行不畅,经脉收缩痉挛,脑络失和,清窍失养	多在寒冷季节发病,可见猝然头痛、头痛剧烈、头部紧箍感、痛无休止等

3. 暑邪为患

暑为阳邪,除了具有一般热邪发病特点外,还有炎热的特性,《素问·生气通天论》云:"阳气者,烦劳则张,精绝,辟积于夏,使人煎厥。"暑邪主升主散,常挟裹湿邪侵犯人体,如《三因极一病证方论》云:"暑湿者,恶寒反热,自汗,关节尽痛,头目昏眩,手足倦怠,不自胜持,此并伤暑湿所致也。"暑邪致病往往具有明显季节性,多见于炎热季节或高温作业的人,相关疾病有中暑引起的昏厥、流行性乙型脑炎、流行性脑脊髓膜炎等。

表 3 暑邪致病机制和症状

致病特点	发病机制	相关症状
暑为阳邪,暑热燔灼	热盛蒸脑,脑神受扰	心胸烦闷不宁、头痛头昏、烦躁、神昏谵语等
暑性升散,伤津耗气	暑天人体汗出过多,使人脉络空虚,气阴亏耗,津液及阳气不能上承于脑,脑络失养	嗜睡倦怠、颈项强直、口噤不语、意识不清甚至昏厥等
暑扰心神,引动肝风	火热亢盛,风阳内动,风火相煽,上犯脑窍	头痛头胀、昏迷抽搐、角弓反张等
暑多挟湿	地湿上蒸,暑湿相合,乘虚侵入脉络,闭阻清窍,清窍失养	头晕目眩、肢痛身重等

4. 湿邪为患

湿为阴邪,最易阻滞气机;湿邪致病临床表现具有沉重、重着的特点,《素问·阴阳应象大论》云:"因于湿,首如裹。"湿邪所致脑病,往往发病隐袭,初起不易重视,病程较长,致病广泛,症状复杂多变,缠绵难愈。相关疾病有各类头痛、抑郁症、焦虑症等精神类疾病、中枢神经系统疾病后遗软瘫、痴呆、耳鸣耳聋等。

表 4 湿邪致病机制和症状

致病特点	发病机制	相关症状
湿为阴邪,易阻气机,易伤阳气	湿邪影响脏腑气机升降,阻遏脑之真气布散,气不行则湿不化,上干清阳	神情呆滞、喃喃自语、耳鸣耳聋、头晕目眩等
湿性重浊黏滞	湿邪蒙上,蒙蔽清窍,脑神不振,或直接侵入血脉,使营血凝滞	困倦多寐、神疲乏力、身体沉重、肢体不遂或拘挛等

5. 燥邪为患

燥邪其性干燥,侵犯人体,最易损伤人体的津液,出现各种干燥症状,如《素问·阴阳应象大论》曰:"燥胜则干。"《素问·痿论》曰:"肺热叶焦,发为痿躄。"

燥邪所致脑病,常伴随风邪、暑邪等他邪,可见口咽干燥、鼻干、咽喉干痛等肺系症状,相关疾病有中枢神经系统疾病后遗软瘫、耳鸣耳聋等。

表 5 燥邪致病机制和症状

致病特点	发病机制	相关症状
燥性干燥,易伤津液	津液亏虚,阴血衰少,脑络失养,神明不济	神识昏乱、神志失常等
燥易伤肺	燥邪外袭,肺脏宣肃无力,通调失职,津液不能上承于脑,脑神失用	头晕目眩、四肢痿软等

6. 火热为患

热为阳邪,热邪伤人,临床上往往表现出高热、恶热、面赤、脉洪数等一派热象,其在内迫津外泄,煎熬阴津,耗伤阴液,往往伴有口渴喜饮,咽干舌燥,小便短赤,大便秘结等症,故《素问·阴阳应象大论》有"壮火食气"之说。火热之邪侵犯人体,易引起肝风内动和血液妄行的病证,热盛使肝阳亢奋,进而肝风内动,又称"热极生风";火热之邪侵犯血脉,加速血行,甚则灼伤脉络,迫血妄行,引起出血症状。如《素问·至真要大论》云:"诸热瞀瘛,皆属于火。"火热之邪所致脑病,发病急速,变化迅捷,有热象和伤阴之象,常伴精神神志的失常,相关疾病有出血性或缺血性脑卒中、病毒性脑炎、流行性乙型脑炎、流行性脑脊髓膜炎等。

表6 火热致病机制和症状

致病特点	发病机制	相关症状
火热为阳邪,其性炎上	外感热邪,直犯心脑,扰心伤神	头痛头胀、耳鸣耳聋、神昏谵语、狂越妄动、烦躁不安、惊悸不宁等
火热易耗气伤津	津液耗伤,阴血亏少,燥热内生,终致肝肾阴虚,脑神失养	唇焦舌燥、咽痛舌红、手足心热、头晕耳鸣、梦遗、心烦不寐等
火热易生风动血	热极生风,风火相煽,扰动脑神	可见高热神昏、两目直视、四肢抽搐等
	热入营血,燔灼厥阴肝经,筋脉抽掣	可见颈项强直、角弓反张、四肢抽搐或痿软无用等

7. 疫疠之气为患

疫疠之气是一类具有强烈传染性的外邪。可通过空气传染,从口鼻而入,传变入里,上犯脑窍,蒙蔽脑神,致脑窍闭塞,经络闭阻,气血逆乱,出现头面肿痛、神昏谵语、不省人事,或发狂谵妄、昏蒙、昏闭、昏厥等。一般来说,疫疠之气比六淫发病更急,当某一种疠气流行时,其临床症状基本相似,如《素问·刺法论》云:"五疫之至,皆相染易,无问大小,病状相似。"其病症重笃,传染性强,极易流行。《重订广温热论》云:"温热伏邪,内陷神昏,蒙蔽厥脱等危症……虽由于心包络及胃肝脾肾任冲督等之结邪,而无不关乎脑与脑系。盖脑为元神之府,心为藏神之脏,心之神明,所得于脑而虚灵不昧,并智识而省人事,具众理而应万机。但为邪热所蒸……血毒所致,则心灵有时而昏,甚至昏狂、昏癫、昏蒙、昏闭、昏痉、昏厥,而会不省人事矣。"相关疾病有流行性乙型脑炎、流行性脑脊髓膜炎等。

二、内　伤

1. 七情

七情是指人的喜、怒、忧、思、悲、恐、惊七种情志变化。正常情况下,七情是人体对客观外界事物和现象所作出的七种不同的情志反应,一般不会使人发病。只有突然、强烈或长期持久的情志刺激,超过人体本身的生理活动调节范围,引起脏腑气血功能紊乱,才会导致疾病发生。七情伤脑的主要机制有:① 五脏神在脑神的统帅下行使功能,七情易伤五脏之神,五脏神伤则脑神必受其伤;② 七情为病,首先影响气血,因脑为诸经汇聚之处,气血运行失常则伤及脑神,如《素问·调经论》云:"血与气并走于上,则为大厥。"③ 七情为病并不一定按一般规律传变。因此,七情是脑病至关重要的发病因素。

表7　七情致病机制和症状

常见病因	发 病 机 制	相 关 症 状
喜无节制	如暴喜过度,则心气涣散,血脉失乖	可见神志恍惚、心悸、不寐、心烦多梦等
	如喜乐太过,则纵生火邪,上犯于脑	可见失神狂乱、狂妄无知、行为异常等
怒无节制	如过于愤怒,则肝气横逆上冲,血随气逆,并走于上,扰乱神明	头晕目眩、面红目赤,甚则昏厥卒仆、偏身不遂、口眼歪斜等
悲忧失节	如过度悲忧,肺气衰弱,郁而不舒	可见少气懒言、言语低微、面色不华、行动迟缓、意志消沉、记忆力减退等失神之症
	如过度悲忧,气机闭塞,肺伤神扰	可见胸闷心悸、精神萎靡、意志消沉等
思虑失节	如思虑过度,则气结损脾,脾伤则气血生化乏源,气血更虚,神失其养,髓海空虚,脑失所用	可见头晕、耳鸣、失眠多梦、健忘、心悸怔忡、腹胀便溏等
惊恐失节	恐则气机逆乱,升降失常,形神失调	可见心悸易惊、胆怯多疑、夜梦频多等
	惊则心无所倚,神无所归,虑无所定	可见惊慌失措、神志错乱,甚则二便失禁,每发癫、狂、痫病

2. 饮食

饮食是人体摄取食物,转化成水谷精微及气血,维持生命活动的基本条件,也是神气产生的基础。五脏所欲与五味所合保持相互协调,一旦有偏差,易损伤相关脏气,常常成为致病因素。如《素问·生气通天论》云:"味过于辛,筋脉沮弛,精神乃失。"又如《素问·

五脏生成》云："多食咸,则脉凝泣而变色。"饮食失宜包括饥饱失常、饮食不洁和饮食偏嗜三方面。

表8　饮食致病机制和症状

常见病因	发 病 机 制	相关症状/疾病
饥饱失常	如过饥则摄食不足,气血乏源,则脑失所养,髓海失充	健忘、脑萎缩、脑发育不良症等
	如过食多饮,则日久酿痰生热,痰热上扰,脑神失主	中风、癫狂、眩晕等
饮食不洁	如引起疫毒痢,邪气疫毒上犯于脑,则脑神受扰,神明失主	高热神昏、四肢抽搐
	如误食有虫卵污染之品,则易使猪囊尾蚴寄生于脑	脑囊虫病
饮食偏嗜	如过食生冷,则寒湿伤阳	倦怠嗜卧、少气乏力、精神萎靡
	如过食辛辣,则灼津炼痰,痰火扰神	妄言谵语、骂詈叫号、狂笑暴怒、伤人毁物
	过食肥甘厚味,则生痰积热,痰热上蒙清窍	身热不扬、默默欲寐、起卧不安、甚则中风昏仆
	味过于咸,则咸易伤肾,肾生髓通于脑,血脉凝泣	健忘失认、头晕耳鸣、失眠脱发

3. 劳逸

正常的劳动有助气血流通,必要的休息可以消除疲劳,恢复体力和脑力,均属于人体正常生理活动,不会致病。但长时间过度劳累或过度安逸,则可成为致病因素使人发病。如《素问·举痛论》所云:"劳则气耗。"又如《素问·宣明五气》中说:"久视伤血,久卧伤气,久坐伤肉,久立伤骨,久行伤筋。"

表9　劳逸致病机制和症状

常见病因	发 病 机 制	相关症状/疾病
过度劳累	如劳力过度,则易挫伤正气	神疲消瘦、少气无力、肢倦懒言、动则气喘、嗜卧欲寐
	如劳神过度,思虑过度,则暗耗心血,损伤脾气,脑亏髓空	健忘失眠、心悸多梦、耳鸣脱发、头痛、记忆力减退
	如房劳过度,则直接损伤肾精,肾精不足,髓海空虚	精神萎靡、眩晕耳鸣、健忘

常见病因	发 病 机 制	相关症状/疾病
过度安逸	如久不劳动,则气血凝泣不畅,经脉痹阻,脑络失养	精神不振、倦怠嗜卧、食少乏力、肢体软弱
	如营养堆积,体胖臃肿,则痰湿内生,郁而化热	眩晕、耳鸣、昏仆
	如脑力过逸,长久不用,则脑神凝滞	思维迟钝、记忆力减退,甚至脑废不用,成为痴呆

三、痰饮、瘀血

痰浊和瘀血虽是两种不同的病理代谢产物,但皆由机体气血津液的异常代谢所致,它们既是脑病的病理产物,又是引起脑病的一个原因。气血津液是构成人体和维持人体生命活动的物质基础,无论是外感邪毒,还是内伤七情,皆可影响气血津液的生化运行失其常度,导致脑病的发生。一方面脑病发生后,易产生痰饮瘀血而为病理产物;另一方面痰饮瘀血交结阻滞脑络而发生脑病,这种因果转换常使病情恶化或加剧。

1. 痰浊致病

痰浊所致脑病,多因其流窜经络,上蒙巅顶,气血不得入其中,神机不得出于脑窍而致各种脑病发生。如《辨证录·呆病门》云:"痰积于脑中,盘踞于心外,使神明不清而成呆病矣。"又如《证治汇补·痿躄》所云:"湿痰痿者,肥盛之人,血气不能运动其痰,致湿痰内停,客于经脉……令人四肢不举是也。"痰浊多发生在中风、眩晕、耳鸣、痫证、痿证、癫狂、痴呆等脑病过程中。此类疾病从痰论治,多有效验。

表10 痰浊致病机制和症状

发 病 机 制	相 关 症 状
若痰蒙清窍,则神明被扰,神机失用	神识痴呆、抑郁、神志昏蒙、举止失度、喃喃自语,或昏仆倒地、喉中痰鸣、口吐白沫等
若痰火上扰,则脑神受侵,蒙蔽清窍	性情急躁、两目怒视、狂乱无知、毁物伤人等
若痰阻脑络,则上蒙元神,清阳不升,脑窍失养	头晕目眩、耳鸣耳聋、语言謇涩、口眼歪斜、半身不遂、痴呆失认等
若饮食不节,脾损痰聚,气血不能流至四末,肢体失养	肢体痿软无力、肌肉瘦削、头晕头重、面色无华、食少便溏等

2. 水饮致病

水饮在《伤寒论》中称为饮邪,其所致脑病,临床常与瘀血合而为患,常因肾精不足,元气不充,清窍失养,加之肝失疏泄,气机逆乱,或脾失健运,水湿内停,致气滞血瘀,水停而成;或跌打外伤,颅脑受损,气血凝滞而成水瘀互结之证。如《素问·调经论》云:"孙络水溢,则经有留血。"又如《血证论》云:"水为先天阳气所化之阴液,血为后天胃气所化之阴汁……血积既久,其水乃成。"水饮多发生在中风、老年性痴呆、脑瘤、脑外伤综合征等脑病过程中,属于现代医学脑水肿及脑积水范畴,其致病具有病程长、病情复杂、症状表现多的特点,且一般治疗难以奏效。

表 11　水饮致病机制和症状

发 病 机 制	相 关 症 状
若水瘀互结,阻于脑络,则脑髓受压,脑神失养,神机不运	头痛剧烈、痰涎壅盛、眩晕呕吐、神志恍惚、健忘失眠,甚或神识不清、表情呆滞、反应迟钝,或发为癫痫、抽搐阵作,或苦笑失常、语言颠倒、行为怪异等
若瘀水痹阻,则脑络不通,筋痿失用	肢体麻木肿胀、重滞无力、筋惕肉瞤,或手足颤摇不已,或肢体偏废失用,或半身不遂等
若瘀水阻滞,脉道壅阻,则清窍失养,孔窍不通	语言謇涩或失语、舌根强硬,饮水呛咳、口角流涎、目多流泪、鼻多流涕、目光呆滞、视物昏花、口眼歪斜、耳鸣耳聋,亦可见二便失禁、自遗不晓

表 12　瘀血致病机制和症状

发 病 机 制	相 关 症 状
若血液瘀积不行,凝结不散,则脑络瘀阻,清窍闭塞,神机失灵	半身不遂、偏身麻木、口舌歪斜、头晕头痛、肢体颤动、健忘、智力减退,舌有瘀斑,脉涩
若瘀血内停,阻滞血脉,则气血不能上荣头目,脑失所养	眩晕、头痛、面唇紫黯、舌有瘀斑等
若瘀血日久不去,则新血不生,心脉失养	神疲、健忘、失眠、心悸等
若有跌仆损伤史,瘀血痹阻,则气血不能上荣	头痛经久难愈、痛处不移、痛如锥刺、舌有瘀斑
若气血凝滞,则脑气和脏气不接	躁狂或抑郁、幻听幻视、妄想等精神症状,伴有面色晦暗、头痛心悸、舌紫瘀斑等
若头部外伤,瘀血阻滞,则神明失养	多寐嗜睡、神志迷糊、时寐时醒、头晕等

3. 瘀血致病

瘀血和痰饮一样既是病理产物,又是引起脑病的原因。情志不畅,肝失疏泄;心气不足,血虚脉涩;脾虚胃弱,统血失职;肺气亏虚,宗气不足等皆可致瘀。此外,寒凝、热灼、外伤损及脏腑者亦可致瘀。血瘀脉道,不达头目,清窍失荣,脑海失养能导致各种脑病。瘀血作为致病因素,多发生在中风、头痛、癫狂、痴呆、脑瘤、颤证等脑病过程中。《血证论》提到:"化其瘀滞则偏枯痰废自愈也。"王清任曾就瘀血论治脑病,并创立了如补阳还五汤、通窍活血汤、癫狂梦醒汤等多个治疗脑病卓有成效的方剂。

4.痰瘀互结

生理状态下津血同源,气血相关,一旦气血津液代谢失常便造成了病理上痰瘀交错、痰瘀互而为患的局面,如《血证论》云:"须知痰水之壅,由瘀血使然。"主要表现为神气不足,神志异常,神机失用,九窍失司,七情失常等方面。又如《医方考》云:"中风,手足不用,日久不愈者,经络中有湿痰死血也。"

表 13　痰瘀致病机制和症状

发 病 机 制	相 关 症 状	相 关 疾 病
若痰瘀交结于脑,损伤神志,则神志亏耗,神气不足	精神萎靡、反应迟钝、目光晦滞、视昏耳聋、善忘嗜睡、痴呆迷蒙、寻衣摸床、撮空理线等	多发生在中风、痴呆等脑病后期
若痰瘀阻滞,脑阳被遏,则阳气不宣,郁而化火,上扰清空,神志异常	烦躁不安,谵妄神昏,或发为狂证,登高而歌、弃衣而走、骂詈不避亲疏、少卧不饥、妄行不休等神志异常表现	多发生在癫狂、痴呆、郁证、痫证等脑病过程中
若瘀阻脑络,痰浊上蒙,则清窍失灵,脑神困扰,神志异常	神情痴呆,喃喃自语,哭笑无常,语无伦次等神志异常表现	
若痰瘀滞脑,再遇情志过激,则气机逆乱,挟痰挟瘀,上冲犯脑,神窍闭阻	● 猝发痫证,突然仆倒,昏不知人、两目上视、口吐涎沫、四肢抽搐、移时苏醒 ● 如致脑神调节情志的功能失其常度,可见病程日久,或喜笑不止,或悲忧难耐,或暴怒难抑,或惊恐不安等	
若痰瘀交结于脑,经脉壅滞不通,则神机难以展运,清阳之气不能出上窍以实四肢,致四肢脉络失养,肢体失用,感觉失敏,神机失用	肢体麻木、重滞无力、肿胀酸困、筋惕肉瞤、手足震颤,或偏瘫失用等	多发生在中风、痹证、痿证、颤证等脑病过程中
若痰瘀互结于脑,清阳不升,则经络壅闭,孔窍不利	可见头痛如劈、头晕目眩、口眼歪斜、口角流涎、耳聋不聪、目昏失明、舌謇失语、鼻渊失嗅、二便自遗	多发生在眩晕、头痛、中风等脑病过程中
若顽痰瘀毒交阻颅脑,痹阻脑窍,则上承之津血难以达至神明,并进一步加重痰瘀阻滞,久病入络	可见头痛如劈、剧痛难忍,痛处不移,重者可见神昏谵语或躁扰不宁、痰壅抽搐、舌紫黯或胖大、苔白腻、舌下散布瘀点	多见于脑瘤

四、先天因素

先天因素包括先天禀赋、母病及胎以及遗传因素等,是导致脑病不可忽略的病因之一。

《内经》中提到癫痫的发病与母体受惊、精气亏损有关,如《素问·奇病论》云:"人生而有病癫疾者,病名曰何? 安所得之? 岐伯曰:病名为胎病,此得之在母腹中时,其母有所大惊,气上而不下,精气并居,故令子发为癫疾也。"而小儿囟门不合、五迟五软等责之于禀赋不足,如《医原·儿科论》云:"先天亏者,必囟门难合,或齿迟、语迟、行迟,或项软发穗、青络常露之类是也。"

表 14　先天因素致病原因

常 见 病 因	相关症状/疾病
如父母体质欠佳,精弱或精病	子代易患五迟、五软、解颅等疾病
如母病及胎,胎孕调理失宜	胎儿在母体中即疾病在身,如惊恐所致痫证等
如遗传因素致病,多因父母精元不足,脏腑不平	引发子代先天禀赋不足变生他病,如智能低下性呆小症、遗传性共济失调症等

五、体质因素

体质是由先天遗传和后天获得所形成的,是机体在生命过程中形成的一种形态结构和功能活动方面固有的、相对稳定的个体特性。体质因素在发病学上有两方面意义,一是体质特性往往决定个体对某些致病因素或某些疾病的易感性;二是体质特性在一定程度上决定疾病病理过程中产生的病机变化倾向和病证类型,影响病程和疾病转归。

如偏阳性体质者,性格多表现为自信、外向、多喜、多怒;偏阴性体质者,性格多表现为沉静、内向、忧郁、悲观等。由于个人体质和性格等差异,在外因刺激下,易致情志内伤,引起脏腑功能紊乱,终致脑病。又如北京中医药大学王琦教授将体质类型分为 9 型,为平和质、气虚质、阳虚质、阴虚质、痰湿质、湿热质、瘀血质、气郁质、特禀质,多项研究表明,中风患者中阴虚质,痰湿质和瘀血质者占比较其他体质类型高。如《素问·通评虚实论》中云:"凡治消瘅、仆击、偏枯、痿厥、气满发逆,肥贵人则膏粱之疾也。"又如《医学纲目·中风》中云:"肥人腠理致密,而多郁滞,气血难以通利,若阳热又甚而郁结,甚则故卒中也。"

六、其他因素

其他可导致脑病的因素有产后失血、环境污染、有毒物质、狂犬咬伤、蛇毒等,常表现为精神失常或显露一些奇怪的症状,如《圣济总录》云:"凡狂犬所啮,令人烦躁,精神异常。"

表15　其他因素致病原因

其 他 病 因	相关症状/疾病
产后失血过多,可致脑失其养,神明受扰	语言错乱、精神昏乱、神志不安、思绪不宁、甚则发狂等
环境污染,长期接触有毒物质,则毒气上犯于脑,神明失用	口唇紫绀、呼吸迫促,甚则昏迷不醒、手足瘛疭、妄言谵语等
过量饮酒,可使热毒犯脑	出现神情紊乱,狂言妄语,行为暴烈;长期饮酒,蓄积中毒,则出现抽搐、烦乱、健忘、失眠、记忆力减退等
狂犬伤,毒蛇伤等	言语错乱、神思不宁、狂躁焦虑、烦躁不安等精神症状,及头痛、癫痫、偏瘫、抽搐,甚至昏迷

第三章 中医诊法

中医诊法包括望、闻、问、切,是通过中医诊察收集病情的基本方法,临床应用中需有机结合,四诊合参,方能全面而系统地了解病情。四诊所获得的病情资料包括症状和体征,是判断病种、了解病因、掌握性质、辨别证候、分型论治的主要依据。

一、望 诊

望诊通过视觉,对患者全身及局部进行神、色、形、态等方面观察,不仅能够推断内脏情况,还可反映全身精、气、神的动态变化,具体步骤上先行整体望诊,再有序进行分部望诊,常与闻诊、问诊、切诊结合运用,对脑病诊断、判定病情发展和转归具有重要意义,主要包括望神、望体态、望头、望面、望目、望舌等方面。

(一)望神

望神即通过观察患者精神意识、思维活动、面色眼神、形体动态、语言呼吸及对外界的反应等方面来判断病情性质和程度,按照神的旺衰和脑病轻重,望神包括得神、少神、失神、假神、神乱等。

表 16　望神表现和意义

望神	表　现	意　义
得神	神志清楚,双目灵活,面色红润,表情自然,反应灵敏,记忆力强,语言清晰,动作自如等	精充气足神旺,或虽病但正气未伤,精气未衰,属脑病轻证
少神	精神不振,两目乏神,面色少华,肌肉松软,倦怠乏力,少气懒言等	正气不足,精气轻度损伤,机体功能较弱,见于脑病轻证或恢复期患者

望神	表　现	意　义
失神	● 精亏神衰而失神：精神萎靡，动作迟缓，反应迟钝，视物不清，神志昏迷，循衣摸床，撮空理线，大肉已脱等 ● 邪盛神乱而失神：壮热烦躁，神昏谵语，四肢抽搐，或猝然神昏，两手握固，牙关紧闭等	精亏神衰，或邪气亢盛，热扰神明，或肝风夹痰，蒙蔽清窍，见于急性脑病患者，属于病重
假神	久病重病已失神，突然神志清醒，目光转亮而浮光外露，言语不休，欲进饮食，两颧泛红如妆等	脏腑精气极度衰竭，正气将脱，阴不敛阳，虚阳外越，是阴阳即将离诀之象，是脑病重病患者临终前表现
神乱	兴奋、抑郁、紧张、情感障碍等方面的失常表现	● 脑神虚衰或痰瘀交阻而致癫证 ● 痰火扰心，脑神受挫而致狂证 ● 脏气失调，肝风夹痰上逆，闭阻清窍而致痫证 ● 心神、脑神不足，肝胆失调而致卑慄证

（二）望体态

望体态通过望患者形体和动态，诊察患者脏腑虚实、气血盛衰及抗病力的强弱，是脑病望诊的重要方面。

表 17　望体态表现和意义

望体态	表　现	意　义
形体	骨骼粗大，肌肉充实，皮肤润泽	内脏强健，气血旺盛，抗病力强，脑病易治，预后较好
	骨骼细小，肌肉瘦削，皮肤枯槁	内脏脆弱，气血不足，抗病力弱，脑病难治，预后较差
	体胖能食，肌肉坚实，精力旺盛	形气有余，精力充沛
	体胖食少，肌肉松弛，神疲乏力	形盛气虚，阳气不足，多痰多湿，易患中风等疾病
动态	躁动不安	见于阳证、热证、实证
	喜静懒动	见于阴证、寒证、虚证
	唇、睑、指颤动	见于内伤虚证之风动先兆
	颈项强直，两目上视，四肢抽搐，角弓反张	见于肝风内动、热极生风
	猝然跌倒，不省人事，口角歪斜，半身不遂	见于中风

续 表

望体态	表 现	意 义
动态	躁扰不宁,登高而歌,弃衣而走	见于阳火亢盛之狂证
	突然昏仆,全身震颤,四肢抽搐	见于肝风内动之痫证
	肢体软弱,行动不便	见于痿证
	老年或有外伤史者,行走呈前趋步态	见于肾虚髓海不足

(三)望头

头居于人体最高位,头为元神之府,脑为精明之府,望头包括望头之外形和动态,对脑病诊察十分重要。

表 18 望头表现和意义

望头	表 现	意 义
外形	方颅	见于佝偻病,肾精不足或脾胃虚弱
	囟陷	见于吐泻伤津或久病缠绵,津亏,或先天发育不良,脑髓不足
	囟填	见于实热、火毒上攻
	解颅	见于佝偻病,肾气不足或发育不良
动态	头摇不能自主	见于肝风内动,或气虚血弱,脑神失养
	头部低垂,无力抬举,伴神疲乏力、纳呆便溏	见于中气不足者
	头部低垂,无力抬举,伴耳鸣耳聋、腰膝酸软、遗精滑精	见于髓海空虚者

(四)望面

面部是脏腑精气上荣的部位,望面包括望面色和望面部形态。

表 19 望面表现和意义

望面	表 现	意 义
面色	面色青白,伴精神抑郁、手指麻痛、小腿转筋	见于虚风内动
	面目青黑,突然不能说话,四肢软弱甚至不能站立	见于脑病之肝阳不升,疏泄无权

望面	表　现	意　义
面色	急病中突然面色苍白,伴冷汗淋漓	见于阳气暴脱
	面黑干焦	见于火热内伤、肾精久耗
	面色红赤	见于狂证患者
	面色青白	见于癫证患者
面部形态	一侧口眼歪斜而无半身瘫痪	见于风邪入络
	口眼歪斜兼见半身不遂	见于中风病,肝阳上亢、风痰闭阻
	面具脸	见于颤证(帕金森病)

(五)望目

五脏六腑之精气皆上注于目,目系内连于脑,望目对脑病诊断极有意义,其诊察重点在于望两目眼神、瞳仁、眼睑、眼珠的形态和运动的异常改变。

表20　望目表现和意义

望目	表　现	意　义
眼神	目视无光,昏暗眩晕	见于脏腑内损、真气耗伤,不能上奉于目,真气不足
瞳仁	瞳仁紧缩,甚则细如针孔	见于风热之邪,或肝胆实火上犯于目,侵及脑所
	瞳仁不圆,边缘如锯齿或虫蚀,或状如梅花	见于肝肾阴虚、虚火上炎
	瞳仁开大,不能敛聚	见于热毒壅盛、火扰神明或元气耗散,多属重症昏迷患者
眼睑、眼珠的形态及运动	眼睑肌肤不自主地抽搐眴动	见于颤证(帕金森病)
	黑珠突然偏斜,转动受限,伴有视一为二	见于风邪入脑或风痰阻络
	黑珠斜翻于一侧,欲转而不能运	见于风热攻脑,筋络被其牵缩拘急所致
	两侧目珠不自主向上下左右不停颤动或旋转	见于腠理不固,风邪外袭,或肝经积热,兼受风邪,风邪热毒,攻冲于脑
	眼珠骤然突出,或包于睑内,或突出眶外	见于火热亢盛,上行空窍,或暴怒气逆,气血并行于上
	眼珠向眼眶内缩陷,但目珠大小正常	见于外伤及脑,或五脏虚衰,精气耗尽

（六）望舌

望舌主要通过望舌体和舌苔诊察脏腑虚实、气血盛衰，分析病邪深浅和邪正消长。望舌体包括望舌的颜色、形质和动态，望舌苔包括望苔质和苔色。

表 21　舌象表现和意义

望舌	舌　象	意　义
舌色	红舌	● 舌尖红：心火炽盛 ● 舌中红：热蕴脾胃，若兼见粗糙，则内热燔炽，可见狂证
	绛舌	● 外感脑病中，多为热伤营血或逆传心包，上扰脑神 ● 内伤脑病中，多为津液已伤或极虚之候
	青紫舌	● 淡紫或紫暗而湿润，为阳虚阴盛，气血运行不畅 ● 紫暗或舌上有瘀斑，为瘀血内阻 ● 舌紫红或绛红，苔少而干，为营血热盛
舌形	舌质苍老	实证
	舌质浮胖娇嫩	虚证
	舌体胖嫩，边有齿痕	见于痫证患者
	舌体瘦薄	见于百合病、卑慄等脑病
舌态	舌体强硬，运动失灵	见于中风患者，肝肾阴亏，肝风内动之喑痱
	舌体偏向一侧	见于中风之风邪中络或风痰阻络
	舌体短缩甚至难以伸出	见于痰热阻络，肝风内扰
	舌体颤抖，不能自主	见于热极动风，上冲于脑
	弄舌	见于动风先兆
舌苔	舌苔薄	脑病初起，病情轻浅
	舌苔厚	提示胃肠积食，或痰浊内停，病位在里，病情较重
	舌苔润	提示脑病津液未伤
	舌苔滑	为水湿之邪内聚的表现，主寒，主湿
	舌苔腻	与痰浊、湿热扰乱脑神有关
	舌苔薄白而腻，或白厚而腻	见于痫证初期

续 表

望舌	舌　　象	意　　义
舌苔	舌苔厚黄腻而干	见于狂证
	舌苔黑而起芒刺	痫证日久化火伤津,或狂证日久泄热伤阴
	舌苔灰黑而润	阴痫证之木僵状态

二、闻　诊

闻诊包括听声音和嗅气味两个方面。

（一）听声音

听声音是通过听辨病人言语气息高低、强弱、清浊、缓急及咳嗽、呕吐等,来判断疾病寒热虚实的诊病方法。声音变化异常多与脏腑功能有密切关系,因此,听声音对脑病诊察亦有重要意义。

表 22　听声音表现和意义

听声音	表　　现	意　　义
声音强弱	语声高亢,声调洪亮,多言善语,高谈阔论,兼躁动不安	属实证、热证、阳证,见于狂证患者
	语声低微,沉默寡言,孤独离群,兼倦怠欲寐	属虚证、寒证、阴证,见于癫证患者
语言的流畅与条理	语无伦次,声高有力,伴神志不清,为谵语	属热扰心神之实证
	语言重复,时断时续,声音低微,伴神志不清,为郑声	属心气大伤、精神散乱之虚证
	自言自语,喋喋不休,见人则止,为独语	属心气不足、神失所养、气郁痰结、闭阻心窍
	语言错乱,说后自知,为错语	● 虚证多因心气不足,神失所养 ● 实证多因痰湿、瘀血蒙蔽心窍
	言语低微,气短不续,欲言不能复言者,为夺气	为中气大虚
	语言謇涩	见于风痰蒙蔽清窍,或风痰阻络,为中风先兆或中风后遗症

续　表

听声音	表　现	意　义
语言的流畅与条理	神志昏迷,不知言语	属中风
	突然呼喊一声即止,音似畜类,伴抽搐昏仆等症	为虚实夹杂的痫证
	言语简短,词汇贫乏,不主动讲话,提问时反应迟钝	见于中风后遗症或髓海不足的痴呆患者
	对病前一切往事不能回忆,不能作出回答	见于颅脑损伤后患者,为髓海不足或脑络受损

(二) 嗅气味

嗅气味即通过嗅辨口气、汗、痰、涕、二便、经、带、呕吐物等异常气味诊察脑病病情变化。

表 23　嗅气味表现和意义

	表　现	意　义
嗅气味	大便干结,小便黄赤,气味臭秽	见于中风热结于下,痰热腑实证
	大便稀薄,小便清长,少有气味	见于痫证日久,正气渐衰,痰结不化,内有虚寒
	口气臭秽,伴声高息粗	见于脑病的各类热证,多为胃肠积热

三、问　诊

　　问诊在中医脑病的诊察中占据重要地位,患者个人生活情况,发病诱因,起病情况,自觉症状,诊疗经过,既往疾病史,家族史等资料只有通过问诊才能获得,这些信息为脑病的病因判断,疾病发生演变,病情综合分析以及辨证施治提供可靠的临床依据。问诊过程中,医生既要耐心仔细,又要有目的,有重点地8进行客观问询,避免暗示,以求病情真实。

表 24　问诊要素

一般情况		姓名、年龄、性别、籍贯、民族、职业、婚姻、病前性格等
出生及发育情况		顺产、难产、早产、有无手术、绕脐窒息、受惊等情况
家族史		直系亲属健康情况
既往史		既往健康情况,曾患疾病,包括精神病史、传染病史、用药情况
起病		诱因、起病情况、疾病发生和发展、治疗经过和效果
现在症状	寒热	● 高热神昏,伴痉挛、震颤,为暑温引起的脑病 ● 体寒畏冷、嗜卧倦怠、自言自语,为脾肾阳虚所致脑病
	汗	● 头部出汗,为湿热蕴结 ● 半身出汗,为经络痹阻,气血运行不畅,多见于中风病、痿证
	头部	● 头痛,根据部位不同,可分辨脑病在何经 ● 头痛绵绵、过劳则甚,为气虚头痛 ● 头痛隐隐、面色苍白,为血虚头痛 ● 头中空痛、腰膝酸软,为肾虚头痛 ● 偏侧头痛、程度较甚,为肝胆郁热 ● 头晕眼花、面色苍白、心悸失眠,为气血亏虚 ● 头晕昏沉、胸闷呕恶,为痰湿内阻、清阳不升 ● 头晕胀痛、面红耳鸣、口苦咽干,为肝阳上亢 ● 头胀昏沉、青筋突起、口干口苦,为肝火上炎 ● 头胀沉重、如物裹头、身体困重,为湿阻清阳 ● 头部沉重、神疲乏力、纳呆便溏,为中气不足 ● 自觉头部有声、腰膝酸软、遗精耳鸣,为髓海空虚
	周身	● 肌肤感觉减退甚至消失,为气血亏虚,或肝风内动,或痰瘀阻络,见于中风 ● 肢体关节疼痛,为气血不通、经络痹阻,见于痹症 ● 肢体筋脉迟缓、软弱无力,见于痿证
	耳目	● 耳鸣,见于脾虚湿盛、清阳不升,或肾虚精亏、髓海不充 ● 耳聋,见于邪热蒙蔽清窍,阴精不能上达 ● 重听,伴腰膝酸软,见于肾虚 ● 重听,伴头晕目眩、肢体浮肿麻木,见于脾虚湿阻、清阳不升 ● 眉棱骨痛,见于风热上扰清窍,或肝火上炎目窍 ● 目眩,伴头晕头胀、面赤耳鸣、腰膝酸软,见于肾阴亏虚、肝阳上亢 ● 目眩,伴头晕胸闷、体倦肢麻、腹胀泛恶,见于痰湿内蕴、清阳不升
	饮食口味	● 食欲亢进,或嗜食异物,可见于狂证患者 ● 食少纳呆,甚至数日不进食,精神萎靡,可见于癫证患者 ● 口渴不欲饮,见于湿热 ● 大渴喜冷饮,见于里热内盛 ● 渴喜热饮,见于阳气虚弱 ● 口干,欲漱水不欲咽,见于内有瘀血 ● 饮水作呛,见于中风

续　表

现在症状	二便	● 二便失禁,伴神志昏迷,见于急性脑病、癫痫大发作 ● 大便稀溏不成形,见于中风后遗症之脾胃虚寒
	睡眠	● 神疲困倦、昏睡谵语,属温病邪入心包 ● 睡中时惊醒,伴眩晕胸闷、胆怯心烦、口苦恶心、闭目倦卧,属痰热内扰 ● 烦躁,不能安卧,时时起床行走,属心肝火盛 ● 欲睡突然清醒,再无睡意,属心肾不交 ● 入睡突然瘛疭而醒,属肝血虚不能养筋 ● 睡后多梦惊醒,为肝不摄魂
	月经	● 青春期精神病多在月经期发病 ● 更年期精神病多伴月经紊乱

四、切　诊

切诊是指医生用手在患者身躯特定部位进行触、摸、按、压等,以了解疾病内在变化和体表反应,从而获得辨证资料,包括脉诊和按诊两部分。

(一)脉诊

脉象的产生有赖于心脏的搏动,心气的盛衰,脉道的通利和气血的盈亏。脉象的盛、衰、正、乖都是气血邪正的外在表现,通过脉诊可以了解气血虚实,阴阳盛衰,脏腑功能强弱以及邪正力量消长,为脑病诊察提供重要依据。

表 25　脉诊的表现和意义

脉象	表　现		意　义
浮脉	脉浮而有力	主表证	表实,见于感染性脑病初期
	脉浮而无力		表虚,见于气虚发狂者
沉脉	脉沉而有力	主里证	伴心烦狂躁者,见于狂证
	脉沉而无力		伴精神恍惚,见于卑慄等
	脉沉弦		肝气郁滞,见于梅核气、气郁发狂等
	脉沉滑		痰涎壅盛,见于癫证、痫证等
	脉沉弦而滑		见于中风后遗症

脉象	表 现		意 义
迟脉	脉迟而有力	主寒证	冷积寒滞,见于奔豚
	脉迟而无力		阳气虚弱,见于癫证和痉病患者
数脉	脉数而有力	主热证	实热,阳明发狂
	脉数而无力		虚热,脏躁等
虚脉	举之无力,按之空豁,应指松软	主虚证	气血两虚,见于各种脑病后期
实脉	脉势来盛去亦盛,举按皆然	主实证	瘀血、痰饮、火热等各种外邪入里所致的各种脑病急性发作期
滑脉	脉沉滑有力	主痰饮、食滞、实热证	痰涎壅盛,见于狂证、癫证、痫证及中风病
	脉弦滑		痰气交阻、痰迷清窍,见于脑病中神志昏迷、意识不清者
涩脉	脉涩而无力	主伤精、血少、痰食内停、气滞血瘀证	见于中风后遗症,半身不遂者
	脉涩而有力		见于脑外伤患者
弦脉	脉弦数	主肝胆病、痰饮、痛证	见于肝阳上亢、肝风内动、肝郁不舒所致的各种脑病
洪脉	脉洪滑有力	主热甚	气热壅盛而发狂
	脉洪滑无力		虚阳上越

(二) 按诊

按诊的手法大致分为触、摸、按三类,按诊在脑病诊断中,以按头颅、按肌肤、按手足及按腹最常用。

表 26　按诊的表现和意义

按诊	表　　现	意　　义
头颅	小儿囟门骨缝不合	肾气虚弱、脾运失常,见于解颅
	头痛剧烈,眼珠按压,坚硬如实	风热外攻、湿痰火毒内郁,见于雷头风
	攒竹穴疼痛明显,按之痛甚	风热上扰清窍,或肝火上炎目窍
肌肤	肌肤不热,红肿不明显	阴证
	皮肤灼热而红肿疼痛	阳证
	肌肤甲错,晦暗无光	见于脑病瘀血阻窍
	肌肤发冷	见于脑病阴邪内结
手足	手足心热	见于脏躁、百合病
	手足俱热,伴有燥热	见于外邪侵袭所致脑病
	手足发冷,着衣欲卧	见于脑病后期,痫证偏于虚寒
	四肢犹温	阳虚之证,阳气尚存,尚可治疗
	四肢厥冷	正气虚弱,阳气衰亡,病情凶险,预后不良
腹	腹部按之灼热	热证、实证
	腹部按之不温	寒证、虚证
	少腹冰冷	阳气欲绝,预后不良
	治疗后脐下转温	阳气回复,病情好转

第四章 病史采集和体格检查

中医四诊各有特点,但也有局限性,因此临床常与西医神经系统病史采集、体格检查及现代化检查手段相结合,不仅利于辨病,更能够帮助判断治疗后临床疗效。其中,神经系统的病史采集和体格检查是建立正确诊断之关键,全面且规范的病史采集和体格检查可为中医脑病诊治提供有价值的重要线索。

一、病史采集

1. 一般项目:姓名、性别、年龄、籍贯(出生地)、民族、婚姻、住址、工作单位、职业、入院日期、记录日期、病史陈述者及其可靠性、病史陈述者与病人的关系。

2. 主诉:应包括病人感觉最痛苦的一个或几个主要症状(体征)的性质和持续时间,若主诉包括几个症状,应按发生的先后顺序排列,通常用一两句话加以概括,力求简明扼要,尽可能用病人自己的言辞,不用医师的诊断用语。

3. 现病史

(1)起病情况与患病时间:① 起病急缓;② 疾病发生常与某些因素有关;③ 患病时间。

(2)主要症状特点:① 部位;② 性质;③ 持续时间;④ 程度;⑤ 缓解和加剧的因素。

(3)病因和诱因。

(4)病情发展和演变。

(5)伴随症状:是鉴别诊断的依据。

(6)诊治经过:若已进行治疗则应询问使用过的药物名称、剂量、给药途径、疗程及其效果。

(7)病程中的一般情况:包括病后的精神、体力状态、食欲及食量、睡眠、大小便、体重变化等情况。

4. 既往史:询问以往的健康水平和曾患过的疾病,注意与神经系统有关的病史。须对发生时间、详细过程和医疗处置情况加以记录。

5. 系统回顾：对各系统进行详细询问，了解可能发生的疾病，能帮助医师在短时间内扼要地了解病人某个系统是否发生过疾病，以及这些已发生过的疾病与本次疾病之间是否存在因果关系。

6. 个人史：包括出生地、居住地、文化程度、职业、是否到过疫区、生活习惯和性格特点。对儿童病人应询问围生期、疫苗接种史和生长发育的情况。

7. 其他：婚姻史、月经史及生育史、家族史等。

二、体格检查

（一）脑神经检查

颅神经检查对颅脑损害的定位诊断极有意义。颅神经共有 12 对，检查颅神经应按先后顺序进行，以免重复和遗漏。

1. 嗅神经——感受器在鼻黏膜，嗅觉中枢位于大脑颞叶。其临床意义如下。

（1）一侧嗅觉丧失：多见于创伤、蝶鞍附近的占位性病变。

（2）两侧嗅觉丧失：多见于颅底脑膜结核或鼻黏膜病变。

（3）嗅幻觉：多见于颞叶肿瘤或癫痫的先兆期。

（4）嗅觉过敏：常见于癔症。

2. 视神经——感觉器在视网膜，视觉中枢位于大脑枕叶，包括视力、视野和眼底检查。其临床意义如下。

（1）视野异常

1）一侧视神经损伤：一侧全盲。

2）视交叉中部损伤：两颞侧偏盲。

3）一侧视束损伤：同向偏盲。

4）部分视放射及视中枢受损：同侧 1/4 视野缺损。

5）视乳头水肿：见于颅内占位性病变、重症脑血管病、颅内高压。

（2）眼底异常

1）视乳头水肿：视乳头隆起、水肿、边缘模糊不清，静脉淤血、迂曲，火焰状出血，见于颅内占位性病变、重症脑血管病、静脉窦血栓等引起颅内高压。

2）原发性视神经萎缩：视乳头苍白，边界清晰，见于球后视神经炎。

3. 动眼、滑车、展神经——共同支配眼球运动，其核分别位于中脑和脑桥，动眼神经还支配提上睑肌、瞳孔括约肌和睫状肌，包括眼球外观、眼球运动、瞳孔检查。其临床意义如下。

（1）动眼神经麻痹：出现上眼睑下垂，眼球向内、向上及向下活动受限而出现外斜视和复视，并有瞳孔散大，调节和聚合反射消失。

（2）滑车神经麻痹：少见，眼球向下及向外运动减弱。

（3）展神经受损：眼球不能外展，出现内斜视和复视。

上述神经损害，多见于脑肿瘤、结核性脑膜炎、脑出血、脑疝。

4. 三叉神经——为混合神经，具有运动和感觉两种功能，主要支配面部感觉和咀嚼肌运动，包括面部感觉、运动功能、角膜反射及下颌反射检查。其临床意义如下。

（1）三叉神经感觉支受损：相应分布区的感觉减退、丧失或疼痛。

（2）三叉神经运动支受损：一侧运动支受损，患者张口时下颌偏向患侧，该侧咀嚼肌萎缩、肌力减弱；两侧运动支受损，患者张口困难，不能咀嚼。常见于鼻窦炎、下颌关节病变、颅脑损伤或肿瘤。

（3）角膜反射的消失为三叉神经第一支或面神经受损所致。

（4）在脑干的上运动神经元病变时，下颌反射增强。

5. 面神经——支配面部表情肌和传导舌前 2/3 的味觉，包括运动和味觉检查。其临床意义如下。

面神经麻痹一般分为中枢性和周围性两种，可从病因、病变部位、临床表现等方面进行鉴别。

表 27　中枢性和周围性面神经麻痹鉴别

	中枢性面神经麻痹	周围性面神经麻痹
病因	脑血管病、脑肿瘤	寒冷刺激、带状疱疹病毒感染或脑膜感染、听神经瘤等
病变部位	皮质（中央前回下部）或皮质延髓束	面神经核、面神经
临床表现	● 病灶对侧颜面下部肌肉麻痹 ● 额纹、眼裂正常 ● 鼻唇沟变浅，露齿时口角下垂，不能吹口哨和鼓腮	● 病变同侧全部面肌瘫痪 ● 额纹变浅或消失，眼裂变大 ● 从上到下表现为不能皱额、皱眉、闭目、鼻唇沟变浅、不能露齿、鼓腮、吹口哨、口角下垂，还可出现舌前 2/3 味觉障碍

6. 位听神经——分为蜗神经和前庭神经两部分，蜗神经传导听觉，前庭神经传导平衡觉，感受器在内耳，中枢在大脑颞叶，耳蜗神经检查包括听力检查、林纳试验、韦伯试验，前庭功能检查包括冷热试验、直流电试验、头位位置试验及眼震电图描记。其临床意义如下。

（1）传导性耳聋：多见于外耳道和中耳病变。

（2）感音性耳聋：多见于内耳、蜗神经、蜗神经核、核上听觉通路病变。

（3）混合性耳聋：多见于老年性耳聋、慢性化脓性中耳炎。

（4）功能性耳聋：患者自觉有耳聋，检查时无听力丧失或与自觉症状程度不符，见于癔症。

（5）前庭神经功能受损：出现眩晕、呕吐、激发试验眼震减弱或消失、平衡障碍，见于梅尼埃病。

7. 舌咽神经和迷走神经——起自延髓，共同传导腭、咽和喉的感觉和运动，舌咽神经还传导舌后 1/3 的味觉，包括运动、感觉、咽反射检查。其临床意义如下。

一侧舌咽、迷走神经或其核受损：声音嘶哑、饮水呛咳、吞咽困难，患者软腭不能上提，悬雍垂偏向健侧，病侧咽反射消失，伴舌肌萎缩。

8. 副神经——支配胸锁乳突肌、斜方肌，其神经核接受双侧大脑皮质支配，需观察有无肌萎缩，有无斜颈及垂肩等。其临床意义如下。

（1）一侧副神经周围性麻痹：患肩下垂，胸锁乳突肌和斜方肌萎缩，转颈（向对侧）和耸肩（同侧）乏力。如副神经损伤、颈椎骨折等。

（2）一侧皮质延髓束损害：无症状。

9. 舌下神经——支配舌肌运动，其核只受对侧大脑皮质运动区的支配，需观察有无舌偏斜，舌缘两侧厚薄及颤动等。其临床意义如下。

（1）舌下神经周围性麻痹：伸舌时偏向患侧，病灶同侧舌肌萎缩，舌肌纤维性震颤，见于多发性神经炎、运动神经元病等。

（2）舌下神经中枢性麻痹：伸舌时偏向患侧，无舌肌萎缩、无舌肌纤维性震颤，见于脑外伤、脑肿瘤、脑血管病等。

（二）感觉功能检查

包括浅感觉（痛觉、温度觉、触觉）、深感觉（运动觉、位置觉、振动觉）和复合感觉（皮肤定位觉、两点辨别觉、图形觉、实体觉）检查。其临床意义如下。

1. 疼痛——无外界刺激下产生的自发性疼痛。

（1）局部痛：疼痛部位与病变部位一致见于感受器或神经末梢病变。

（2）牵涉痛：指某一脏器病变，患者除感觉患病局部疼痛，尚可感觉到同一脊髓节段所支配的远离该脏器的皮肤区疼痛。

（3）放射痛：指神经根、神经干及中枢神经刺激性病变时，疼痛由局部扩散到该神经所支配的区域。如三叉神经痛、坐骨神经痛。

（4）烧灼性神经痛：疼痛呈烧灼样。见于交感神经不完全损伤。

2. 感觉减退、感觉缺失：感觉神经受到破坏性损害，使冲动部分或全部不能传导。

3. 感觉异常：无外界刺激情况下，出现痒感、痛感、麻木感、针刺感、沉重感、电击感、束带感等异常感觉。见于神经不完全损害。

4. 感觉过敏：轻微刺激引起强烈感觉。见于多发性神经炎和带状疱疹。

5. 感觉过度：感觉刺激阈增高，达到阈值时产生强烈的定位不明确的不适感，持续一段时间才消失。见于丘脑和周围神经损害。

6. 感觉分离：同一区域内，一种或数种感觉缺失而其他感觉存在。如脊髓空洞症或脊髓内肿瘤,出现痛觉、温觉缺失而触觉存在。

(三)运动功能检查

1. 随意运动——指受意识支配的动作,是大脑皮质通过锥体束由骨骼肌来完成。用肌力来衡量,肌力是指肢体做随意运动时肌肉收缩的力量,一般分为六级。

表28 肌力六级记录法

分 级	表 现
0级	完全瘫痪,肌肉无收缩
1级	肌肉可收缩,但不能产生动作
2级	肢体能在床面上移动,但不能抵抗自身重力,即不能抬起
3级	肢体能抵抗重力离开床面,但不能抵抗阻力
4级	肢体能做抗阻力动作,但不完全
5级	正常肌力

临床意义:由运动神经元和周围神经病变造成的骨骼肌随意运动障碍,称为瘫痪,根据病损程度,病变部位,肌张力高低及瘫痪形式不同可有不同分类。

表29 瘫痪分类

项 目	分 类
病损程度	完全性瘫痪、不完全性瘫痪
病变部位	中枢性瘫痪、周围性瘫痪
肌张力高低	痉挛性瘫痪、松弛性瘫痪
瘫痪形式	单瘫、偏瘫、截瘫、四肢瘫、交叉瘫

(1)中枢性瘫痪:病变在上运动神经元(包括中央前回运动区大锥体细胞及其下行轴突形成的锥体束,包括皮质延髓束和皮质脊髓束)。

1)正常时:高位中枢的下行纤维对下运动神经元有控制作用。

2)受损时:高位中枢的下行纤维解除对下运动神经元的控制,下运动神经元兴奋性增高,出现反射亢进、肌张力过高、病理反射阳性。

(2)周围性瘫痪:病变在下运动神经元(包括脊髓前角细胞及其周围神经、脑神经运动核及其神经纤维)。

受损时：神经反射弧破坏，瘫痪肌肉张力过低，深反射减弱或缺失，无病理反射，肌萎缩较明显。

2. 被动运动——指完全靠外力帮助来完成的动作，是检查肌张力强弱的方法。其临床意义如下。

（1）张力过低或缺损：见于周围神经、脊髓灰质前角及小脑病变。

（2）折刀样张力过高：见于锥体束损害。

（3）铅管样或齿轮样张力过高：见于锥体外系损害。

3. 不随意运动——观察患者是否有不能随意控制的舞蹈样动作、手足徐动、肌束颤动、肌痉挛、震颤和肌张力障碍等，以及出现的部位、范围、程度和规律，与情绪、动作、寒冷、饮酒等关系，并注意询问既往史和家族史。其临床意义如下。

（1）静止性震颤：静止时震颤明显，意向性动作时减轻或消失，动作如捻丸样又称捻丸样震颤，常伴张力过高。见于帕金森病。

（2）动作性震颤：动作时出现震颤，越接近目的物时越明显。见于小脑病变。

（3）老年性震颤：静止时震颤，表现为点头、摇头或手抖，通常张力不高。见于老年人。

（4）扑翼样震颤：将患者两臂向前平举，手和腕部悬空时，出现两手快落慢抬的震颤动作，与鸟扑翼相似。主要见于肝性脑病，也可见于尿毒症和肺性脑病。

（5）舞蹈症：舞蹈症是肢体及头面部的一种快速、不规则、无目的、粗大、不对称、不随意的动作，随意运动或情绪激动时加重，安静时减轻，睡眠时消失。多见于儿童脑风湿病变。

（6）手足徐动症：为手指或足趾的一种缓慢持续的伸展扭曲动作，可重复出现，较有规律。见于脑性瘫痪、肝豆状核变性、脑基底节变性。

4. 共济运动——指正常人动作协调、稳准，如动作笨拙和不协调时，称为共济失调，检查包括指鼻试验、快速轮替动作、跟-膝-胫试验、闭目难立征等。其临床意义如下。

（1）小脑性共济失调：随意动作的速度、节律、幅度和力量不协调，与视觉无关，伴张力过低、眼球运动障碍和言语障碍，但不伴感觉障碍。多见于小脑肿瘤、小脑炎。

（2）感觉性共济失调：睁眼时共济失调不明显，闭眼时明显，并有深感觉障碍。多见于感觉系统病变，如多发性神经病、脊髓亚急性联合变性、脊髓空洞症及脑部病变。

（3）前庭性共济失调：以平衡障碍为主，表现为站立或步行时躯体易向病侧倾斜，摇晃不稳，沿直线行走时更明显，改变头位可使症状加重，四肢共济运动多正常。此外有明显的眩晕、呕吐、眼球震颤。多见于 Meniere 病，桥小脑角综合征。

（四）神经反射检查

1. 浅反射——包括角膜反射、腹壁反射、提睾反射等。

表 30　浅反射的传导通路及表现

	感受器	传入神经	神经中枢	效应器	表　现
角膜反射	角膜	三叉神经眼支	脑桥	眼轮匝肌	眼睑闭合
腹壁反射	腹壁皮肤	第 7～12 肋间神经	大脑皮层	腹部肌肉	腹肌收缩
提睾反射	大腿内侧皮肤	生殖股神经	腰髓1～2节	提睾肌	提睾肌收缩

（1）角膜反射

1）直接角膜反射存在，间接角膜反射消失：为受刺激对侧的面神经瘫痪。

2）直接角膜反射消失，间接角膜反射存在：为受刺激侧的面神经瘫痪。

3）直接和间接角膜反射均消失：为受刺激侧三叉神经病变，深昏迷患者角膜反射也消失。

（2）腹壁反射

1）上、中或下腹壁反射减弱或消失：分别见于同侧胸髓 7～8 节、9～10 节、11～12 节病损。

2）一侧上、中、下腹壁反射同时消失：见于一（同）侧锥体束病损。

3）双侧上、中、下腹壁反射均消失：见于昏迷和急性腹膜炎患者。

（3）提睾反射

1）双侧反射减弱或消失：见于腰髓 1～2 节病损。

2）一侧反射减弱或消失：见于锥体束损害。

2. 深反射——包括肱二头肌反射、肱三头肌反射、桡骨骨膜反射、膝反射、踝反射。

表 31　深反射的传导通路及表现

	感受器	传入神经	神经中枢	效应器	表　现
肱二头肌反射	肱二头肌肌腱	股皮神经	颈髓5～6节	肱二头肌	前臂快速屈曲
肱三头肌反射	肱三头肌肌腱	桡神经	颈髓7～8节	肱三头肌	前臂伸展
桡骨骨膜反射	桡骨茎突	桡神经	颈髓5～6节	肱桡肌	屈肘和前臂旋前
膝反射	股四头肌肌腱	股神经	腰髓2～4节	股四头肌	小腿伸展
踝反射	跟腱	胫神经	骶髓1～2节	腓肠肌	足向跖面屈曲

（1）深反射减弱或消失：相应脊髓节段或所属的脊神经病变，常见于末梢神经炎、神经根炎、脊髓灰质炎、脑或脊髓休克状态。

（2）深反射亢进：见于锥体束病变，如急性脑血管病、急性脊髓炎休克期过后。

3. 病理反射——包括巴宾斯基征、奥本海姆征、戈登征、查多克征、贡达征、霍夫曼征和阵挛。

表32　各病理征的阳性表现

病理征	检 查 方 法	阳 性 表 现
巴宾斯基征	以手持病人踝部,用叩诊锤柄部末端的钝尖部在足底外侧从后向前快速轻划至小趾根部,再转向拇趾	出现拇趾背屈,其余四趾呈扇形分开
奥本海姆征	拇指和示指沿患者胫骨前缘用力由上而下滑压	同巴宾斯基征
戈登征	用手以适当的力量捏压腓肠肌	同巴宾斯基征
查多克征	用叩诊锤柄部末端钝尖部在患者外踝下方由后向前轻划至跖趾关节处止	同巴宾斯基征
霍夫曼征	左手托住患者的腕部,用右手示指和中指夹持患者中指,稍向上提,使腕部处于轻度过伸位,用拇指快速弹刮患者中指指甲	引起其余四指轻度掌屈反应

上述体征临床意义相同,见于锥体束病变,即大脑失去对脑干和脊髓的抑制作用而出现异常的反射,如中风、昏迷、脑膜炎均为锥体束病变,其中巴宾斯基征意义最大。霍夫曼征多见于颈髓病变。

4. 脑膜刺激征——包括颈强直、凯尔尼格征和布鲁津斯基征等。

表33　脑膜刺激征的阳性表现

脑膜刺激征	检 查 方 法	阳 性 表 现
颈强直	被检者去枕仰卧,下肢伸直,确定颈椎体或颈髓没有外伤后,医师左手托其枕部做被动屈颈动作,正常时下颏可贴近前胸	下颏不能贴近前胸且医师感到有抵抗感,患者感到颈后疼痛
凯尔尼格征	被检者去枕仰卧,一腿伸直,医师将另一下肢先屈髋、屈膝成直角,然后抬小腿伸直其膝部,正常人膝关节可伸达135°以上	小于135°时就出现抵抗,且伴疼痛及屈肌痉挛
布鲁津斯基征	被检者去枕仰卧,双下肢自然伸直,医师左手托患者枕部,右手置于患者胸前,使颈部移动前屈	两膝关节和髋关节反射性屈曲

脑膜刺激征见于各种脑膜炎、蛛网膜下腔出血、脑脊液压力增高。

(五) 自主神经功能检查

自主神经系统由交感神经和副交感神经系统组成。交感神经系统受刺激产生:心动过速、支气管扩张、肾上腺素和去甲肾上腺素释放、胃肠道蠕动减弱、排尿抑制、排汗增加和瞳孔扩大。副交感神经系统受刺激产生：心动过缓、支气管收缩、唾液和泪液分泌增加、胃肠蠕动增加、勃起亢进、排尿增加和瞳孔缩小。自主神经功能检查包括皮肤黏膜、毛发和指甲、出汗、瞳孔等一般检查，内脏及括约肌功能，及眼心反射、卧立位试验、皮肤划痕试验、竖毛反射等。

第五章　现代诊断技术

通过中医四诊获取病人症状和体征信息，以此进行辨病与辨证，使诊断停留在宏观的唯象辨识中。而随着现代科学技术发展，中医诊察脑病除了望、闻、问、切，已逐步采用实验室检查、影像学检查、脑电图检查等，从而深化中医对脑病的认识。中医诊法可以作为辨证依据，但不能替代疾病诊断，现代医学诊断技术对于脑病的诊断和鉴别诊断具有重要意义，常用技术包括脑脊液检查、影像学检查、神经电生理检查、血管超声检查等。

一、脑脊液检查

脑脊液是存在于脑室及蛛网膜下腔内的一种无色透明液体，对脑和脊髓具有保护、支持和营养等多种功能。许多神经系统的疾病可以使脑脊液的生理、生化等特性发生改变，因此脑脊液对于神经病学的诊断、疗效和预后判断具有重要价值，也是部分疾病治疗的特殊路径。

1. 脑脊液标本采集

通常通过腰椎穿刺采集脑脊液，特殊情况下可行小脑延髓池穿刺或侧脑室穿刺。

表 34　腰椎穿刺的适应证和禁忌证

适应证	● 原因不明的剧烈头痛、昏迷、抽搐或瘫痪 ● 有脑膜刺激症状者，如脑膜感染性疾病 ● 疑有颅内出血、中枢神经梅毒、脑膜白血病患者等 ● 中枢神经系统疾患需系统观察或需椎管内给药、造影和腰麻等
禁忌证	● 各种原因所致颅内高压，特别是有视神经乳头水肿或有脑疝先兆者 ● 腰椎结核或穿刺部位有感染 ● 有出血倾向者 ● 身体状况不允许穿刺，如休克、衰竭或濒危状态的人 ● 颅后窝有占位性病变或伴有脑干症状的患者

2. 脑脊液的正常值

（1）脑脊液量与压力

正常情况下，脑脊液由脉络膜滤过生产，通过蛛网膜颗粒吸收，形成脑脊液循环，其总量即为蛛网膜下腔的容量；脑脊液的压力用于测定颅内压。

表 35 脑脊液的量与压力

脑 脊 液		临 床 意 义
正常脑脊液量	150 mL，每天更新 4 次，成人每天分泌 500～600 mL	无
正常脑脊液压力	侧卧位腰穿压力：80～180 mmH$_2$O	
	坐位腰穿压力：400～450 mmH$_2$O	
异常脑脊液压力	颅压增高>200 mmH$_2$O	脑水肿、颅内占位性病变、感染、脑卒中、良性颅内压增高、心衰、肺功能不全和肝性脑病等
	颅压降低<70 mmH$_2$O	低颅压、失水、慢性消耗性疾病、休克、椎管部分或完全性阻塞、穿刺针位置不当或不通畅等

（2）脑脊液的成分

正常人脑脊液中不含红细胞，仅有少量单核细胞和淋巴细胞，成人为$(0\sim8)\times10^6/L$，儿童为$(0\sim10)\times10^6/L$。

表 36 常见疾病脑脊液的细胞数及分类

疾 病	细 胞 数 及 分 类
化脓性脑膜炎	显著增多，以中性粒细胞为主
结核性脑膜炎	增多，早期以中性粒细胞增加，后期淋巴细胞为主
病毒性脑（膜）炎	增多，早期以中性粒细胞增加，后期淋巴细胞为主
脑脓肿（未破裂）	轻度增多，以淋巴细胞为主
脑肿瘤	正常或轻度增多，以淋巴细胞为主
蛛网膜下腔出血	增多，以红细胞为主

脑脊液生化检查：主要包括脑脊液葡萄糖、蛋白质、氯化物定量三项内容。

表 37　脑脊液的生化成分正常值及临床意义

成　分	正　常　值	临　床　意　义
蛋白质	150～450 mg/L	● 增高：见于中枢神经系统感染、脑肿瘤、脑出血、脊髓压迫症、吉兰-巴雷综合征、听神经瘤、糖尿病性神经根神经病、黏液性水肿、全身性感染等 ● 降低：见于腰穿或硬膜损伤引起脑脊液丢失、身体极度虚弱和营养不良者
葡萄糖	2.5～4.4 mmol/L，为血糖的 50%～70%	● 增高：糖尿病 ● 降低：见于结核性脑膜炎、化脓性脑膜炎、真菌性脑膜炎和癌性脑膜炎，亦见于脑出血和蛛网膜下腔出血的急性期
氯化物	120～130 mmol/L	● 增高：高氯血症、呼吸性碱中毒；病毒性脑膜炎时可正常或稍升高 ● 降低：细菌性脑膜炎、癌肿性脑膜炎、结核性脑膜炎、大量呕吐或腹泻后的低氯血症

二、影像学检查

影像学检查是以成像手段使颅脑、椎管和脊髓等解剖结构和病变显影，用以神经系统疾病定位、定量、定性诊断，主要包括 CT 检查、磁共振成像、脑血管造影等。

（一）CT 检查

电子计算机体层扫描（CT）对颅内结构性病变的检查具有无创、精确、快速、便利的优势，其敏感性较常规 X 线检查提高 100 倍以上，可较确切地显示病变，被广泛应用神经系统疾病诊断，常用头颅 CT 技术包括常规头颅 CT 平扫、增强 CT、CT 血管造影、CT 灌注成像。

表 38　各类头颅 CT 技术及适用疾病

检查方法	适　用　疾　病	特　　点
头颅 CT 平扫	颅内血肿、脑外伤、脑出血、蛛网膜下腔出血、脑梗死、脑肿瘤、脑积水、脑萎缩、脑炎等	对幕下病变显示效果较差，是最基本的鉴别脑出血和脑梗死的方法
增强 CT	脑肿瘤、脑炎、动脉瘤、血管畸形等血管性病变	如存在血脑屏障破坏，则病变组织区域呈高信号，更清晰显示脑炎或肿瘤病变
CT 血管造影	闭塞性血管病变	无需动脉插管，简便快捷，为闭塞性脑血管病变提供诊断依据，但不能显示小血管分支病变

检查方法	适 用 疾 病	特　点
CT 灌注成像	急性缺血性脑血管病、脑外伤、蛛网膜下腔出血、脑肿瘤等	急性脑缺血发生时可显示缺血半暗带,有助于治疗方案的制订

CT 技术主要利用各种组织对 X 线的不同吸收系数通过计算机处理得到图像,CT 上对 X 线吸收高于脑实质表现为高密度阴影,低于脑实质则表现为低密度阴影。

表 39　常见颅内病变的 CT 表现

颅内病变	CT　表　现
脑梗死	一般脑梗死发病后的 24 小时内,CT 检查无明显改变;24 小时后可见梗死区低密度病灶
脑出血	脑出血后 CT 可立即显示高密度出血灶,血肿周围可有低密度水肿带,随着时间增长,血肿吸收密度值逐步变低
脑水肿	脑组织的弥漫性肿胀,在病灶周围或白质区域,出现低密度灶
颅内肿瘤	边缘可规则或不规则,高低混杂密度,占位周边可出现大面积不规则水肿,病变特征包括囊变、坏死、钙化等;如果肿瘤较大,引起颅内高压的话,则出现脑室缩小以及脑沟和脑裂的减少
颅内感染	脑炎在 CT 上表现为界限不清的低密度影或不均匀混合密度影;结核球表现为小的结节状强化灶
颅脑损伤	骨窗可发现颅骨骨折
脑萎缩	脑沟加深,蛛网膜下腔间隙增宽,脑室扩大
脑变性病变	晚期可表现为大脑、小脑、脑干、局限性皮质等不同部位的萎缩

(二) 磁共振成像

磁共振成像(MRI)对软组织分辨率高,无骨性伪影,且没有电离辐射,对人体无放射性损害,可清楚显示脊髓、脑干和后颅窝等处病变,能提供比 CT 扫描更清晰的脑灰质与白质对比度,但对急性颅脑损伤、颅骨骨折、钙化病灶及出血性病变急性期 MRI 检查不如 CT 敏感。常用头颅磁共振成像技术包括磁共振成像及增强扫描、磁共振血管成像、磁共振灌注与弥散成像、磁共振波谱成像、功能磁共振成像、弥散张量成像。

表 40　磁共振成像在脑病中的应用

成像技术	临床应用	特点
磁共振成像及增强扫描(MRI)	● 平扫：用于脑血管疾病、脱髓鞘疾病、脑肿瘤、颅脑外伤、颅内感染、脑变性病的诊断 ● 增强：对肿瘤及炎症病变敏感 ● FLAIR 序列：对脑梗死、脑白质病变、多发性硬化敏感	图像清晰度高，无电离辐射，无颅骨伪影，可观察到脑干及后颅窝的病变，但对于急性颅脑损伤、颅骨骨折、出血性病变急性期不如 CT 敏感
磁共振血管成像(MRA)	用于颅内动脉瘤、脑血管畸形、大血管狭窄或闭塞、静脉窦血栓等的诊断	无创及无放射性损伤，但信号复杂，易产生伪影，对细小血管图像显示差
磁共振弥散成像(DWI)	用于超急性期脑梗死的诊断，异常区可反映脑组织坏死区	发病 2 小时内即可显示缺血病变，对超急性期脑梗死的诊断价值优于 CT 和 T_2WI
磁共振灌注成像(PWI)	用于超急性和急性期脑梗死的诊断，低灌注区可反映脑组织缺血区	获得血流动力学和脑血管功能状态信息，补充 MRI 和 MRA 不能得到的信息
磁共振波谱成像(MRS)	用于代谢性脑疾病、脑肿瘤、痴呆等诊断	有助于病变定性诊断，不作为独立指标用于疾病诊断
功能磁共振成像(fMRI)	用于癫痫的术前评估和认知功能的研究	常与结构影像结合，通过确定脑的功能部位制订治疗方案
弥散张量成像(DTI)	评估脑梗死、多发性硬化、脑白质病变、脑肿瘤等诊断和预后	显示神经纤维束的轨迹和完整性

（三）数字减影血管造影

数字减影血管造影(DSA)对脑血管疾病的诊断和治疗具有重要意义，其将 X 线投照

表 41　DSA 适应证与禁忌证

适应证	● 脑血管疾病的病因诊断及治疗 ● 术前了解颅内血管性肿瘤的血供情况 ● 明确血管病变和周围解剖关系 ● 脑血管疾病治疗后复查 ● 观察颅内占位性病变的血供与邻近血管的关系
禁忌证	● 造影剂过敏 ● 严重出血倾向或出血性疾病 ● 严重的心、肝、肾功能不全 ● 全身严重感染或穿刺部位局部感染 ● 无法控制的高血压 ● 合并脑疝或其他威胁生命的情况

至人体所得的光学图像经数字化处理后,骨骼、脑组织等被减影除去,将血管图像保留而产生实时动态血管图像。脑血管造影通常采用股动脉或肱动脉插管法,可显示头颈部、颅内各大血管及大脑半球的动静脉血管图像,直观确定血管狭窄程度、范围、侧支循环情况,判断病变供应动脉的来源、数量、引流静脉的去向,对动脉瘤、动静脉畸形等定位定性诊断具有意义,是脑血管疾病诊断的"金标准",但其仍是有创检查,需要插管和注射造影剂。

三、神经电生理检查

(一) 脑电图

脑电图(简称 EEG)是脑电图仪从头皮上记录脑部放大的自发性生物电位的脑波图形,通过测定脑神经元自发的节律性电活动了解脑功能状态,主要用于癫痫的诊断、分类、病灶定位,对器质性或功能性病变、弥漫性或局限性损害、中毒性或代谢性因素引起的脑病具有辅助诊断价值。

表 42 正常脑电图的波形及分布

人　群		波　形	分　布
成人	安静、清醒状态	75%α 波	枕部和颈部
		<20%β 波	额叶和颞叶
		少量 θ 波	大脑半球前部
		几乎无 δ 波	额叶
	睡眠状态	● 非快速眼动相: 第 1 期:α 波消失,慢波,出现短暂顶尖波 第 2 期:低波幅基础上出现纺锤波 第 3、4 期:广泛 δ 波 ● 快速眼动相:θ 波和 α 波	无
儿童		慢波为主	无

表 43 常见异常脑电图波形及临床意义

波　形	临　床　意　义
弥漫性慢波	各种原因引起的弥漫性脑病、缺氧性脑病、脑膜炎及脱髓鞘性脑病

波 形	临 床 意 义
局灶性慢波	局限性脑实质功能障碍所致,见于局灶性癫痫、脑脓肿、局灶性硬膜下或硬膜外血肿
三相波 (通常为中-高波幅,频率 1.3～2.6 Hz 的负-正-负波或正-负-正波)	见于肝性脑病、中毒代谢性脑病
癫痫样放电 (约 50%以上的患者发作间期可见癫痫样放电,放电不同类型提示不同的癫痫综合征)	● 棘波:癫痫 ● 尖波:癫痫 ● 多棘波:肌阵挛及强直阵挛发作 ● 棘慢波综合:典型失神发作 ● 尖慢波综合:癫痫发作 ● 多棘慢波综合:肌阵挛癫痫

(二) 脑诱发电位

脑诱发电位(EPs)是中枢神经系统在感受体内外各种特异性刺激后产生的生物电活动,通过对其进行检测了解脑功能状态,目前能对躯体感觉、视觉、听觉等感觉通路及运动通路、认知功能进行检测。

表 44　常见诱发电位分类及临床应用

分 类	概 念	临 床 应 用
躯体感觉诱发电位(SEP)	给予周围神经电刺激,在头皮和脊柱的相应部位记录躯体感觉诱发电位	检测周围神经、神经根、脊髓、脑干、丘脑及大脑功能状态,应用于吉兰-巴雷综合征、颈椎病、多发性硬化、脑血管病等感觉通路受损的诊断和评价
视觉诱发电位(VEP)	经头皮记录对视神经进行光刺激时枕叶皮质产生的电活动	反应视觉通路的传导功能,特别对多发性硬化患者提供早期视神经损害的客观依据
脑干听觉诱发电位(BAEP)	经头皮记录耳机传出的短声刺激听神经传导通路产生的电活动	用于评价周围和中枢听觉通路的完整性,如多发性硬化、脑肿瘤、脑死亡等
磁刺激运动诱发电位(MEP)	经颅磁刺激大脑皮质运动区、脊髓及周围运动神经通路,在相应肌肉记录复合肌肉动作电位	用于运动通路病变的临床诊断,如多发性硬化、脑血管病、肌萎缩侧索硬化等
事件相关电位(ERP)	反映人体对外界或环境刺激的心理反应	用于各种脑疾病引起的认知功能障碍的评价

(三) 肌电图和神经传导速度

肌电图(EMG)指记录肌肉安静状态下、不同程度随意收缩状态下、周围神经受刺激时各种电生理特性电活动的技术,包括常规肌电图、运动单位计数、单纤维肌电图等。神经传导速度(NCV)用于评定周围神经传导功能,广义神经传导速度包括运动神经传导速度、感觉神经传导速度、F波、H反射及重复神经电刺激等。两者常联合应用,用于周围神经、神经肌肉接头和肌肉病变的诊断。

1. 肌电图

肌电图主要用于诊断和鉴别诊断神经源性损害和肌源性损害,排除神经肌肉接头病变,特别对早期运动神经元病、深部肌肉萎缩提供诊断的客观依据。

表 45　异常肌电图及临床意义

波　形	临　床　意　义
纤颤电位	见于神经源性损害和肌源性损害
正锐波	见于神经源性损害和肌源性损害
束颤电位	见于神经源性损害
肌强直放电	见于各种原因所致的肌强直
异常运动单位动作电位(MUAP)	● 神经源性损害:MUAP时限增宽、波幅增高、多相波百分比增高,见于神经根病变、周围神经病等 ● 肌源性损害:MUAP时限缩短、波幅降低、多相波百分比增高,见于各种原因所致肌病
异常募集相	● 单纯相:见于神经源性损害 ● 病理干扰相:见于肌源性损害 ● 混合相:见于神经源性损害

2. 神经传导速度

神经传导速度的测定主要用于各种原因的周围神经病的诊断和鉴别诊断,结合肌电图可以帮助鉴别前角细胞、神经根、周围神经及肌源性损害等。

表 46　神经传导测定的异常表现及意义

神经传导测定	异常表现	临床意义	临床应用
运动神经传导速度(MCV)	传导速度减慢,波幅降低	见于髓鞘损害	用于各种原因周围神经病的诊断和鉴别诊断
感觉神经传导速度(SCV)		见于轴索损害	
F波	出现率低,潜伏期延长	提示周围神经近端病变	用于神经根病变的诊断
H反射	消失	稳定出现于正常成人S1根所支配的肌肉,若消失表示该神经根或相关的反射弧病损	用于吉兰-巴雷综合征、腰椎病、腰骶神经根病变的诊断

3. 重复神经电刺激

重复神经电刺激指给运动神经以低频(2～5 Hz)或高频(20～50 Hz)重复电刺激,可在其支配的肌肉上记录复合肌肉动作电位,是检测神经肌肉接头功能的重要手段,主要用于重症肌无力的诊断。

四、血管超声检查

(一) 经颅多普勒超声检查

经颅多普勒超声(TCD)是应用多普勒效应研究脑底动脉主干血流动力学变化的一种无创检测技术,因其无创、快捷、简便,可早期发现颅脑血管病变存在,被广泛应用于临床辅助诊断,如颅内外动脉狭窄或闭塞、脑血管痉挛、脑动脉血流中微栓子监测、颅内压增高等。

表 47　经颅多普勒超声的临床意义

检 测 参 数	临 床 意 义
血流方向	血流方向改变提示血管狭窄或闭塞
血流速度	● 增高:见于狭窄段血管、血管痉挛、动静脉畸形、感染、甲亢等 ● 降低:见于血管狭窄的前后段、脑内盗血、脑动脉硬化症等
搏动指数和阻力指数	● 增高:见于脑动脉硬化、颅内压增高等 ● 降低:见于动静脉畸形、颈内动脉海绵窦瘘、重度血管狭窄或狭窄后段血流改变、大动脉炎等
声频信号	产生血管杂音多见于血管狭窄、动静脉畸形或动静脉瘘

(二) 颈部动脉超声

颈部动脉超声用以客观检测和评价颈部动脉的结构、功能状态或血流动力学改变,包括二维显像、彩色多普勒血流影像及多普勒血流动力学分析等技术,对缺血性脑血管疾病的诊断具有重要意义,临床应用于颈动脉粥样硬化、锁骨下动脉盗血综合征、颈内动脉瘤、大动脉炎等疾病的诊断,常用检测指标包括血管壁结构、血管内径、血流方向、斑块回声特征等。

第六章　中医病历书写

中医病历书写是每一位临床医师的重要日常工作之一,病历书写应保证其客观、真实、准确、及时、完整和规范。规范化医疗文书书写可帮助对采集到的资料加以归纳和整理,及时记录检查、诊断和治疗等医疗活动,综合分析疾病发生、发展和转归等临床问题,为进一步提高和完善临床诊疗思维打下基础。

一、基本要求

1. 严肃认真,客观如实。
2. 系统完整,条理清楚。
3. 语言规范,描述准确。
4. 字迹清晰,切忌涂改。
5. 按规书写,及时完成。

中医病历的完整性:中医病历贯穿"整体观念"和"辨证论治"这两个中医的基本观念,结构内容完整,理法方药具有一致性,能体现医师诊治思路与中医辨证论治特色。

二、中医门诊病历

1. 门诊病历首页:包括患者姓名、性别、出生年月日、民族、婚姻状况、职业、工作单位、住址、药物过敏史等项目。

2. 门诊手册封面:包括患者姓名、性别、年龄、工作单位或住址、药物过敏史等项目。

3. 初诊病历记录:包括就诊时间、科别、主诉、现病史、既往史,中医四诊情况、阳性体征、必要的阴性体征、辅助检查、诊断及治疗意见和医师签名等。

4. 复诊病历记录:包括就诊时间、科别、中医四诊情况、必要的体格检查、辅助检查、诊断、治疗处理意见和医师签名等。

5. 病历记录应当由接诊医师在患者就诊时及时完成。

三、中医住院病历

（一）入院记录

1. 要求入院 24 小时内完成。

2. 主诉重点突出、简明扼要、能导出第一诊断、不超过 20 字。

3. 现病史内容应包括发病情况、主要症状特点及其发展变化情况、伴随症状、发病后诊疗经过及结果、睡眠和饮食等一般情况的变化，及与鉴别诊断有关的阳性或阴性资料等。须与主诉相关、相符；要求重点突出、层次分明、概念明确、运用医学术语准确。与本次疾病虽无紧密关系，但仍需治疗的其他疾病情况，可在现病史后另起一段，予以记录。

4. 须运用中医术语描写病因、传变过程、诊疗经过、并结合中医十问内容描写现在情况。

5. 完整、准确地记录中医望、闻、切诊相关信息，做到主次分明，重点突出。

6. 初步诊断规范、全面。如初步诊断为多项时，应当主次分明。对待查病例应列出可能性较大的诊断。

（二）病程记录

1. 首次病程记录应当在患者入院 8 小时内完成。内容包括病例特点、拟诊讨论（诊断依据及鉴别诊断）、诊疗计划等。

2. 中医病历首次病程记录须含中医四诊总结、中医辨证辨病依据、中医鉴别诊断、中西医治疗措施、中医调护等。

3. 日常病程记录应反映四诊情况及治法、方药变化及其变化依据等，中药饮片处方书写格式符合中药处方格式及书写规范要求，使用中成药应辨证。

4. 中医主治医师首次查房须含有当日查房四诊情况、中医辨证分析依据与中医类证鉴别、中医诊疗计划及理法方药的分析等。

5. 科主任或具有副主任医师以上专业技术职务任职资格医师首次查房记录应当于患者入院 1 周内完成。内容包括查房医师姓名、专业技术职务、补充的病史和体征、分析讨论等。

6. 中医主任首次查房应结合患者病情变化对主症、病机、治法、理法方药进行分析讨论，结合中医传统理论与现代研究进展提出进一步诊疗意见，明确中医诊疗方案，对患者病情进行初步预后转归的判断，在下级医师存在诊疗缺项时进行及时纠正。

7. 对诊断困难、疗效不确切的病例应于入院 2 周内进行疑难病例讨论。疑难病例讨论记录内容包括讨论日期、主持人、参加人员姓名及专业技术职务、讨论目的、具体讨论意见及主持人小结意见等,讨论需包含中医内容。

8. 抢救记录内容包括病情变化情况、抢救时间及措施、参加抢救的医务人员姓名及专业技术职称等。记录抢救时间应当具体到分钟。因抢救急危患者,未能及时书写病历的,有关医务人员应当在抢救结束后 6 小时内据实补记,并加以注明。

9. 死亡病例讨论记录内容包括讨论日期、主持人及参加人员姓名、专业技术职务、具体讨论意见及主持人小结意见、记录者的签名等,并且讨论需包含中医内容。

(三)出院(死亡)记录

1. 出院记录应当在患者出院后 24 小时内完成。内容包括入院日期、出院日期、入院情况、入院诊断、诊疗经过、出院诊断、出院情况、出院医嘱、医师签名等。

2. 死亡记录应当在患者死亡后 24 小时内完成。内容包括入院日期、死亡时间、入院情况、入院诊断、诊疗经过(重点记录病情演变、抢救经过)、死亡原因、死亡诊断等。记录死亡时间应当具体到分钟。

3. 出院带药中医汤剂处方书写规范。

4. 出院医嘱须含有中医调护。

四、中医病历示范(中风)

主诉:患者周某,男,50 岁,因"左侧肢体乏力 5 天,言语不利 3 天"于 2018 年 6 月 25 日收入院。

现病史:患者最后正常时间为 6 月 21 日 20:00。患者当晚外出运动时自觉左下肢乏力酸胀,当时无言语含糊、无意识障碍、无头晕头痛、无恶心呕吐等。患者自觉与运动后扭伤有关,未予重视,未就诊。至 6 月 24 日早晨,患者出现言语不利,反应稍迟钝,遂至外院急诊就诊。查体:反应迟钝,言语不利,混合性失语,左侧肢体肌力 Ⅴ-级,右侧肢体肌力 Ⅴ 级,45 分钟完善相关检查,查头颅 CT 排除颅内出血,因超过溶栓时间窗 4.5 小时,未予溶栓。后收入该院神经科病房,查头颅 MRI:左侧额叶基底节区、枕叶多发脑梗死。随机血糖:6.2 mmol/L,肾功能:肌酐 68 μmol/L,心肌酶谱:门冬氨酸转移酶 16 U/L,尿常规:隐血(+),予抗血小板聚集、调脂固斑、改善微循环、营养神经等治疗。现患者为求进一步中西医结合诊疗,转至我院,门诊拟"脑梗死"收治入院。此次发病以来,患者无意识丧失、无一过性黑矇、无发热恶寒、无头痛、无胸痛、无心慌手抖、无四肢麻木、无腹痛腹泻、无四肢抽搐、无二便失禁、无双下肢水肿、无近期体重下降史。刻下:患者神清,精神稍萎靡,言语含糊,反应迟钝,左侧肢体稍有麻木乏力感,胃纳尚可,二便调,夜寐安。

既往病史:患者有高血压病史 20 余年,最高血压 160/88 mmHg,平日服用氯沙坦片(每天一次,每次 100 mg,口服)。糖尿病病史 10 余年,目前皮下注射诺和灵 30R(早 12 u,晚 10 u),自述血糖控制尚可。

体格检查

体温：36.5℃,心率：97 次/分,呼吸频率：20 次/分,血压：139/85 mmHg。神志清晰,精神萎,颈软,反应迟钝,言语不利,混合性失语。查体尚合作,定向力、注意力、理解力减退、计算力 100－7＝?。眼睑无下垂,眼裂大小正常,左瞳孔 3 mm,右瞳孔 3 mm,对光反射灵敏,调节反射正常,辐辏正常,视野粗测基本正常;双侧额纹对等,左侧鼻唇沟稍浅,伸舌略左偏,四肢肌张力基本正常;肌力：右上肢 V 级,左上肢 V-级,右下肢 V 级,左下肢 V-级;生理反射：肱二头肌、肱三头肌、桡骨骨膜反射、膝反射、跟腱反射(＋＋),病理反射未引出;全身针刺觉基本对称,指鼻试验、跟膝胫试验阴性;NHISS 评分 4 分,GCS 评分 15 分,洼田饮水试验 1 级。

望闻切诊

望诊：神清,精神萎,舌淡红、苔腻,色白。

闻诊：未及异常语气、异常气息。

切诊：滑、弦脉。

辅助检查

2018 年 6 月 25 日外院头颅 MRI：左侧额叶基底节区、枕叶多发脑梗死。随机血糖：6.2 mmol/L,肾功能：肌酐 68 umol/L,心肌酶谱：门冬氨酸转移酶 16 U/L。

西医诊断依据

1. 患者,男,50 岁,主因"左侧肢体乏力 5 天,言语不利 3 天"于 2018 年 6 月 25 日收入院。

2. 刻下：患者神清,精神稍萎靡,言语含糊,反应迟钝,左侧肢体稍有麻木乏力感,胃纳尚可,二便调,夜寐安。

3. 查体：神志清,精神萎,颈软,反应迟钝,言语不利,混合性失语。查体尚合作,定向力、注意力、理解力减退、计算力 100－7＝?,眼睑无下垂,眼裂大小正常,左瞳孔 3 mm,右瞳孔 3 mm,对光反射灵敏,调节反射正常,辐辏正常,视野粗测基本正常,双侧额纹对等,左侧鼻唇沟稍浅,伸舌略左偏,四肢肌张力基本正常,肌力：右上肢 V 级,左上肢 V-级,右下肢 V 级,左下肢 V-级,生理反射：肱二头肌、肱三头肌、桡骨骨膜反射、膝反射、跟腱反射(＋＋),病理反射未引出,全身针刺觉基本对称,指鼻试验、跟膝胫试验阴性,NHISS评分 4 分,GCS 评分 15 分,洼田饮水试验 1 级。

4. 辅助检查：2018 年 6 月 25 日外院头颅 MRI：左侧额叶基底节区、枕叶多发脑梗死。随机血糖：6.2 mmol/L,肾功能：肌酐 68 μmol/L,心肌酶谱：门冬氨酸转移酶16 U/L。

5. 既往史：患者有高血压病史 20 余年,最高血压 160/88 mmHg,平日服用氯沙坦片(每天一次,每次 100 mg,口服)。糖尿病病史 10 余年,目前皮下注射诺和灵 30R(早 12 u,晚 10 u),自述血糖控制尚可。

西医鉴别诊断

1. 短暂性脑缺血发作：多为有高血压,动脉硬化等基础病变,静态发病,无明显诱因下出现头晕,头痛偏身感觉减退,肢体乏力,偏盲等,发病时间一般不超过 24 小时,头颅 CT 或 MRI 无异常发现。该患者与之不符。

2. 脑出血:脑梗死有时颇似小量脑出血的临床表现,但脑出血多在活动中起病,起病较急,病情进展较快,症状常在数秒或数分钟达到高峰,发病年龄较轻,以 50～65 岁中老年人多见,既往有高血压及动脉硬化病史。头颅 CT 和 MRI 检查有助于明确诊断。

中医辨病辨证依据

患者,男,50 岁,因"左侧肢体乏力 5 天,言语不利 3 天"于 2018 年 6 月 25 日收入院。刻下:患者神清,精神稍萎靡,言语含糊,反应迟钝,左侧肢体稍有麻木乏力感,胃纳尚可,二便调,夜寐安。四诊合参,患者证属中医学"中风,中经络,风痰阻络证"。患者年过半百,内伤积损,脏腑功能衰退,脾胃亏虚,脾失健运,水液不归正化,内聚为痰浊,又因肝阴亏耗,肾精亏虚,水不涵木,风阳上亢,化风内走,夹痰夹浊,瘀阻经络,上犯清窍,故见言语含糊、肢体乏力,舌脉可为佐证。病位元神,与肝脾肾有关,属本虚标实。

中医类证鉴别

1. 中风与痿证:痿证有肢体瘫痪,活动不利等类似中风之表现,中风后半身不遂,日久不能恢复,亦可见肌肉消瘦,筋脉迟缓,两者应予区别。但痿证一般起病缓慢,以双下肢瘫痪或四肢瘫痪,或肌肉萎缩、筋惕肉瞤为多见;而中风的肢体瘫痪多起病急骤,且以偏瘫不遂为主,痿证起病时无神昏,中风则常有不同程度的神昏。

2. 中风与痉证:痉证以项背强直,四肢抽搐,甚则角弓反张为主症,可同时伴有头痛、发热,但无半身不遂、口眼歪斜等症状。主要病机为阴虚血少,筋脉不得濡养或湿热壅滞筋脉所致。

诊疗计划

1. 一般治疗:2 级护理,低盐低脂糖尿病饮食,监测血压、血糖,中医调摄(避风寒、节饮食、畅情志等)等。

2. 完善相关检查。

(1)查血常规、尿常规、粪便常规＋隐血、肝、肾功能、电解质、血脂、凝血功能、心肌酶谱、心梗三项、脑钠素等:了解患者基本情况。

(2)查血糖(空腹加餐后 2 小时)、糖化血红蛋白:了解患者血糖情况。

(3)查心电图、24 小时动态心电图、心超:明确心脏情况。

(4)查头颅 MRI 和 MRA、胸部 CT:排除急性脑梗及肺部感染等相关疾患。

(5)查颈、椎动脉,双下肢动脉血管超声、头颈 CTA:明确有无斑块,行血管评估。

(6)查肝胆胰脾肾 B 超:了解患者内脏基本情况。

(7)查肝炎、三对半、HIV、RPR:排除肝炎、艾滋病、梅毒等传染病。

(8)查肿瘤全套:排除肿瘤相关疾病。

3. 药物治疗:拜阿司匹林、氯吡格雷抗血小板聚集,依达拉奉脑保护,阿托伐他汀调脂固斑,氯沙坦钾降压,诺和灵 30R 控制血糖。

4. 其他治疗措施:康复科会诊制定康复方案,眼科会诊查视野。

5. 理法方药：四诊合参,患者证属中医学"中风,中经络,风痰阻络证"范畴,治当熄风化痰、活血通络,方选半夏白术天麻汤加减。

| 制半夏 9 g | 生白术 15 g | 天麻 18 g | 白茯苓 15 g |
| 黄芪 20 g | 川芎 9 g | 当归 9 g | 甘草 6 g |

×5 帖

煎服法：普通煎,每日二煎,每煎 200 ml。

用法：每天二次,口服。

方解：本方以半夏燥湿化痰、降逆止呕,天麻化湿熄风止头晕,两者为君药;白术健脾燥湿,为臣药;茯苓调和脾胃,黄芪益气,川芎理气活血,当归养血活血;甘草调和诸药。

初步诊断

中医诊断：中风,中经络,风痰阻络证。

西医诊断：脑梗死(部分前循环梗死);原发性高血压 2 级(极高危组);2 型糖尿病。

主治医师：×× 住院医师：×× 日期：2018－06－25

中 篇

思维培养

第一章 症状辨析

一、头 痛

　　头痛可由外感或内伤引起,致使脉络拘急失养,清窍不利出现以头部疼痛为特征的症状,它可以单独出现,亦见于多种急慢性疾病过程中。头痛病位在脑,外感者以风邪常见,又以寒、热、湿为患,内伤者与肝、脾、肾关系最为密切,肝阳上亢、肾精亏虚、气血亏虚、痰瘀阻滞脑络者皆可导致头痛。一般来讲,外感者较易治疗,内伤者因病因复杂而难以治疗,若外感兼内伤,瘀血兼气滞,肾虚夹虚火,肝阳夹肾虚者,往往辨证较困难。临床上,根据头痛部位不同,首先明确病在何经,其次判断病机证型。

表 48　头痛部位辨析

疼 痛 部 位	病在何经	病 机 证 型
痛在前额,连及眉棱	病在阳明经	热邪郁闭
痛在头后枕部,下连于项脊	病在太阳经	外邪袭表或肝阳上亢
痛在两颞,连及耳部	病在少阳经	肝火上炎
全头作痛或部位不定	病在少阴经	阳气衰微,阴寒内生
痛在巅顶,连及目系	病在厥阴经	肝胆受寒,浊阴上逆

　　根据头痛起病、病程、疼痛性质、疼痛程度,可以明确外感或内伤致病。外感头痛邪气较浅者,由于病程短,较易治疗,但对于反复发作的外感头痛,容易夹杂他邪,不易速除;而内伤头痛因病程较长,往往邪气深沉,众邪胶结,导致脑络迂曲、狭窄,甚则闭塞,较难治疗。

表 49　外感、内伤头痛辨析

	外 感 头 痛	内 伤 头 痛
起病	起病急	起病缓
病程	多为新病	多为久病
病因	以风为主,兼夹寒、湿、热等外邪;每因外邪致病,多为实证	● 实证:肝阳、痰浊、瘀血 ● 虚证:肝肾阴虚、阴血亏虚
疼痛性质	掣痛、跳痛、灼痛、胀痛、重痛为多	● 实证:重痛、刺痛、钝痛为多 ● 虚证:隐痛、空痛、昏痛为多
疼痛程度	疼痛较重,痛无休止	● 实证:疼痛较重 ● 虚证:疼痛较轻,时作时止,遇劳加重
伴随症状	● 风寒头痛:伴恶风畏寒,骨节酸痛,鼻塞流清涕,口不渴,苔薄白,脉浮 ● 风热头痛:伴发热或恶风,鼻塞流浊涕,口渴欲饮,小便短赤,大便干结,舌红苔黄,脉浮数 ● 风湿头痛:伴肢体困重,胸闷腹胀,恶心纳呆,小便不利,口干少饮,苔白腻,脉濡或浮缓	● 肝阳头痛:伴急躁易怒,心烦口渴,夜寐不安,口苦面红,两胁胀痛,舌红苔黄,脉弦数 ● 瘀血头痛:伴头部外伤史,舌紫暗或有瘀斑,苔薄白,脉细或细涩 ● 痰浊头痛:伴胸脘满闷,叹息不减,纳呆呕恶,神疲懒言,少气乏力,舌苔白腻,脉滑或弦滑 ● 肾虚头痛:眩晕耳鸣,昼夜不已,腰膝酸软,夜尿频多,四肢不温,舌淡,脉细无力 ● 血虚头痛:伴眩晕,活动后加重,心悸失眠,面色少华,神疲乏力,舌质淡,苔薄白,脉细弱

二、眩　晕

眩即眼花或眼前发黑,视物模糊;晕是指头晕或感觉自身或外界景物旋转,两者常同时并见,统称为眩晕。轻者闭目即止;重者如坐车船,旋转不定,不能站立,或伴有恶心、呕吐、汗出,甚则昏倒。其病位在脑,与肝、脾、肾三脏功能失常关系密切,尤以肝脏为主。

表 50　眩晕病变脏腑辨析

病变脏腑	病　机	表　现
肝	肝阳上亢,致肝风上扰	头晕目眩,伴头痛头胀,每因恼怒头晕加重,面色潮红,口苦咽干等
	肝肾阴虚,致风阳上扰	头晕目眩,甚则欲仆,伴目胀耳鸣、头重脚轻、心烦易怒、腰膝酸软等

续　表

病变脏腑	病　机	表　现
脾	脾失健运，痰湿中阻，蒙蔽清窍	头晕目眩，伴头重身重、胸闷呕恶、纳呆、耳鸣等
	运化乏源，气血亏虚，营血不能上荣，清阳不能上升	头晕目眩，伴面色㿠白、少气懒言、唇甲色淡、心悸失眠、腹胀、纳呆、乏力等
肾	肾精不足，不能生髓充脑，脑失所养	头晕目眩，伴腰膝酸软、耳鸣如蝉、遗精健忘、夜尿频多等

　　眩晕发生以虚者居多，阴虚则肝风内动，血少则清窍失养，精亏则髓海不足；其次，痰浊中阻或瘀血阻窍亦可发生眩晕。根据头晕病程、表现可以辨明虚实。

表 51　眩晕的虚实辨析

	实　证	虚　证
病程	新病，病程短	久病，病程长
病期	发作期	缓解期
伴随症状	兼见呕恶，面赤，头痛目胀	兼见体倦，乏力，耳鸣如蝉
舌脉	舌红苔白腻，脉弦数或涩	舌红少苔或舌淡，脉细弱

三、耳鸣、耳聋

　　耳鸣、耳聋都是听觉异常的症状，以患者自觉耳内鸣响，如闻蝉声或如潮声，声响或细或暴，妨碍听觉的，称为耳鸣；听力减弱，妨碍交流，甚至听觉丧失，不闻外声的，称为耳聋，症状轻者称为重听。其病位在耳，多与肝、胆、脾、肾诸脏功能失调有关，与肾的关系尤为密切，多因急性热病，反复感冒，致邪热蒙窍，或痰火、肝热上扰，以及体虚久病，气血不能上荣清窍所致。根据病史、临床表现、舌脉等情况可分清耳鸣、耳聋的虚实及标本缓急。

表 52　耳鸣、耳聋的虚实辨析

	实　证	虚　证
起病	较急，暴起耳聋	较缓，渐起耳聋
病因	外感、肝火、痰热、血瘀	气血亏虚、肾虚

	实　证	虚　证
表现	突发耳鸣,声大如蛙聒,或如潮声,按之鸣声不减	渐觉耳鸣,声音细小,如闻蝉鸣,按之鸣声减轻或暂止
伴随症状	<ul><li>外感:头痛发热,恶风,耳内作痒</li><li>肝火:心烦易怒,怒则加重,口苦咽干,便秘溲赤,苔黄脉数</li><li>痰热:形体肥胖,耳鸣重浊,时轻时重,胸中烦闷,痰多口苦</li><li>血瘀:面色黧黑,耳中耵聍与陈血胶结</li></ul>	<ul><li>气虚:无力倦怠,面色㿠白,耳鸣劳则加重,将息稍轻</li><li>血虚:头晕目眩,唇甲色淡</li><li>肾虚:耳鸣如蝉鸣,头晕健忘,腰膝酸软</li></ul>
标本互见,虚实夹杂	<ul><li>肝肾亏虚:肝火+肾虚</li><li>风痰上扰:风热+痰火</li><li>痰瘀互结:痰火+瘀血</li></ul>	

四、抽　搐

抽搐以四肢不自主抽动,甚则颈项强直、角弓反张为特征。多由风、火、痰所致,热极生风、阳亢化风、虚风内动或风毒内侵经脉引起,病因各异,有外感、内伤、虚证和实证之分。

表 53　抽搐的虚实辨析

虚实	病　机	表　现
实证	邪热内陷,引动肝风	抽搐见于急性热病中期,四肢抽搐并伴有壮热、大汗、口渴欲饮、神昏
	肝阳上亢,肝风内动	抽搐见剧烈头痛呕吐,伴神昏、偏瘫、面红、气急、喘促
	疫毒入脑,或感受风毒,侵袭筋脉	阵发性四肢抽搐,颈项强直,甚至角弓反张、神昏
虚证	邪热久稽,气阴耗伤,虚风内动	抽搐见于急性热病后期,手足蠕动,偶有抽搐,伴低热、心烦不宁、口干舌燥、神疲乏力

五、不　寐

不寐以经常不易入睡,或睡而易醒不能再睡,甚至彻夜不眠为特征,常并见多梦。其病位在脑,与心、肝、脾、肾有关,多由饮食不节、情志不遂、劳逸失调、体弱病后导致阳盛阴衰、阴阳平衡失调所致。由于受累脏腑和病理因素的不同,临床表现和兼症各有差异,但失眠可出现虚实夹杂,病邪与气血阴阳亏虚互相联系,相互转化。

表 54　不寐的病变脏腑虚实辨析

受累脏腑	虚实	病　机	表　现
心	实证	情志失调,心火亢盛,扰动神明	心烦不寐,口舌生疮,小便短赤
	虚证	久病体弱,肾精亏虚,不能上济心阴,心阳独亢	心烦不寐,心悸多梦,五心烦热,舌红
		善惊易恐,心胆气虚,神失所养	虚烦不寐,心悸胆怯,气短,自汗
		久病体弱,心血不足,不能奉养神明	心悸健忘,头晕,神疲肢倦
肝、胆	实证	情志失调,暴怒伤肝,肝郁化火,上扰心神,魂不守舍	多梦易惊,胁满,急躁易怒,善叹息
		痰热内郁,肝胆火盛,上扰心神	入睡困难,口苦目眩,胸闷恶心,嗳气
脾、胃	实证	饮食失调,运化受损,胃气失和,阳浮于外	睡卧不安,脘腹胀满,恶心呕吐,嗳腐吞酸
	虚证	思虑伤脾,运化失常,气血生化不足,心神失养	失眠多梦,醒后不易入睡,面色无华
肾	虚证	肾精亏耗,髓海空虚,脑神失养	多梦易醒,头晕耳鸣,健忘,腰酸

六、痴　呆

痴呆常因禀赋不足,老年精亏或情志失调、外伤等导致认知障碍,以呆傻愚笨为主要临床表现。轻者可见神志淡漠、寡言少语、迟钝、健忘等;重者可见终日不语,或口中喃喃自语、言词颠倒、举止怪异、哭笑无常、不知饥饱等。其病位在脑,与心、肝、脾、肾功能失调关系密切,其发生不外与虚、瘀、痰相关,并且三者互为影响。在中风、颤证等疾病后期可以发生。

表 55　痴呆的虚实辨析

先天/后天	虚实	病　机	表　现
先天	实证	禀赋不足,脑髓失于充养或产时受伤,损及脑髓,瘀血阻于脑府	多伴有发育畸形,成年后神情呆滞、反应迟钝、言语困难,生活无法自理,不能抵御外环境伤害

续　表

先天/后天	虚实	病　机	表　现
后天	实证	情志所伤,气血瘀滞,瘀阻清窍	反应迟钝、沉默少语、健忘、睡中多梦、易惊
		情志不调,肝郁克脾,痰浊内生	表情呆钝、默默不语,或喃喃自语、头重如裹、哭笑无常,伴不欲饮食、脘腹胀满
		狂病或痫病迁延,痰留不去,蒙蔽清窍	
	虚证	年高久病,肝肾不足,脑髓不充,脑神失养	病程缓慢,记忆衰退,言语迟钝,渐成痴呆,伴行动缓慢、步履蹒跚、头晕耳鸣

七、神　昏

神昏即神志昏迷,不省人事,是脑病急危重症的临床表现,在中风、厥证等脑病发展到严重阶段时都可以出现,是疾病危重的重要指征,其病位在脑,与心、肝、脾、肾有关。神昏程度从轻到重可以分为神志恍惚、神志迷蒙、昏迷、昏愦。

表 56　不同程度神昏辨析

神昏程度		表　现
轻↓重	神志恍惚	情感淡漠,辨知事物不清,精神恍惚,但强呼其可应,回答问题欠准确
	神志迷蒙	嗜睡朦胧状态,强呼可醒,随即昏昏入睡
	昏迷	呼之不应,不省人事,二便不能自制
	昏愦	昏迷至甚,呼之不应,或口张目合,伴有脏腑功能衰竭表现,如汗出、四肢厥冷、手撒遗溺、气急喘促

脑是神志活动的物质基础,脑髓为记忆之根本,若脏腑功能失调,脏腑之间协调关系被破坏,气血阴阳逆乱,浊邪上犯于脑,清窍闭塞,脑神失守,则发为神昏,其发病无外责之于痰、瘀、热、毒。

表 57　神昏病机辨析

病　机	表　现
痰浊上犯,蒙蔽清窍	神昏呈似清非清、时清时昏的状态,咳逆喘促、痰涎壅盛,苔腻脉濡

续 表

病 机	表 现
阳明腑实,邪热扰神	神昏以谵语烦躁为主,伴腹满而痛、舌黄而燥、脉沉实
瘀热交阻,脑窍闭塞	神昏以谵语如狂为特点,伴少腹满硬急痛、唇爪青紫、舌绛,脉沉而涩
肝阳暴亢,引动肝风,脑脉瘀阻,清窍被蒙	神昏突然昏倒,不省人事,伴肢体偏瘫、鼾声痰鸣为特征
湿热上蒸,热毒内陷肝胆	神昏伴见黄疸日深、斑疹,或腹胀如鼓、舌绛苔腻、脉弦

此外,根据神昏伴随症状的不同,还需分清闭证和脱证。邪蔽清窍多见闭证,以邪实为主;气血阴阳亏耗与衰竭多见脱证,以正虚为主。

表 58　神昏脱、闭证辨析

脱证/闭证	病 机	表 现
闭证	痰浊、邪热、湿热、风阳、瘀血等阻蔽清窍,神明被蒙	神昏时牙关紧闭、口噤不开、肢强拳握、痰涎壅盛 ● 阳闭:兼见面赤身热、气粗口臭、躁扰不宁 ● 阴闭:兼见面白唇暗、静卧不烦、四肢不温
脱证	气血虚耗,阴阳衰竭,清窍失养,神不内守,神无所依	神昏时目合口开、手撒遗尿、鼻鼾息微、汗出肢冷
内闭外脱	既有痰浊壅盛,内蒙清窍之实,又有气血耗散,神不守舍之虚	神昏时既见身热、痰鸣、大便色黑,又见面色苍白、大汗淋漓、气短息微、脉微欲绝

八、半身不遂

半身不遂即单侧上下肢体瘫痪,不能随意运动,表现形式有意识障碍性、弛缓性、痉挛性和轻微偏瘫等,是中风常见症状之一。

表 59　半身不遂不同病理辨析

病理特点	病 机	表 现
风邪、肝风	脉络空虚,风邪入侵,引动痰湿,流窜经络	半身不遂,兼有发热恶寒、头痛、脉浮紧等
	肝肾阴虚,肝阳偏亢,风阳内动,上扰清窍,挟痰走窜经络	半身不遂,兼有头晕头痛、耳鸣、面红目赤、舌红脉弦数

续　表

病理特点	病　机	表　现
痰、闭	痰火内闭,阻滞经脉	半身不遂,兼有面红气粗、舌红苔黄腻、脉弦滑而数
	湿痰内闭,痰生气滞,气血运行不畅	半身不遂,兼有面白唇紫、四肢不温、苔白滑腻、脉沉滑
虚、瘀	气虚血行不畅,瘀阻经络	半身不遂,兼有肌肤甲错、自汗神疲、面色无华、手足浮肿、舌质瘀斑、脉细涩
	肾精肝血不充,筋脉失于濡养	半身不遂,兼有腰酸胁胀、头晕目眩、耳鸣健忘、舌红苔少、脉弦细

九、晕　厥

晕厥是以突然昏倒、不省人事、四肢厥冷、移时方醒为特征的一种症状,醒后无失语、口眼歪斜、半身不遂等后遗症,主要因脑部血循环障碍、脑局部供血不足、血管运动失调等因素所导致。

表 60　晕厥的虚实辨析

病理特点	病　机	表　现
虚证	因元气亏耗,致阳气消乏,宗气下陷,脾气不升,神明失养	突然昏仆,伴肢厥、自汗出、呼吸微弱、气短不足以息等
	因产后或外伤失血过多,致气随血脱,神机不运	突然昏仆,伴面色苍白、唇淡无华、脉细如丝或细数无力,重则浮大中空
实证	恼怒伤肝,气机逆乱,血随气升,并走于上,扰乱神明	突然昏仆,伴牙关紧闭、胸满气急、四肢厥冷、面赤唇紫等
	痰湿素盛,复因恼怒,气逆痰壅,清窍被蒙	发病前多有头晕目眩、恶心呕吐等先兆症状,继之突然晕倒,不省人事,伴喉间痰鸣、呼吸气促、口角流涎、醒后渐苏
	暑邪内袭,热郁气逆,闭塞清窍,扰乱神明	突然昏倒,气喘不语、身热肢厥、冷汗不止、面色潮红或苍白、牙关微紧或口开,舌红而干,脉洪数或虚数而大,具有季节性

第二章 辨证思路

·············· 一、阴阳辨证 ··············

脑为元神之府，真气之所汇聚，真气者，元阳也；脑为髓之海，髓由肾精所充，乃元阴之宅。生理情况下，阴平阳秘，精神乃治；病理情况下，阴盛则阳病，阳盛则阴病；病危情况下，阴阳离决，精气乃绝。因此，阴阳失调是脑病的基本矛盾。

表 61　阴阳辨证特点

阴阳辨证	病 证 特 点	常 见 证 候
阴证	● 可见抑制、沉静、衰退、晦暗等表现的里证、寒证、虚证 ● 症状表现于内的、向下的、不易发现的，病邪性质为阴邪 ● 病情变化较慢	面色苍白或暗淡，身蜷卧，气短乏力，精神萎靡，语言低微，静而少言，口淡不渴，大便溏薄，小便清长，舌淡苔白，脉弱等
阳证	● 可见兴奋、躁动、亢进、明亮等表现的表证、热证、实证 ● 症状表现于外的、向上的、容易发现的、病邪性质为阳邪 ● 病情变化较快	精神兴奋，情绪高涨，声高息粗，多语，表情丰富，口渴喜冷饮，大便秘结，小便短赤，舌红苔黄，脉滑实洪数等
亡阴证	体液大量耗损，阴液严重亏乏而欲竭所表现出的危重证候	汗热味咸而黏，如珠如油，身灼肢温，虚烦躁扰，恶热，口渴欲饮，皮肤皱瘪，小便极少，面色赤，唇干舌燥，脉细数疾等
亡阳证	体内阳气极度衰微而表现出阳气欲脱的危重证候	冷汗淋漓，汗质稀淡，表情淡漠，肌肤不温，手足厥冷，呼吸气微，面色苍白，舌淡而润，脉微欲绝等

二、表里辨证

表里是辨别疾病病位内外和病势深浅的纲领,在脑病发生发展过程中,有表证阶段,但多以里证为主,亦有表里证共存的情况。

表 62　表里辨证特点

表里辨证	病 证 特 点	常 见 证 候
表证	<ul><li>六淫、疫疠、虫毒等邪气经皮毛、口鼻侵入机体,正气抗邪所表现的轻浅证候</li><li>病情浅,病情轻,病性属实,一般能较快治愈</li><li>见于外感脑病初期阶段</li></ul>	并见恶寒,发热,头身疼痛,舌苔薄白,脉浮等
里证	<ul><li>病变部位在内,由脏腑、气血、骨髓等受病所反映的证候</li><li>病变在腑、在上、在气者,较轻浅;在脏、在下、在血者,则较深重,一般病情较重,病程较长</li><li>见于外感病的中、后阶段或内伤疾病之中</li></ul>	无新起恶寒发热并见,以脏腑症状为主要表现
半表半里证	<ul><li>外感病邪由表入里的过程中,邪正分争,少阳枢机不利,病位处于表里进退变化之中所表现的证候</li><li>在六经辨证中通常称为少阳病证</li></ul>	并见往来寒热,胸胁苦满,心烦喜呕,默默不欲饮食等

三、寒热辨证

寒热是辨别疾病性质的纲领,寒证与热证反映机体阴阳的偏盛与偏衰,阴盛或阳虚表现为寒证,阳盛或阴虚表现为热证。寒证和热证常在脑病中错杂并见,又多互相转化。阳盛阴虚体质、受邪脏腑经络属阳者、误治伤阴者,易热化、燥化;阴盛阳虚体质、受邪脏腑经络属阴者、误治伤阳者,易寒化、湿化。一般来说,由寒化热,表示正气尚强,阴病出阳,于证为顺;由热化寒,表示正不胜邪,阳证转阴,于病为逆。

表 63　寒热辨证特点

寒热辨证	病 证 特 点	常 见 证 候
寒证	<ul><li>阴盛可表现为寒的证候,阳虚亦可表现为寒的证候</li><li>有实寒证、虚寒证之分</li><li>外感寒邪所致寒多表现为实寒证</li><li>内伤久病所致寒证多表现为虚寒证</li></ul>	恶寒,畏寒喜暖,口淡不渴,肢冷蜷卧,痰涎涕清稀,小便清长,大便稀溏,舌淡苔白而润,脉紧或迟

续　表

寒热辨证	病 证 特 点	常 见 证 候
热证	• 阳盛可表现为热的证候,阴虚亦可表现为热的证候 • 有实热证、虚热证之分 • 外感火热之邪所致热证多表现为实热证 • 阴虚阳亢所致热证多表现为虚热证	恶热喜冷,口渴喜冷饮,面赤,烦躁不宁,痰涕黄稠,小便短赤,大便干结,舌红苔黄,干燥少津,脉数
寒证转化为热证	病本寒证,治疗不当,过服温药,寒邪从阳化热	外感风寒表证,因失治或误治,表寒入里化热,出现壮热,不恶寒、反恶热,心烦、口渴、舌红苔黄、脉数等
热证转化为寒证	病本热证,失治或误治,损伤阳气,或邪气过盛,正不胜邪,热邪从阴化寒	高血压患者素体肝阳亢盛,因失治或误治致阴阳失衡,阳气虚弱甚至阴盛格阳,出现血压升高、心烦等阳浮假阳及头痛眩晕、怕冷、脉沉、舌体胖大等

四、虚实辨证

虚实辨证是判断脑病过程中正气强弱与邪气盛衰的纲领。由于邪正斗争是疾病过程中的根本矛盾,阴阳盛衰及其形成的寒热证候存在着虚实之分,通过辨明虚实,可以了解疾病邪正盛衰,为脑病治疗提供依据。同时,虚实辨证过程中还应注意辨明虚实转化、兼挟、真假和缓急。

表 64　虚实辨证特点

虚实辨证	病 证 特 点	常 见 证 候
实证	• 人体感受外邪,或疾病过程中阴阳气血失调以阳、热、滞、闭等为主,或体内病理产物蓄积,所形成的各种临床证候 • 一般以新病、暴病、病情急剧者多属实	躁扰不宁,少眠奔跑,骂詈谵语,声高息粗,苔垢布满舌面,脉象滑实等
虚证	• 人体正气虚弱、不足为主所产生的各种虚弱证候 • 可由先天禀赋不足所致,但主要由后天失养和疾病耗损所产生 • 一般以久病、病势缓、体质虚弱者多属虚	喜静少动,昏睡欲卧,喃喃独语,声弱息微,郑声,舌面少苔,脉象细弱虚数等

五、气血辨证

气血辨证是脑病辨证之目。人体的气血,在生理上是脏腑经络等组织器官进行功能活动的物质基础;在病理上,气血失常必然影响机体各种生理功能,导致疾病发生。脑赖真气以为用,脑赖血以养,脑病气血不调者甚为多见。并且,气血在生理上互相依存和影响,所谓"气为血帅,血为气母",脑病过程中亦可表现出气血同病。因此,气血辨证是分析脑病病机的基础。

1. 气病辨证

临床脑病常见的气病主要有:气虚证、气陷证、气滞证和气逆证。

表 65　气病辨证特点

气病辨证	病 因 病 机	常 见 证 候
气虚证	因久病重病或劳累过度,而使元气耗损,或因先天不足、后天饮食失调,导致元气生成匮乏,或因年老体弱,脏腑功能衰退而致元气衰败,气虚则脑失其养,功能失常	神疲乏力,头晕目眩,动则加剧,少气懒言,舌淡,脉虚无力等
气陷证	一般是气虚证的进一步发展或为气虚证的特殊表现,气陷于下,不能上荣于脑	眩晕,少气懒言,倦怠乏力,甚则内脏位置不能维固等
气滞证	因情志抑郁、饮食失调、跌仆闪挫、阳气虚弱、阴寒凝滞等导致气机阻滞,一般见于脑病早期阶段	胸胁脘腹等胀闷疼痛、窜痛、攻痛,时轻时重,部位多不固定,常随嗳气矢气而减轻,或与情志有关,脉象多弦
气逆证	一般是在气滞基础上的一种病理表现,多由肺胃之气上逆,肝气升发太过所致,若肝脏疏泄太过,则出现气机逆乱,上扰于脑,清窍被蒙	头痛眩晕,耳鸣耳聋,甚则昏厥

2. 血病辨证

临床脑病常见的血病主要有:血虚证、血热证、血寒证和血瘀证。

表 66　血病辨证特点

血病辨证	病 因 病 机	常 见 证 候
血虚证	由于失血过多,生血不足,思虑劳神太过,暗耗阴血,瘀血阻络,新血不生,脑失所养而致	头部空痛,眩晕耳鸣,神疲乏力,健忘不寐,肢体麻木,甚则突然晕厥等
血热证	因脏腑火热炽盛,迫血妄行而致脑神被扰所表现出实热证候	心烦不寐,神昏谵语,躁扰不宁,甚则发狂、手足抽搐等

续　表

血病辨证	病　因　病　机	常　见　证　候
血寒证	由于寒邪客于血脉,凝滞气机,血液运行不畅所表现出实寒证候	局部拘急剧痛,得温痛减,肤色紫暗,舌淡紫苔白,脉沉迟弦涩等
血瘀证	因外伤、气滞、气虚、血寒、血热导致血液运行不畅者,表现为痛如针刺,痛有定处,拒按,有肿块,唇舌爪甲紫暗,脉涩	
	若瘀血犯头,阻滞脑络	头部刺痛,固定不移,夜间尤甚,或见痴呆等
	若外伤或久病入络,致瘀血闭阻脉络,血不养筋	项背强直,四肢抽搐,角弓反张等

3. 气血同病辨证

气和血相互依存,相互资生,相互为用,关系密切,当气病或血病发展至一定阶段时,往往影响另一方的生理功能发生病变,此时,既见气病,又见血病,故称气血同病。临床脑病常见的气血同病证候主要有:气滞血瘀证、气虚血瘀证和气血两虚证。

表 67　气血同病辨证特点

气血同病辨证	病　因　病　机	常　见　证　候
气滞血瘀证	● 由外伤或感受外邪所致者,发病较急 ● 由情志不遂,忧怒内伤所致者,发病较缓	胸胁胀闷走窜疼痛,性情急躁,胁下痞块刺痛拒按,舌质紫暗,脉涩等
气虚血瘀证	● 气虚运血无力则血行缓慢而瘀滞 ● 血瘀阻络,必致营血日损,气失所藏,随之耗散	面色淡白,神疲乏力,少气懒言,肢体麻木,胸胁疼痛如刺,痛处不移,舌淡暗或有紫斑,脉沉涩等
气血两虚证	多因久病不愈,或劳倦伤气,或失血过多,以致气血两虚,不能上荣于脑,多见于脑病的后期	心悸不寐,恍惚多梦,头晕目眩,肢体麻木,手足瘛疭等

六、脏腑辨证

脏腑辨证是脑病辨证的基础,直接指导临床脑病的诊疗。脑为"奇恒之腑",与其他脏腑、经络在生理、病理等方面是密切相关的。脑为元神之府,必须依靠五脏六腑、经络、气血等功能活动的配合协调,在五脏、六腑化生的精、气、血、津液的濡养、温煦、推动下才能保证脑的生理功能正常,进行各种生理活动。若脏腑、经络功能失调,则可引起脑的功能失调。

1. 心病及脑

心主血脉,心主神明。生理上,心神支配着脑元神,心藏神是通过心主血脉体现的,心主血脉,将血液上供于脑,为脑髓的化生提供物质基础。病理上,心气不足推血无力,心血亏虚脉道不充,心血瘀阻血脉运行不畅等心功能失常均可影响到脑的功能。心的病证中与脑病关系密切的主要有心阴虚、心火亢盛、痰蒙心神、痰火扰神及瘀阻脑络等证。

表68 心病及脑辨证特点

常见证型	病 因 病 机	常 见 证 候	相 关 疾 病
心阴虚证	由于久病耗损阴血,热病伤阴或情志不遂,气火内郁、阴血暗耗等,导致阴血亏虚,不能濡养心脏,虚火内扰	胸胁胀闷走窜疼痛,性情急躁,胁下痞块刺痛拒按,舌质紫暗,脉涩等	多见于不寐、郁证等病
心火亢盛证	由于情志抑郁,气郁化火,或嗜食肥甘厚味,久而化热生火,侵扰心神	心烦不寐,面赤口渴,便秘溲黄,舌尖红绛,苔黄脉数,或兼见小便灼痛,甚或狂躁谵语、神志不清等	多见于不寐、狂证等病
痰蒙心神证	由于感受湿浊之邪,阻遏气机,或因情志不遂,气郁生痰,导致痰气互结,蒙蔽心神,神志异常	意识模糊,甚则昏不知人,或精神抑郁、表情淡漠、神志痴呆、喃喃独语、举止失常,或突然昏仆,不省人事,口吐涎沫,喉有痰声,并见面色晦滞、胸闷呕恶、舌苔白腻、脉滑	多见于癫证、痫证、中风、痴呆等病
痰火扰神证	因情志刺激,气机郁滞化火,煎熬津液为痰,或外感湿热之邪,蕴为痰火,或外感热邪,灼津为痰导致火热痰浊侵扰心神	发热烦躁,面赤口渴,便秘,尿黄,痰黄,或喉间痰鸣、胸闷、心烦不寐,甚则狂躁妄动、打人毁物、胡言乱语、哭笑无常,或见神昏谵语,舌质红,苔黄腻,脉滑数	多见于狂证,不寐等病
瘀阻脑络证	由头部外伤,或久病入络,导致瘀血内停,阻滞脑络	头痛头晕,经久不愈,痛处固定不移,痛如针刺,或头部外伤后昏不知人,面色晦暗,舌质紫暗,或有瘀点瘀斑,脉细涩	多见于头痛、眩晕等脑病后期

2. 肝病及脑

肝主疏泄,肝主藏血。生理上,脑髓需要靠肝的不断充养才能成脑神之用,脑中真气及元神的功能必须依赖肝的疏泄功能,因"凡上升之气,皆由肝出"。病理上,肝的功能失常可影响到脑,若肝失藏血,肝血不能上养于脑,则脑神失常;若肝失疏泄,或疏泄不及,肝气郁结,则易化火伤阴,脑失所养,或气滞血瘀,瘀阻脑窍,出现神志异常;若疏泄太过,则肝气上逆,气血上冲于脑,扰乱脑神。肝的病证中与脑病关系密切的主要有肝血虚、肝阴虚、肝郁气滞、肝火炽盛、肝阳上亢、肝阳化风等证。

表 69　肝病及脑辨证特点

常见证型	病 因 病 机	常 见 证 候	相 关 疾 病
肝血虚证	因久病失血,营血亏虚,或因脾肾亏虚,化源不足,导致肝血不足,组织器官失养	头晕目眩,面白无华,爪甲不荣,视物模糊或夜盲,肢体麻木,关节拘急不利,手足震颤,或见妇女月经量少、色淡,甚则闭经,舌淡,脉细	多见于头痛、头晕等病
肝阴虚证	由于情志不遂,气郁化火,火灼肝阴,或温热病后期,耗伤肝阴,或肾阴不足,水不涵木,致使肝阴不足,阴不制阳,虚热内扰	头晕眼花,两目干涩,视力减退,不寐,颧红,口咽干燥,五心烦热,潮热盗汗,或见手足蠕动,胁肋灼痛;舌红少津,脉弦细数	多见于头晕、不寐等病
肝郁气滞证	因情志不遂,或突然受到精神刺激,或因病邪侵扰,阻遏肝脉,致使肝气失于疏泄条达	胸胁或少腹胀满窜痛,情志抑郁易怒,善太息,或见咽部异物感,妇女可见乳房胀痛、痛经、月经不调,甚则闭经。舌苔薄白,脉弦或涩;病情轻重与情志变化密切相关	多见于郁证、癫证、梅核气等病
肝火炽盛证	因情志不遂,肝郁化火,或因火热之邪内侵,或他脏火热累及于肝,以致肝经火盛,气火上逆,火热炽盛于上所致	头晕胀痛,痛势如劈,面红目赤,口苦口干,急躁易怒,耳鸣如潮,甚或突发耳聋,不寐,胁肋灼痛,大便秘结,小便短赤,舌质红,苔黄,脉弦数	多见于不寐、眩晕、头痛、耳鸣等脑病
肝阳上亢证	因恼怒所伤,气火内郁,火热耗伤肝肾之阴,或因房劳所伤,老年肾阴亏虚,水不涵木,肝木失荣,致使肝阳偏亢	眩晕耳鸣,头目胀痛,急躁易怒,面红目赤,腰膝酸软,头重脚轻,不寐多梦,舌红少津,脉弦或弦细数	多见于眩晕、耳鸣、头痛、不寐等脑病
肝阳化风证	因情志不遂,气郁化火伤阴,或素有肝肾阴亏,阴不制阳,阳亢日久,亢极生风,从而形成动风之证	眩晕欲仆,头摇项强,肢颤,语言謇涩,手足麻木,步履不正,甚或突然昏倒,不省人事,口眼歪斜,半身不遂,舌强不语,喉中痰鸣;苔白或腻,脉弦细有力	多见于眩晕、中风等病

3. 脾病及脑

脾主运化,脾主统血,脾主升清。生理上,脾主运化,为气血和津液生化之源,气血可荣养脑窍,津液可化为脑髓,上充于脑;同时,脾主升清,升清阳之气出上窍而上达于脑。病理上,若饮食、劳倦等因素致脾运化功能失常,则气血亏虚,不能上荣头目,或后天之精来源匮乏,无法充盈髓海;若水液停留,聚湿成痰,则酿湿生热,内蕴脾胃,蒙蔽清窍。脾的病证中与脑病关系密切的主要有脾气虚、湿热蕴脾等证。

表 70　脾病及脑辨证特点

常见证型	病 因 病 机	常 见 证 候	相 关 疾 病
脾气虚证	因饮食不洁,或劳倦过度,或忧思日久,损伤脾土,或急慢性疾病耗伤脾气所致	腹胀,纳呆,食后胀甚,大便溏薄,神疲乏力,少气懒言,肢体倦怠,肌肉瘦削,肢体痿弱,面色萎黄,舌淡苔白,脉缓弱	许多脑病都可在疾病过程中损伤脾的运化功能出现脾气虚证
湿热蕴脾证	因感受湿热之邪,或因嗜食肥甘酒酪,酿生湿热,内蕴脾胃所致	肢体痿弱无力,脘腹痞闷,纳呆呕恶,大便溏泄不爽,肢体困重,渴不多饮,舌质红,苔黄腻,脉濡数	多见于痿证、痹证等病

4. 肺病及脑

肺与脑病的关系不甚密切,此处从略。

5. 肾病及脑

肾主藏精,肾主水液,肾主纳气。生理上,肾的生理功能正常是脑功能正常的前提条件。肾主骨生髓,肾精充盈则填髓补脑,脑神得养,神机得用。同时,脑为诸阳之会,肾主藏精,脑肾二脏以督脉为通道,阴升阳降,以保证人体生命活动正常进行。病理上,肾精不足,则髓海空虚;肾阴不足,失于滋养,则虚火内生。肾的病证中与脑病关系密切的主要有肾阴虚、肾精不足等证。

表 71　肾病及脑辨证特点

常见证型	病 因 病 机	常 见 证 候	相 关 疾 病
肾阴虚证	因久病耗损肾阴,或温热病后期,消灼肾阴,或房事不节,阴精内损,或过服温燥劫阴之品,导致肾阴虚损,虚热内生	腰膝酸痛,眩晕耳鸣,男子遗精,早泄,女子经少或闭经、崩漏,不寐健忘,口咽干燥,五心烦热,午后颧红,形体消瘦,小便黄少,舌红少津,少苔或无苔,脉细数	多见于眩晕、耳鸣、健忘、痫证等脑病
肾精不足证	因先天禀赋不足,或后天调养失宜,或因久病劳损,房事不节,耗伤肾精所致	小儿发育迟缓,身体矮小,囟门迟闭,智力低下,骨骼痿软,动作迟钝,耳鸣耳聋,眩晕,健忘恍惚,两足痿软,发脱齿摇,舌淡,脉细弱	多见于五迟、五软、解颅、耳鸣耳聋、痿证、脑鸣、眩晕、健忘、痴呆等病

第三章 治法治则

中医常用治法来源于《医学心悟》中八种治法,即汗、吐、下、和、温、清、消、补。近年来,通过大量临床实践,已在八法的基础上发展为十六种治法,即增加了祛风法、祛湿法、理气法、理血法、祛痰法、开窍法、安神法、固涩法等治法。因脑病致病因素的复杂性,常用治法多为混合治法,主要包括疏风解表法、祛湿化痰法、清热泻火法、温经通络法、活血化瘀法、益气养血法、补肾健脾法、疏肝解郁法、平肝熄风法、醒脑开窍法、镇静安神法。

表72 脑病常用治法汇总

常用治法	理论依据	适用疾病	常用方药
疏风解表法	• 头居于巅顶为诸阳之会,易受风邪侵袭 • 风邪致病,多为脑窍不通,气筋痹阻,神明被扰 • 风邪为百病之长,易与他邪合而犯脑,发为脑病 **引经据典**:《素问·太阴阳明论》:"伤于风者,上先受之。"	• 风邪上扰之眩晕病;风寒、风热、风湿之头痛病;风中经络之中风病;风寒、风热、风痰阻络之面瘫病;风寒袭络、风热伤络之面痛病等 • 包括现代医学之枕大神经痛、耳大神经痛、特发性面神经炎、脑卒中、颈椎病等	• 药用桂枝、荆芥、防风等 • 方用疏风汤、川芎茶调散、桂星散等
祛湿化痰法	脑窍贵在清灵通利。痰饮是水液代谢障碍或气血津液受阻的病理产物,易上蒙清窍,阻滞脑络,脑神失司,发为脑病 **引经据典**:《医林绳墨》:"头为诸阳之首,位高气清。"	• 中脏腑之中风病;痰厥之厥症;痰热闭窍、痰火扰神、痰浊蒙窍之痫病;痰浊阻络之健忘症;痰浊蒙窍之痴呆症、多寐病;痰湿闭窍之昏迷症 • 包括现代医学之脑源性晕厥、脑卒中、癫痫、眩晕病、病毒性脑炎、阿尔茨海默病、血管性痴呆、肺性脑病、发作性睡病、嗜睡症等	• 药用茯苓、半夏、天南星等 • 方用洗心汤、半夏白术天麻汤、涤痰汤等

常用治法	理 论 依 据	适 用 疾 病	常用方药
清热泻火法	● 热极为火,火性炎上,易伤津耗气,致阴津耗伤,阴血亏损,神失所养,脑窍不利,发为脑病 ● 情志过极也易化火,火气上攻,神明受损,亦发为脑病 **引经据典**:《素问·至真要大论》:"诸禁鼓栗,如丧神守,皆属于火","诸躁狂越,皆属于火。"	● 肝火上炎之头痛病;痰火扰神之痫病;心火亢盛、阴虚火旺之狂病;心肝火旺之痴呆病;热毒直中、热闭神明之昏迷病;气郁化火之郁病;肝郁化火之不寐病;阳明热盛之面痛病等 ● 包括现代医学之癫痫、病毒性脑炎、中暑、失眠症、阿尔茨海默病等	● 药用石膏、知母、栀子等 ● 方用龙胆泻肝汤、犀牛饮子、清营汤等
温经通络法	寒为阴邪,易伤阳气,易滞气机。头为诸阳之会,阳虚之人寒邪易中于脑。寒中脑络可致筋脉拘急,气血不利,发为脑病 **引经据典**:《素问·奇病论》:"当有所犯大寒,内至骨髓,髓者以脑为主,脑逆故令头痛。"《素问·举痛论》:"寒气入经而稽迟……客于脉外则血少,客于脉中,则气不通。"	● 寒邪直中之昏迷病;阳气败脱之中风病;寒犯厥阴之头痛病;风寒外袭之面风、口癖病 ● 包括现代医学之脑梗死、偏头痛、三叉神经痛、特发性面神经麻痹等	● 药用附子、干姜、肉桂等 ● 方用回阳救逆汤、吴茱萸汤等
活血化瘀法	脑为清灵之府,气虚、气滞、血虚、热结、痰饮等多种原因易致血液流通不畅,凝结不散,淤积不行,即成瘀血;或络破血溢,瘀血内留,阻于脑络,亦发为脑病 **引经据典**:《外台秘要》:"破脑出血而不能言语,戴眼直视。"	● 瘀血阻络之头痛病、面瘫病;瘀血阻窍之眩晕病;瘀阻脑络之痴呆病;瘀血痹阻之痴呆病;瘀血阻滞之面痛病 ● 包括现代医学之脑卒中、耳面部神经炎、眩晕病、脑供血不足、血管性头痛、血管性痴呆等	● 药用丹参、川芎、延胡索等 ● 方用通窍活血汤、清脑通络汤、血府逐瘀汤等
益气养血法	气血亏虚,清阳不升,不能上荣于脑,髓海失养则发为脑病 **引经据典**:《灵枢·口问》:"上气不足,脑为之不满,耳为之苦鸣,头为之苦倾,目为之眩。"《灵枢·平人绝谷》:"血脉和利,精神乃居。"《诸病源候论·风偏枯侯》:"偏枯者,由气血偏虚。"	● 气血亏虚之眩晕病、头痛病、中风病、颤证、耳鸣耳聋病、痴呆病、血厥虚证之厥证 ● 包括现代医学之脑梗死、短暂性脑供血不足、眩晕病、低血压、低血容量性休克等	● 药用人参、黄芪、白术等 ● 方用人参养荣汤、归脾汤、八珍汤等

常用治法	理 论 依 据	适 用 疾 病	常 用 方 药
补肾健脾法	• 肾为先天之本,肾藏精,生髓,是脑髓化生的重要来源。只有肾气旺盛,肾精充足,才能生髓而上注于脑 • 脾为后天之本,以升为健,主运化水谷,输布精微。脾健则水谷得化,精微得升,脑髓受水谷精微滋养而司神明 **引经据典**:《中国医药汇海》:"人之才力均出于脑,而脑髓实由肾主之。"	• 中风病、眩晕病、健忘病、痴呆病、脏躁病、百合病、多寐病 • 包括现代医学之脑梗死、眩晕症、焦虑症、痴呆、失眠症、发作性睡病等	• 药用鹿茸、紫河车、淫羊藿等 • 方用地黄饮子、还少丹、六君子汤等
疏肝解郁法	• 脑为元神之府,主精神意识,具有支配情感、意识、思维活动功能。肝主疏泄,调畅气机,气血和调,心情开朗。若肝失疏泄,则气机不畅,情绪压抑,郁郁寡欢,发为脑病 **引经据典**:《古今医统大全·郁证门》:"郁为七情不舒,遂成郁证,既郁之久,变病多端。"《医方论·越鞠丸》:"凡郁病必先气病,气得疏通,郁于何有?"	• 肝郁气滞之头痛病、癫病;气厥实证之厥证;肝气郁结、气郁化火之郁病;梅核气病等 • 包括现代医学之偏头痛、紧张性头痛、高血压病、焦虑症、抑郁症、精神分裂症、失眠症等	• 药用青皮、香附、柴胡等 • 方用癫狂梦醒汤、逍遥散、柴胡疏肝散等
平肝熄风法	• 头为百脉之宗,手足三阳经及督脉皆入于脑,成诸阳汇聚之地,而阳易亢,脑病以阳亢较多 • 肝为刚脏,体阴而用阳,易肝气上逆,肝风内动,发为脑病 **引经据典**:《丹溪心法·头眩》所云:"肝家不能收摄荣气,使诸血失道妄行。"	• 风火上扰之中风病;阴虚阳亢之头痛病;肝阳上亢之眩晕病;肝阳化风之痉病;肝阳内动之颤证 • 包括现代医学之脑梗死、脑出血、高血压病、癫痫、帕金森病	• 药用石决明、珍珠母、牡蛎等 • 方用天麻钩藤饮、钩藤散、镇肝熄风汤等

续 表

常用治法	理 论 依 据	适 用 疾 病	常 用 方 药
醒脑开窍法	脑为元神之府,司诸窍。脑窍宜清通,闭则神昏。六淫、疫气、中毒、外伤、痰湿、瘀血等皆可阻滞脑络,闭阻清窍,使脑神失用,发为脑病 **引经据典:**《内经》:"隔塞闭绝,上下不通,则暴忧之病。"《类证治裁·中风》:"内滞九窍,故昏沉不语。"《金匮翼方·中风统论》:"闭则宜开,不开则死。"	● 痰蒙清窍之昏迷病、中风病、痫证、癫狂、厥证等 ● 包括现代医学之晕厥、脑卒中、癫痫、脑炎、肝性脑病、肺性脑病等	● 药用麝香、冰片、苏合香、石菖蒲 ● 方用安宫牛黄丸、苏合香丸、至宝丹等
镇惊安神法	● 脑主神明,外受惊恐、肝郁化火,致气机逆乱,内扰心神,神志不安 ● 思虑过度,可耗伤心血脾气,致心肝阴血不足,心失所养,烦躁失眠,发为脑病 **引经据典:**《金丹正理》云:"头有九宫,上应九天,中有一宫,谓之泥丸……乃元神所住之。"	● 癫病、狂病、郁证、百合病、脏躁、不寐 ● 包括现代医学之躁狂症、抑郁症、惊恐症、精神分裂症、失眠症等	● 药用朱砂、磁石、龙骨等 ● 方用琥珀养心丹、引神归舍丹、菖蒲益智丸等

第四章　常用药物

药物是中医治疗脑病的主要方法,本章节主要介绍脑病常用单味中药的性味归经、功效主治及用法用量,常用药对及其配伍功效,经典中药方剂的组成及功效主治,常用中成药成分、规格、用法用量、功效和适应证等。

一、常用单味药

应用于脑病的中药主要包括疏风解表药、祛湿化痰药、清热泻火药、温经通络药、活血化瘀药、益气养血药、补阳滋阴药、疏肝理气药、平肝熄风药、醒脑开窍药和安神助眠药等。

(一)疏风解表药

本类药物多辛散轻扬,偏行肌表,又促进肌体发汗,使表邪由汗出而解,从而达到治愈表证的目的。主要用治恶寒、发热、头痛、身痛、无汗或有汗不畅、脉浮等表证,部分药可用于水肿、痹痛等证。使用发汗作用较强的解表药,用量不宜过大;对于表虚自汗、阴虚盗汗、失血患者,应慎用解表药;解表药多为辛散之品,入汤剂不宜久煎。

表 73　常用疏风解表药

中药	脑 病 应 用	用 法 用 量
桂枝	治水湿痰饮内停,配茯苓、白术等,如苓桂术甘汤	煎服,3～10 g
防风	<ul><li>治外感风寒,配荆芥、羌活、独活等,如荆防败毒散</li><li>治外感风湿,配羌活、藁本、川芎等,如羌活胜湿汤</li><li>治风热感冒,配薄荷、蝉蜕、连翘等</li><li>治内风致肌肉痉挛,四肢抽搐等,配天麻、天南星、白附子等,如玉真散</li></ul>	煎服,5～10 g

中药	脑病应用	用法用量
羌活	● 治外感风寒夹湿,配防风、细辛、川芎等,如九味羌活汤 ● 治风湿在表,一身尽痛,配独活、藁本、防风等,如羌活胜湿汤	煎服,3～10 g
白芷	● 治外感风寒,头身疼痛,配防风、羌活、川芎等,如九味羌活汤 ● 治阳明经头痛,配防风、细辛、川芎等,如川芎茶调散	煎服,3～10 g;外用适量
细辛	● 治外感风寒,头身疼痛较甚,配羌活、防风、白芷等,如九味羌活汤 ● 治少阴头痛,配独活、川芎等,如独活细辛汤 ● 治外感风邪,偏正头痛,配川芎、白芷、羌活等,如川芎茶调散 ● 若风冷头痛伴脉微弦而紧,配川芎、麻黄、附子等 ● 治痰厥致神昏窍闭,配皂荚共研末为散,如通关散	煎服,1～3 g;散剂每次服0.5～1 g;外用适量
藁本	治外感风寒夹湿,头身痛明显者,配羌活、独活、防风等,如羌活胜湿汤	煎服,3～10 g
薄荷	● 治风热上攻,头痛眩晕,配川芎、石膏、白芷等 ● 治风热感冒,配金银花、连翘、牛蒡子等,如银翘散	煎服,宜后下,3～6 g
蝉蜕	● 治小儿急惊风,配天竺黄、栀子、僵蚕等 ● 治小儿慢惊风,配全蝎、天南星、天麻等 ● 治牙关紧闭,手足抽搐,配僵蚕、全蝎、天南星等	煎服,3～6 g
桑叶	● 治肝阳上亢致头痛眩晕者,配菊花、石决明、白芍等 ● 治肝肾精血不足致目失所养,配黑芝麻,如扶桑至宝丹 ● 治肝经实热致头昏头痛,配菊花、石决明、夏枯草等	煎服,5～10 g
菊花	● 治肝阳上亢致头痛眩晕,配羚羊角、钩藤、桑叶等,如羚角钩藤汤 ● 治肝肾不足致眼目昏花,配枸杞子、熟地黄、山茱萸等,如杞菊地黄丸	煎服,5～10 g
柴胡	治肝失疏泄,气机郁阻致情志抑郁,配香附、川芎、白芍等,如柴胡疏肝散	煎服,3～10 g;疏散退热宜生用;疏肝解郁宜醋炙;升举阳气可生用或酒炙
葛根	治中风偏瘫,眩晕头痛,配三七、丹参、川芎等	煎服,10～15 g;解肌退热,生津止渴,透疹,通经活络,解酒毒宜生用;升阳止泻宜煨用

（二）祛湿化痰药

本类药物分为温化寒痰药和清化热痰药,前者多温燥,有温肺祛寒,燥湿化痰之功;后者多寒凉,有清化热痰之功。在脑病应用中,温化寒痰药主要治疗由寒痰、湿痰所致的眩晕、肢体麻木等;清化热痰药主要治疗痰热所致癫痫、中风、惊厥等。运用时除根据不同痰证选用不同化痰药之外,还要审因论治,"脾为生痰之源",故常配合健脾燥湿药同用以标本兼顾。

表 74　常用祛湿化痰药

中药	脑 病 应 用	用 法 用 量
茯苓	● 治痰饮致目眩心悸,配桂枝、白术、甘草等,如苓桂术甘汤 ● 治心脾两虚致心悸失眠、健忘,配黄芪、当归、远志等,如归脾汤 ● 治心气亏虚致惊恐不安,配人参、龙齿、远志等,如安神定志丸	煎服,10～15 g
半夏	治风痰眩晕,配天麻、白术,如半夏白术天麻汤	内服,一般炮制后用,3～9 g
天南星	● 治风痰眩晕,配半夏、天麻等 ● 治风痰留滞经络,配半夏、川乌、白附子等,如青州白丸子 ● 治破伤风,角弓反张、痰涎壅盛,配白附子、天麻、防风等,如玉真散 ● 治癫痫,配半夏、全蝎、僵蚕等	内服,一般炮制后用,3～9 g
白附子	● 治中风痰壅,配全蝎、僵蚕等 ● 治风痰壅盛致惊风、癫痫,配半夏、天南星 ● 治肝风夹痰上扰致头痛眩晕,配半夏、天南星 ● 治偏头痛,配白芷	内服,一般炮制后用,3～6 g
皂荚	● 治痰涎壅盛致中风、痰厥、癫痫等,配半夏、天南星、枳实、竹茹 ● 配细辛共研为散,吹鼻取嚏,即通关散 ● 配明矾为散,可达豁痰开窍醒神之效	多入丸散用,1～1.5 g
竹茹	● 治痰火内扰致心烦不寐、惊悸不宁者,配枳实、半夏、茯苓等,如温胆汤 ● 治中风痰迷,配生姜汁、胆南星、牛黄等	煎服,5～10 g
竹沥	● 治中风口噤,配姜汁饮之 ● 治小儿惊风,配胆南星、牛黄等 ● 治痰火内盛,阳亢化风致癫痫抽搐,配胆南星、黄连等	冲服,30～50 ml
礞石	● 治热痰壅塞致惊风抽搐,以煅礞石为末,用薄荷汁和白蜜调服 ● 治痰积癫痫发狂,用礞石滚痰丸逐痰降火定惊	多入丸散服,3～6 g;煎汤 10～15 g,布包先煎
洋金花	治小儿慢惊风、癫痫,配天麻、全蝎、天南星等	内服,宜入丸、散,0.3～0.6 g

（三）清热泻火药

本类药物多药性寒凉,具有清热泻火、燥湿、凉血等功效,主要用于高热、烦渴、热毒炽盛、吐衄发斑等里热病证。脾胃气虚,食少便溏或阴虚严重者慎用。

表 75　常用清热泻火药

中药	脑 病 应 用	用 法 用 量
石膏	治胃火头痛,配川芎,如石膏川芎汤	生石膏煎服,宜打碎先煎,15～60 g
栀子	治热病火毒炽盛,三焦俱热,配黄芩、黄连、黄柏等,如黄连解毒汤	煎服,6～10 g
黄连	● 治热病扰心致高热烦躁,配连翘、牛黄等,如黄连解毒汤 ● 治心火亢盛致心烦失眠,配朱砂、生甘草,如黄连安神丸 ● 治热盛伤阴致虚烦失眠,配白芍、阿胶,如黄连阿胶汤 ● 治心肾不交致怔忡不寐,配肉桂,如交泰丸	煎服,2～5 g
龙胆草	● 治肝火头痛,耳鸣耳聋,配柴胡、黄芩、栀子等,如龙胆泻肝汤 ● 治肝经热盛致高热抽搐,配牛黄、黄连、钩藤等,如凉惊丸,或配大黄、芦荟、青黛等,如当归龙荟丸	煎服,3～6 g
青黛	● 治小儿惊风抽搐,配钩藤、牛黄,如凉惊丸 ● 治暑热惊痫,配甘草、滑石,如碧玉散	宜入丸散用,1～3 g
野菊花	治肝阳上亢致头痛眩晕,配夏枯草、决明子、钩藤等	煎服,9～15 g
生地黄	● 治温热病热入营分,配玄参、连翘、黄连等,如清营汤 ● 治温热病热入血分,配水牛角、赤芍、牡丹皮等,如犀角地黄汤	煎服,10～15 g
水牛角	● 治温热病热入营血,配石膏、玄参、羚羊角等,如紫雪丹 ● 治热病神昏、中风偏瘫,配牛黄、珍珠母、黄芩等,如清开灵口服液 ● 治癫狂,配石菖蒲、郁金、玄参等	煎服,宜先煎 3 小时以上,15～30 g;水牛角浓缩粉冲服,每次1.5～3 g,每日 2 次

（四）温经通络药

本类药物多味辛而性温热,可辛散温通,偏走脏腑而能温里散寒,温经止痛,助阳补火阳。主要治疗脘腹冷痛、厥阴头痛、腰膝酸冷、夜尿频多、心悸怔忡、畏寒肢冷、汗出神疲、四肢厥逆等里寒证。凡实热证、阴虚火旺、津血亏虚者忌用。

表 76　常用温经通络药

中药	脑 病 应 用	用 法 用 量
肉桂	治元阳亏虚,虚阳上浮致眩晕失眠,配山茱萸、五味子、牡蛎等	煎服,宜后下或焗服,1~5 g;研末冲服,每次 1~2 g
吴茱萸	治厥阴巅顶头痛,配生姜、人参等,如吴茱萸汤	煎服,2~5 g;外用适量
胡椒	治癫痫之痰气郁滞,配荜茇等	研粉吞服,每次 0.6~1.5 g;外用适量

(五) 活血化瘀药

本类药物多味辛、苦,入血分,善走散通行,有活血化瘀的作用。在脑病中主要治疗瘀血头痛,痛如针刺,痛处固定者;中风后半身不遂、肢体麻木、关节痹痛日久等一切瘀血阻滞之证。运用时除根据各类药物不同特点,还需针对形成瘀血的不同病因随证配伍,如寒凝血瘀者,配温里散寒药;热瘀互结者,配清热凉血、泻火解毒药;风湿痹阻,经脉不通者,配祛风湿药;久瘀体虚或因虚而瘀者,配补益药;为提高活血祛瘀之效,常与理气药配伍同用。

表 77　常用活血化瘀药

中药	脑 病 应 用	用 法 用 量
丹参	● 治热入营血致不寐,配生地、玄参等,如清营汤 ● 治心血不足致心悸失眠,配酸枣仁、柏子仁、五味子等,如天王补心丹	煎服,活血化瘀宜酒炙,5~15 g
川芎	● 治风寒头痛,配白芷、细辛、羌活等,如川芎茶调散 ● 治风热头痛,配升麻、藁本、黄芩等,如川芎散 ● 治风湿头痛,配羌活、藁本、防风等,如羌活胜湿汤 ● 治瘀血头痛,配赤芍、红花、麝香等,如通窍活血汤	煎服,3~10 g
延胡索	广泛用于血瘀气滞所致身体各部位疼痛	煎服,3~10 g;研末服,每次 1.5~3 g;醋制可加强止痛之功
郁金	● 治浊邪蒙蔽清窍,神志不清,配石菖蒲、竹沥、栀子等,如菖蒲郁金汤 ● 治痰浊蒙蔽心窍致癫痫发狂,配白矾,如白金丸	煎服,3~10 g
红花	治瘀血致头痛、中风,配桂枝、瓜蒌、丹参	煎服,3~10 g
桃仁	治下焦蓄血证,配大黄、芒硝、桂枝等,如桃核承气汤	煎服,5~10 g
银杏叶	治瘀血阻络致中风偏瘫等,可予单味药注射液	煎服,9~12 g

中药	脑病应用	用法用量
牛膝	● 治湿热成痿,配苍术、黄柏,如三妙丸 ● 治阴虚阳亢致头痛眩晕,配代赭石、生牡蛎、白芍等,如镇肝熄风汤	煎服,5～12 g;活血通经、利尿通淋,引血下行宜生用;补肝肾、强筋骨宜酒炙用
水蛭	治中风偏瘫,配地龙、当归、红花等	煎服,1～3 g

(六) 益气养血药

本类药物性味多甘温或甘平,能补益脏腑之气,尤以对脾、肺气虚者疗效最显;或以滋生血液为主,能补肝养心,益脾滋肾。主要治疗神疲乏力、食欲不振、大便溏薄、肢体浮肿、少气懒言、喘促虚汗或心肝血虚所致的面色萎黄、眩晕耳鸣、心悸怔忡、失眠健忘等症。气能统摄血液,气旺则生血,因此,益气养血药常配伍使用。

表78　常用益气养血药

中药	脑病应用	用法用量
人参	● 治心气虚弱致失眠健忘,配黄芪、茯苓、酸枣仁等 ● 治心脾两虚致心悸失眠,配黄芪、当归、龙眼肉等,如归脾汤 ● 治心肾不交致心悸健忘,配生地黄、当归、酸枣仁等,如天王补心丹	煎服,3～9 g;挽救虚脱用15～30 g,文火另煎兑服;也可研粉吞服,1日2次,每次2 g
西洋参	治气阴两虚证,配炙甘草、麦冬、生地等	煎服,3～6 g;另煎兑服;入丸散剂,每次0.5～1 g
党参	治气虚不能生血,或血虚无以化气,配黄芪、当归、熟地黄等	煎服,9～30 g
黄芪	● 治中风后遗症,配当归、川芎、地龙等,如补阳还五汤 ● 治气虚血滞致痹痛,配桂枝、芍药等,如黄芪桂枝五物汤	煎服,9～30 g;益气补中宜蜜炙用;其他方面多生用
白术	治脾虚痰饮内停致眩晕,配桂枝、茯苓等,如苓桂术甘汤	煎服,6～12 g;燥湿利水宜生用;补气健脾宜炒用;健脾止泻宜炒焦用
红景天	● 治气虚血瘀证,配黄芪、三七等 ● 治中风后遗症之气虚血瘀,配黄芪、川芎、地龙等 ● 治中风后遗症之肝肾不足,配杜仲、续断、肉桂等	煎服,3～6 g
当归	● 治血虚证,配熟地黄、白芍、川芎,如四物汤 ● 治气血两虚,配黄芪、人参,如当归补血汤、人参养荣汤	煎服,6～12 g

中药	脑 病 应 用	用 法 用 量
熟地黄	● 治血虚证,配当归、白芍、川芎,如四物汤 ● 治血虚致心悸怔忡,配远志、酸枣仁等 ● 治精血亏虚,配何首乌、牛膝、菟丝子等,如七宝美髯丹 ● 治肝肾不足,精血亏虚,配龟甲、锁阳、狗脊等	煎服,9～15 g
白芍	● 治血虚证,配熟地黄、当归、川芎,如四物汤 ● 治肝阳上亢,配牛膝、代赭石、龙骨等,如镇肝熄风汤、建瓴汤	煎服,6～15 g;平抑肝阳,敛阴止汗多生用
阿胶	● 治血虚萎黄,眩晕心悸,可单用本品,亦可配熟地黄、当归、白芍等,如阿胶四物汤 ● 治热病伤阴,心肾不交,心烦不眠,配伍黄连、白芍、鸡子黄等,如黄连阿胶汤 ● 治温热病后期,虚风内动,配龟甲、鳖甲、牡蛎等,如大、小定风珠	煎服,烊化兑服,3～9 g
何首乌	● 治肾精亏虚,配当归、枸杞子、菟丝子等,如七宝美髯丹 ● 治肝肾亏虚,配桑椹、杜仲、黑芝麻等	煎服,制何首乌 6～12 g
龙眼肉	治心脾两虚致心悸怔忡、健忘失眠,配人参、当归、酸枣仁等,如归脾汤	煎服,9～15 g

（七）补阳滋阴药

本类药物性味多甘温、咸温或甘寒质润,能温补阳气,补阴滋液。补阳药适用于腰膝酸软、怯寒肢冷、尿频尿急、眩晕耳鸣等肾阳不足证;滋阴药适用于目暗不明、头晕目眩、心烦失眠、虚热盗汗、手足瘛疭等肾阴亏虚或热邪伤阴证。值得注意的是,该类药应用中尚须依据阴阳互根原理,在补益肾阴药中辅以补阳药,在温补肾阳中辅以补阴药,如张景岳《新方八略引》中曰:"善补阳者,必于阴中求阳,则阳得阴助而生化无穷;善补阴者,必于阳中求阴,则阴得阳升而泉源不竭。"

表79　常用补阳滋阴药

中药	脑 病 应 用	用 法 用 量
鹿茸	治肾阳亏虚、精血不足,配当归、熟地黄、枸杞子等	研末冲服,1～2 g
紫河车	治肾阳不足、精血不足致头晕耳鸣,单用即可,亦可配龟甲、杜仲、牛膝等,如河车大造丸	研末吞服,2～3 g
杜仲	治肝肾不足致头晕目眩,配牛膝、枸杞子、女贞子等	煎服,6～10 g

中药	脑 病 应 用	用 法 用 量
百合	● 治虚热上扰致失眠心悸,配麦冬、酸枣仁、丹参等 ● 治心肺阴虚内热,配知母、生地黄等,如百合知母汤、百合地黄汤	煎服,6～12 g;清心安神宜生用
麦冬	● 治阴虚有热致心烦失眠,配生地黄、酸枣仁、柏子仁等,如天王补心丹 ● 治热伤心营,配黄连、生地黄、玄参等,如清营汤	煎服,6～12 g
枸杞子	治肝肾阴虚、精血不足致腰膝酸痛,眩晕耳鸣,配菊花、女贞子、旱莲草等	煎服,6～12 g
墨旱莲	治肝肾阴虚致眩晕耳鸣、腰膝酸软,单用熬膏;或配女贞子,如二至丸	煎服,6～12 g;外用适量
女贞子	治肝肾阴虚致眩晕耳鸣、腰膝酸软,配墨旱莲,如二至丸	煎服,6～12 g;酒制后增强补肝肾作用
龟甲	● 治阴虚阳亢致头晕目眩,配天冬、白芍、牡蛎等,如镇肝熄风汤 ● 治阴虚风动致手足瘛疭,配阿胶、鳖甲、生地黄等,如大定风珠 ● 治阴血不足、心肾失养致失眠健忘,配石菖蒲、远志、龙骨等,如孔圣枕中丹	煎服,先煎,9～24 g
鳖甲	● 治阴虚阳亢致头晕目眩,配生地黄、牡蛎、菊花等 ● 治阴虚风动致手足瘛疭,配阿胶、生地黄、麦冬等	煎服,先煎,9～24 g

表 80 常用疏肝理气药

中药	脑 病 应 用	用 法 用 量
柴胡	治肝失疏泄、气机郁阻,配香附、川芎、白芍等,如柴胡疏肝散	煎服,3～10 g;疏肝解郁宜醋炙;升举阳气可生用或酒炙
郁金	● 治浊邪蒙窍致湿温病,神志不清,配石菖蒲、竹沥、栀子等,如菖蒲郁金汤 ● 治痰浊蒙窍致癫痫发狂,配白矾,如白金丸	煎服,3～10 g
香附	治肝郁气滞致情志不舒,配柴胡、枳壳、川芎等,如柴胡疏肝散、越鞠丸	煎服,6～12 g;醋炙止痛力增强

(八)疏肝理气药

本类药物性味多辛苦温而芳香,有疏肝解郁,理气宽胸,行气止痛等功效。主要治疗脘腹胀痛、恶心呕吐、嗳气吞酸、胁肋胀痛、抑郁不乐、胸闷胸痛等一切气滞之证。因理气药多辛温香燥,易耗气伤阴,故气阴不足者慎用。

(九)平肝熄风药

本类药多入肝经,多为介类、昆虫等动物药及矿物药,分为平抑肝阳药和熄风止痉药两类,有平肝潜阳,熄风止痉等功效。主要治疗脑病多梦失眠、心神不宁、半身不遂、肢体麻木、痉挛抽搐等肝阳上亢、肝风内动诸症。该类药物有性偏寒凉或性偏温燥,使用时应有区别。

表 81 常用平肝熄风药

中药	脑 病 应 用	用 法 用 量
石决明	<li>治肝肾阴虚,肝阳上亢致头痛眩晕,配珍珠母、牡蛎等<li>治邪热灼阴致筋脉拘急,头晕目眩,配白芍、生地黄、阿胶等,如阿胶鸡子黄汤<li>治肝阳上亢致头晕头痛,配羚羊角、夏枯草、白芍等	煎服,先煎,6~20 g;平肝清肝宜生用
珍珠母	<li>治肝阳上亢致头痛眩晕,配石决明、牡蛎、磁石等<li>治肝阳上亢兼有肝热,配钩藤、菊花、夏枯草等<li>治肝阳上亢致心悸失眠,配白芍、生地黄、龙齿等,如甲乙归藏汤	煎服,先煎,10~25 g
牡蛎	<li>治水不涵木,阴虚阳亢致眩晕耳鸣,配龟甲、龙骨、白芍等,如镇肝熄风汤<li>治热病日久,虚风内动,配龟甲、鳖甲、生地黄等,如大定风珠<li>治心神不安,失眠多梦,与龙骨相须为用,如桂枝甘草龙骨牡蛎汤	煎服,先煎,9~30 g;潜阳补阴,重镇安神,软坚散结生用
羚羊角	<li>治热邪炽盛,热极动风致高热神昏,配钩藤、菊花、白芍等,如羚角钩藤汤<li>治癫痫发狂,配钩藤、天竺黄、郁金等<li>治肝阳上亢致头晕目眩,配石决明、龟甲、生地等	煎服,宜另煎 2 小时以上,1~3 g;磨汁或研粉服,每次 0.3~0.6 g
牛黄	<li>治痰蒙清窍致癫痫发作,配全蝎、钩藤、胆南星等<li>治热入心包及中风、惊风、癫痫之痰热闭阻心窍,配麝香、冰片、黄连,如安宫牛黄丸	多入丸、散用,0.15~0.35 g
钩藤	<li>治热极生风致痉挛抽搐,配羚羊角、白芍、菊花等,如羚角钩藤汤<li>治肝火上攻或肝阳上亢致头胀头痛,眩晕,配夏枯草、龙胆草、栀子、天麻、石决明、牛膝等,如天麻钩藤饮	煎服,后下,3~12 g

续　表

中药	脑病应用	用法用量
天麻	● 治痉挛抽搐,配天南星、白附子、防风等,如玉真散 ● 治肝阳上亢,配钩藤、石决明、牛膝等,如天麻钩藤饮 ● 治风痰上扰致头晕头痛,配半夏、茯苓、白术等,如半夏白术天麻汤	煎服,3～10 g
地龙	● 治热极生风,痉挛抽搐,配钩藤、牛黄、全蝎等 ● 治狂躁、癫痫,可单用鲜品 ● 治中风半身不遂之气虚血滞,配黄芪、当归、川芎等,如补阳还五汤	煎服,5～10 g
全蝎	● 治各种原因致惊风,痉挛抽搐,常与蜈蚣同用 ● 治癫痫抽搐,配郁金、白矾等,研细末服 ● 治破伤风痉挛抽搐,配蜈蚣、钩藤、天南星等 ● 治中风、中经络,配僵蚕、白附子,如牵正散	煎服,3～6 g;外用适量
蜈蚣	本品有比全蝎更强的熄风止痉及搜风通络作用,二者常相须为用,治疗多种原因引起的痉挛抽搐	煎服,3～5 g;外用适量
僵蚕	● 治破伤风痉挛抽搐,配全蝎、蜈蚣、钩藤等 ● 治中风、中经络,配僵蚕、白附子,如牵正散	煎服,5～10 g

（十）醒脑开窍药

本类药味辛、芳香,善于走窜,皆入心经,有通关开窍,启闭醒神的作用。主要治疗神昏谵语、卒中昏厥、痉挛抽搐、惊风癫痫等热入心包或痰蒙清窍之证。使用该类药物应分清虚实与寒热,脱证需补虚固脱,用之当慎。开窍药辛香走窜,能耗伤正气,不宜久用,内服多入丸剂、散剂。

表82　常用醒脑开窍药

中药	脑病应用	用法用量
麝香	● 治温病热陷心包、痰热蒙蔽心窍、中风痰厥等热闭神昏,配牛黄、冰片、朱砂等,如安宫牛黄丸、至宝丹 ● 治寒浊或痰湿闭阻,配苏合香、檀香、安息香等,如苏合香丸	多入丸散用,0.03～0.1 g;外用适量
冰片	● 治热闭神昏,配牛黄、麝香、黄连等,如安宫牛黄丸 ● 治寒闭神昏,配苏合香、安息香、丁香等,如苏合香丸	入丸散用,0.15～0.3 g
苏合香	治寒邪、痰浊内闭致中风痰厥,配麝香、安熄香、檀香等,如苏合香丸	宜入丸散服,0.3～1 g
石菖蒲	● 治中风痰迷心窍,配半夏、天南星、陈皮等,如涤痰汤 ● 治痰热蒙窍,配郁金、半夏、竹沥等,如菖蒲郁金汤 ● 治痰热癫痫抽搐,配枳实、竹茹、黄连等,如清心温胆汤	煎服,3～10 g;鲜品加倍

（十一）安神助眠药

本类药多入心经和肝经,分为重镇安神和养心安神两大类,前者多为矿石、化石类药物,质量沉降,故有重镇安神作用;后者多植物种子类药物,质润滋养,故有养心安神作用。主要治疗心神不宁、惊悸、健忘、失眠多梦、癫痫、癫狂等。安神类药多矿石,易伤脾胃,不宜长期服用,应酌情配伍养胃健脾之品,部分药物具有毒性,更须慎用。

表83 常用安神助眠药

药名	脑 病 应 用	用 法 用 量
朱砂	● 治热入心包,痰热内闭,配牛黄、麝香等,如安宫牛黄丸 ● 治癫痫,配磁石、神曲,如磁朱丸	多入丸散服,0.1～0.5 g,不宜入煎剂
磁石	● 治肝阳上亢致头晕目眩,配石决明、珍珠、牡蛎等 ● 治阴虚甚者,配熟地黄、白芍、龟甲等 ● 治热甚者,配钩藤、菊花、夏枯草等	煎服,先煎,9～30 g;镇惊安神,平肝潜阳宜生用
龙骨	治肝阴不足、肝阳上亢致头晕目眩,配代赭石、牡蛎、白芍等,如镇肝熄风汤	煎服,先煎,15～30 g;镇惊安神,平肝潜阳生用
琥珀	● 治心神不宁、心悸失眠,配石菖蒲、远志、茯神等 ● 治心血亏虚致惊悸怔忡,配人参、当归、酸枣仁等	研末冲服,或入丸散,每次1.5～3 g;不入煎剂
酸枣仁	● 治心肝阴虚、心失所养,配知母、茯苓、川芎等,如酸枣仁汤 ● 治心脾气血亏虚,配黄芪、当归、人参等,如归脾汤 ● 治阳盛血少致心悸失眠,配生地黄、五味子、丹参等,如天王补心丹	煎服,10～15 g
柏子仁	● 治心阴不足、心神失养,配人参、五味子、酸枣仁等 ● 治心肾不交致心悸不宁、心烦少寐,配麦冬、熟地黄、石菖蒲等	煎服,3～10 g
灵芝	治气血不足、心神失养,可单用,或配当归、白芍、酸枣仁等	煎服,6～12 g
首乌藤	● 治阴虚血少致失眠多梦、心神不宁,配合欢皮、酸枣仁、柏子仁等 ● 治阴虚阳亢致失眠,配珍珠母、龙骨、牡蛎等	煎服,9～15 g
合欢皮	治心神不安、抑郁失眠,可单用或配酸枣仁、首乌藤、郁金等	煎服,6～12 g
远志	● 治癫痫痉挛抽搐者,配半夏、天麻、全蝎等 ● 治惊风发狂,配菖蒲、郁金、白矾等	煎服,3～10 g

二、常用药对

中药药对是临床上常用的、相对固定的两味药物的配伍形式,是中药配伍应用中的基本形式。两药同时应用,组成虽简单,但具备中药配伍的基本特点,不但可以提高疗效,还可以减少毒性和副作用,药简而力专。现将有关中医脑病的经典药对配伍介绍如下。

(一) 疏风解表类

该类药对用于治脑病过程中外感证及头痛、眩晕、目昏、烦闷等症状。

表 84　疏风解表类药对

药　对	单 药 功 效	配 伍 功 效
防风 白芷	● 防风:祛风解表,胜湿止痛,熄风止痉,疏肝理脾 ● 白芷:解表散寒,祛风止痛,宣通鼻窍,燥湿止带,消肿排脓	祛风散寒,胜湿止痛,用于风寒湿邪侵袭而致头痛等症
羌活 川芎	● 羌活:解表散寒,祛风胜湿,止痛 ● 川芎:活血行气,祛风止痛	升散止痛,散风行气,活血止痛之功增强
葱白 淡豆豉	● 葱白:发汗解表,散寒通阳 ● 淡豆豉:解表除烦,宣发郁热	一升一降,直通上下左右,具有宣郁通阳,发汗解表,解除烦闷之功,且通阳发汗不伤阴
桑叶 菊花	● 桑叶:疏散风热,清肺润燥,平抑肝阳,清肝明目,凉血止血 ● 菊花:疏散风热,平抑肝阳,清肝明目,清热解毒,消散痈肿	清疏肺肝风热,外可疏散在表之风热,内可清肝平肝
升麻 葛根	● 升麻:发表透疹,清热解毒,升举阳气 ● 葛根:解肌退热,生津止渴,透疹,升阳止泻	两药均为甘辛清轻之品,配伍应用,则辛能达表,清可去实,升散透达,解肌透疹之力倍增,最善散阳明肌腠之邪
蝉蜕 菊花	● 蝉蜕:疏散风热,利咽开音,透疹止痒,明目退翳,熄风解痉 ● 菊花:疏散风热,平抑肝阳,清肝明目,清热解毒,消散痈肿	两药相配,疏散风热,明目止痒。用于治疗风热上扰或肝火上炎所致的二目赤肿、头痛等症

(二) 祛湿化痰类

该类药对用于治脑病中痰湿引起的眩晕、肢麻、咳嗽咳痰、胸闷呕恶、癫痫、惊厥等症。

表 85　祛湿化痰类药对

药　对	单　药　功　效	配　伍　功　效
半夏 生姜	● 半夏：燥湿化痰，降逆止呕，消痞散结 ● 生姜：解表散寒，温胃止呕，化痰行水，解毒	半夏降逆止呕为主，生姜化水止呕为辅，且具有温中化饮之功，以见"佐"效；半夏降气化痰，"使"意显见，各身兼双职，药半功倍。另外，半夏为有毒之品，生姜可制半夏之毒，自属相畏配对制其所短，展其所长
半夏 天南星	● 半夏：燥湿化痰，降逆止呕，消痞散结 ● 天南星：燥湿化痰，祛风止痉，散结消肿，止痛	半夏燥湿健脾，以绝生痰之源；天南星开泄化痰，以搜经络之风痰。两药伍用，散周身痰结，尤以祛风痰为著
天竺黄 半夏	● 天竺黄：清热豁痰，凉心定惊 ● 半夏：燥湿化痰，降逆止呕，消痞散结	两药伍用，祛痰之力佳，并有一定的祛风定惊作用
半夏 竹茹	● 半夏：燥湿化痰，降逆止呕，消痞散结 ● 竹茹：涤痰开郁，清热止呕	一寒一热，相制为用，两药伍用，健脾燥湿，和胃止呕之力增强
枳实 瓜蒌	● 枳实：破气消积，化痰除痞 ● 瓜蒌：清热涤痰，宽胸散结，润肠通便	两药相伍，可收破气泻痰、消痞开结之效

（三）清热泻火类

该类药对用于治脑病中里热实火引起的高热、烦渴、心烦不寐、胃热呕吐等症。

表 86　清热泻火类药对

药　对	单　药　功　效	配　伍　功　效
石膏 栀子	● 石膏：清热泻火，除烦止渴 ● 栀子：泻火除烦，清热利湿，凉血解毒	两药伍用，心脾两清，可使内郁之火得解，上炎之火得清
石膏 黄连	● 石膏：清热泻火，除烦止渴 ● 黄连：清热燥湿，泻火解毒	两药相辅相助，清热泻火除烦之力增强
石膏 竹叶	● 石膏：清热泻火，除烦止渴 ● 竹叶：清热泻火，除烦止渴，利尿通淋	两药伍用，辛甘寒与甘寒合用，清热除烦之力增强
石膏 寒水石	● 石膏：清热泻火，除烦止渴 ● 寒水石：清热泻火，除烦止渴	两药性味功用几乎相同，相须配对则清热泻火除烦之力大大增强
知母 石膏	● 知母：清热泻火，润燥生津 ● 石膏：清热泻火，除烦止渴	两药相须为用，清解阳明胃热之力大为增强，且滋胃润燥不伤阴

（四）温经通络类

该类药对用于治脑病中畏寒肢冷、腰膝酸软、手足痿软、形寒肢肿等阳虚诸症。

表 87　温经通络类药对

药　对	单　药　功　效	配　伍　功　效
附子 肉桂	● 附子：回阳救逆，补火助阳，散寒止痛 ● 肉桂：补火助阳，引火归元散寒止痛，温通经脉	附子善入气分而散寒止痛，肉桂善入气分而温经通脉，两药动静结合，相须为用，既具有强大的温肾助阳作用，又有良好的温经散寒止痛之功
附子 桂枝	● 附子：回阳救逆，补火助阳，散寒止痛 ● 桂枝：发汗解肌，温经止痛，助阳化气	两药配对，可增强温通经脉，散寒止痛作用
人参 附子	● 人参：大补元气，复脉固脱，补脾益肺，生津养血，安神益智 ● 附子：回阳救逆，补火助阳，散寒止痛	两药合用，辛甘助阳，上助心阳，下补肾阳，中益脾土，且附子得人参则回阳而无燥烈伤阴之弊，人参得附子则补气而兼温养之功
附子 干姜	● 附子：回阳救逆，补火助阳，散寒止痛 ● 干姜：温中散寒，回阳通脉，温肺化饮	两药配对，使回阳救逆，温中散寒的作用大为增强
桂枝 茯苓	● 桂枝：发汗解肌，温经止痛，助阳化气 ● 茯苓：利水渗湿，健脾补中，宁心安神	两者配对，具有较强的利水除湿作用

（五）活血化瘀类

该类药对用于治脑病中一切气滞络瘀证。

表 88　活血化瘀类药对

药　对	单　药　功　效	配　伍　功　效
当归 川芎	● 当归：补血活血，调经止痛，润肠通便 ● 川芎：活血行气，祛风止痛	两药伍用，活血、养血、行气三者并举，且润燥相济，当归之润可制川芎辛燥，川芎辛燥又防当归之腻，使祛瘀又不耗伤气血，养血而免致血壅气滞
丹皮 丹参	● 丹皮：清热凉血，活血化瘀，散瘀消痈 ● 丹参：活血祛瘀，通经止痛，清心除烦，凉血消痈	两药伍用，凉血活血，祛瘀生新，清透邪热之力增强

药 对	单 药 功 效	配 伍 功 效
丹皮 赤芍	● 丹皮：清热凉血，活血化瘀，散瘀消痈 ● 赤芍：清热凉血，散瘀止痛，清肝泻火	两药相须配对，凉血活血之力倍增，使血热得清而不妄行，血流畅顺而不留瘀，具有凉血不妨祛瘀、活血不碍止血的特点
桃仁 红花	● 桃仁：活血祛瘀，润肠通便，止咳平喘，祛瘀消痈 ● 红花：活血通经，散瘀止痛	红花质轻升浮，走外达上，通经达络，长祛在经上之瘀血；桃仁质重沉降，偏入里善走下焦，长破脏腑瘀血。两药配伍祛瘀力增强，作用范围增大，适用于全身各部瘀血，且有消肿止痛，祛瘀生新之功。入心可散血中之滞，入肝可理血中之壅
当归 桃仁	● 当归：补血活血，调经止痛，润肠通便 ● 桃仁：活血祛瘀，润肠通便，止咳平喘，祛瘀消痈	两药合用，使活血化瘀之力增强，且有祛瘀而不伤血，养血补虚而无碍瘀之妙
丹参 三七	● 丹参：活血祛瘀，通经止痛，清心除烦，凉血消痈 ● 三七：散瘀止血，消肿定痛，补虚强壮	两药伍用，使活血化瘀，通络止痛之力倍增

（六）益气养血类

该类药对用于治脑病中面色萎黄、心悸气短、四肢无力、汗出频频、脾虚便溏等气血不足诸症。

表89　益气养血类药对

药 对	单 药 功 效	配 伍 功 效
人参 当归	● 人参：大补元气，复脉固脱，补脾益肺，生津养血，安神益智 ● 当归：补血活血，调经止痛，润肠通便	两药相伍，以人参益气固脱为主，佐当归引入血分，有摄血之功，适用于骤然出血而致的自汗频频、气短脉微之危重症候。此外，人参合当归，补心气而养心血，通心脉而化瘀滞，共奏补气养血、活血化瘀之功
人参 熟地	● 人参：大补元气，复脉固脱，补脾益肺，生津养血，安神益智 ● 熟地：补血滋阴，益精填髓	两药相伍，气血双补，阴阳兼顾，动静结合，气足能生血、行血，血足能助气、化气，具有较强的补气养血之功
人参 阿胶	● 人参：大补元气，复脉固脱，补脾益肺，生津养血，安神益智 ● 阿胶：补血，滋阴润燥，止血	阿胶滋水生金，人参益气保肺，共奏滋肾润肺之效；此外，人参健脾扶中，阿胶养血柔肝，共奏健脾柔肝、养血止血之功

续　表

药　对	单　药　功　效	配　伍　功　效
当归 黄芪	● 当归：补血活血,调经止痛,润肠通便 ● 黄芪：补气升阳,固表止汗,利水消肿,生津养血,托毒排脓,敛疮生肌	当归功专补血,血足以载气,黄芪功长补气,气旺以生血,两药合用,补气养血之力倍增
鹿角胶 阿胶	● 鹿角胶：补肝肾,益精血,止血 ● 阿胶：补血,滋阴润燥,止血	两胶合用,阴阳兼顾、形气俱补;此外,二者皆有较好的止血作用,合用则增其止血之力

（七）补肾阳滋肾阴类

该类药对用于治脑病中肾阴、阳亏虚引起的腰膝酸软、夜尿频多、耳鸣目眩等诸症。

表90　补肾阳滋肾阴类药对

药　对	单　药　功　效	配　伍　功　效
刺蒺藜 沙苑子	● 刺蒺藜：平抑肝阳,疏肝解郁,活血祛风,明目止痒 ● 沙苑子：滋补肝肾,补肾固精,益精明目	两药伍用,一入肝,一走肾,肝肾同治,升降调和,平补肝肾,益肾固精,养肝明目
枸杞子 菊花	● 枸杞子：滋补肝肾,益精明目,补血 ● 菊花：疏散风热,平抑肝阳,清肝明目,清热解毒,消散痈肿	两药伍用,滋肾养肝,清热明目之力增强
狗脊 功劳叶	● 狗脊：补肝肾,强筋骨,祛风湿,利关节 ● 功劳叶：补中脏,养真阴,退虚热,敛精血,活血瘀	两药伍用,补肝肾、强筋骨、壮筋骨、疗酸痛之力增强
仙茅 淫羊藿	● 仙茅：壮肾阳,强筋骨,祛寒湿 ● 淫羊藿：补肾阳,强筋骨,祛风湿	两药伍用,补肾壮阳,祛风除湿,降压补虚
肉苁蓉 菟丝子	● 肉苁蓉：补肾阳,益精血,润肠通便 ● 菟丝子：补益肝肾,固精缩尿,安胎明目,止泻	两药伍用,壮阳补肾,填精止遗

（八）疏肝解郁类

该类药对用治脑病中肝气郁滞引起的胁肋胀痛、焦虑紧张、胸闷叹息等症。

表 91 疏肝解郁类药对

药 对	单 药 功 效	配 伍 功 效
枳壳 郁金	● 枳壳：理气宽中，行滞消胀 ● 郁金：活血止痛，行气解郁，清心凉血，利胆退黄	两药伍用，气血并治，行气活血，解郁止痛之力增强
青皮 陈皮	● 青皮：疏肝破气，消积化滞，行气止痛 ● 陈皮：理气健脾，燥湿化痰，行气通痹，止痛	两药伍用，既能调肝脾，又能调脾胃，共奏疏肝健脾、理气止痛、调中快嗝之功
川楝子 香附	● 川楝子：疏肝泄热，行气止痛，杀虫，疗癣 ● 香附：疏肝解郁，理气宽中，调经止痛	两药伍用，疏肝解郁与行气止痛并举，为治疗肝郁气滞疼痛诸症所常用
香附 元胡	● 香附：疏肝解郁，理气宽中，调经止痛 ● 元胡：活血，行气，止痛	两药伍用，气血并治，气行则血行，血畅则气顺，既可疏肝解郁，又可活血化瘀，行气止痛作用倍增
柴胡 白芍	● 柴胡：疏散退热，疏肝解郁，升举阳气，退热截疟 ● 白芍：养血调经，敛阴止汗，柔肝止痛，平抑肝阳	两药伍用，疏肝兼敛肝，升阳兼敛阴，使肝气得行，肝血得补，疏柔相济，动静结合，以发挥肝藏血、主疏泄之功能
柴胡 枳实	● 柴胡：疏散退热，疏肝解郁，升举阳气，退热截疟 ● 枳实：破气消积，化痰除痞，止痛，升清降浊	两药伍用，升清降浊，疏肝解郁

（九）平肝熄风类

该类药对用治脑病中肝风内扰、肝阳上亢引起的头晕头痛、眼昏目糊、肢体颤动、癫痫等诸症。

表 92 平肝熄风类药对

药 对	单 药 功 效	配 伍 功 效
天麻 钩藤	● 天麻：熄风止痉，平肝潜阳 ● 钩藤：熄风止痉，清热平肝	两药伍用，平肝熄风之力倍增
钩藤 牛膝	● 钩藤：熄风止痉，清热平肝 ● 牛膝：逐瘀通经，滋补肝肾	钩藤清热平肝为主，牛膝活血、引血下行为要，两药伍用，肝肾同治，共奏平肝熄风之功
全蝎 蜈蚣	● 全蝎：熄风镇痉，通络止痛，攻毒散结 ● 蜈蚣：熄风止痉，通络止痛，攻毒散结	两药配对，增强熄风止痉、解毒散结、通络止痛之力

药　对	单　药　功　效	配　伍　功　效
刺蒺藜 白僵蚕	● 刺蒺藜：平抑肝阳,疏肝解郁,活血祛风,明目止痒 ● 白僵蚕：熄风止痉,祛风通络,疏风散热,止痛止痒,化痰散结	两药配对,既祛外风,又熄内风,且平肝熄风止痉之力倍增,疏肝、平肝、熄风三者并举
僵蚕 地龙	● 僵蚕：熄风止痉,祛风通络,疏风散热,止痛止痒,化痰散结 ● 地龙：清热熄风,通络疗痹,清肺平喘,利尿通淋	两药伍用,一升一降,熄风解痉,舒展神经,通络止痛
全蝎 钩藤	● 全蝎：熄风镇痉,通络止痛,攻毒散结 ● 钩藤：熄风定惊,止痉,清肝平肝,疏风散热	二药合用,钩藤长平肝,全蝎偏熄风,相辅相助,具较强平肝熄风、通络止痛之功

（十）醒脑开窍类

该类药对用治惊风、癫痫、中风等疾病过程中昏厥、抽搐、神昏谵语、神识昏糊等症。

表 93　醒脑开窍类药对

药　对	单　药　功　效	配　伍　功　效
石菖蒲 郁金	● 石菖蒲：开窍豁痰,宁神益智,化湿和胃,辟秽 ● 郁金：活血止痛,行气解郁,清心凉血,利胆退黄	以石菖蒲除痰导浊、醒神开窍为主,配郁金清心解郁、活血行气,以助石菖蒲作用的发挥,两药配伍,具有较好的芳香除湿、开窍醒神之功
远志 石菖蒲	● 远志：安神益智,交通心肾,祛痰开窍,止咳消肿 ● 石菖蒲：开窍豁痰,宁神益智,化湿和胃,辟秽	两药配伍,使气顺而壅自开,气血不复上菀,痰浊消散不蒙清窍
冰片 天南星	● 冰片：开窍醒神,清热止痛,解毒生肌 ● 天南星：燥湿化痰,祛风止痉,散结消肿,止痛	两药配伍,有较强的醒脑通窍,祛风开闭之效
牛黄 珍珠	● 牛黄：熄风止痉,清心豁痰,开窍醒神,清热解毒 ● 珍珠：安神定惊,明目消翳,解毒生肌	两药配伍,加强清热解毒、定惊熄风、豁痰开窍之力
麝香 冰片	● 麝香：开窍醒神,活血通经,消肿止痛,催产 ● 冰片：开窍醒神,清热止痛,解毒生肌	两药配伍,加强启闭醒神、消肿止痛的作用
麝香 苏合香	● 麝香：开窍醒神,活血通经,消肿止痛,催产 ● 苏合香：开窍醒神,辟秽止痛,温通散寒	两药配伍,开窍醒神之力增强

（十一）安神助眠类

该类药对用治脑病中心悸不寐、失眠多梦、心神不宁、心悸胆怯等症。

表 94　安神助眠类药对

药　对	单 药 功 效	配 伍 功 效
朱砂 黄连	● 朱砂：清心镇惊，安神，明目解毒 ● 黄连：清热燥湿，泻火解毒	两药配伍，可增强清心降火之功
朱砂 琥珀	● 朱砂：清心镇惊，安神，明目解毒 ● 琥珀：镇惊安神，活血散瘀，利尿通淋，止血	两药配伍，心肝同治，镇静安神作用更强
龙骨 牡蛎	● 龙骨：镇静安神，平肝潜阳，收敛固涩 ● 牡蛎：益阴潜阳，重镇安神，软坚散结，收敛固涩，制酸止痛	两药相须为用，阴精敛可固，阳得潜不浮越，痰火不上泛，虚火不上冲，虚阳不上扰，共奏镇潜固涩、养阴摄阳之功
女贞子 墨旱莲	● 女贞子：滋补肝肾，明目乌发 ● 墨旱莲：滋补肝肾，凉血止血	两药共济，滋补肝肾，凉血止血，益阴安神
黄连 阿胶	● 黄连：清热燥湿，泻火解毒 ● 阿胶：补血止血，滋阴润燥	两药配伍，清补并投，水火既济，心肾交合，共奏清热滋阴养血安神之功
茯苓 茯神	● 茯苓：利水渗湿，健脾补中，宁心安神 ● 茯神：利水渗湿，健脾补中，宁心安神	两药配对，除可增强健脾益气、利水消肿，还能入心经以通心气、安心神
酸枣仁 柏子仁	● 酸枣仁：养心补肝，宁心安神，敛汗生津 ● 柏子仁：养心安神，润肠通便，滋阴止汗	两药配对，增强养心益肝、安神定志之效，且有敛阴润燥之功
远志 石菖蒲	● 远志：安神益智，交通心肾，祛痰开窍，止咳消肿 ● 石菖蒲：开窍豁痰，宁神益智，化湿和胃，辟秽	两药配对，豁痰开窍、化浊宁心、安神定志

三、常用经典名方

经典名方，一般来源于历代名家所著经典医籍，其组方合理、用量精当、疗效显著，为历代医家所喜用，并沿用至今。众多经典名方已被开发为中成药剂，临床应用甚广。现将中医治疗脑病应用较为广泛的经典方剂介绍如下。

（一）中风

治疗中风的经典方剂以补阳还五汤为代表，出自《医林改错》，是清代医家王清任依据气虚血瘀理论创立的代表方剂，常用于中风后遗症治疗。其他常用经典方剂包括天麻钩藤饮、半夏白术天麻汤、安宫牛黄丸、牵正散等。

表95　治疗中风名方

方　剂	功　效	主　治
补阳还五汤 （出自《医林改错》）	补气活血通络	中风中经络之气虚血瘀证
天麻钩藤饮 （出自《杂病证治新义》）	平肝熄风，清热活血，补益肝肾	中风中经络之肝阳偏亢，肝风上扰证
半夏白术天麻汤 （出自《医学心悟》）	化痰熄风，健脾祛湿	中风中经络之风痰上扰证
镇肝熄风汤 （出自《医学衷中参西录》）	镇肝熄风，滋阴潜阳	中风中经络之阴虚风动证
羚羊角汤 （出自《医醇剩义》）	壮水柔肝，以熄风火	中风中脏腑之阳闭
安宫牛黄丸 （出自《温病条辨》）	清热豁痰，辛凉开窍	中风中脏腑之阳闭
苏合香丸 （出自《太平惠民和剂局方》）	温开透窍	中风中脏腑之阴闭
涤痰汤 （出自《奇效良方》）	豁痰清热，利气补虚	中风中脏腑之阴闭
参附汤 （出自《正体类要》）	大补元气，回阳固脱	中风中脏腑之脱证
小续命汤 （出自《普济方》）	扶正祛风	中风，口眼歪斜，筋脉拘急，半身不遂，舌强不能语
地黄饮子 （出自《圣济总录》）	滋肾阴，补肾阳，开窍化痰	舌喑不能言，足废不能用，肾虚弱，其气厥不至舌下
解语丹 （出自《永类钤方》）	祛风除痰，宣窍通络	中风风痰阻络所致舌强语謇，肢体麻木
牵正散 （出自《杨氏家藏方》）	祛风，除痰，通络	中风风痰阻络所致口眼歪斜

（二）眩晕

治疗眩晕的经典方剂以天麻钩藤饮为代表，出自《杂病证治新义》，是治疗肝阳上亢型眩晕的常用方，也可用治头痛、失眠等疾病肝阳偏亢证，其他经典方剂包括通窍活血汤、归脾汤等。

表 96　治疗眩晕名方

方　剂	功　效	主　治
天麻钩藤饮 （出自《杂病证治新义》）	平肝熄风，清热活血，补益肝肾	眩晕之肝阳上亢证
半夏白术天麻汤 （出自《医学心悟》）	化痰熄风，健脾祛湿	眩晕之痰湿中阻证
通窍活血汤 （出自《医林改错》）	活血通窍	眩晕之瘀血阻窍证
归脾汤 （出自《正体类要》）	益气补血，健脾养心	眩晕之气血亏虚证
左归丸 （出自《景岳全书》）	滋养肝肾，填精益髓	眩晕之肾阴不足证
右归丸 （出自《景岳全书》）	温补肾阳，填精益髓	眩晕之肾阳亏虚证
川芎散 （出自《普济本事方》）	祛风升清	风眩头晕

（三）头痛

治疗头痛的经典方剂以川芎茶调散为代表，出自《太平惠民和剂局方》，为治疗风邪头痛的常用方剂，其他经典方剂包括芎芷石膏汤、羌活胜湿汤、大补元煎等。

表 97　治疗头痛名方

方　剂	功　效	主　治
川芎茶调散 （出自《太平惠民和剂局方》）	疏风散寒止痛	风寒头痛
芎芷石膏汤 （出自《医宗金鉴》）	疏风清热和络	风热头痛

方　剂	功　效	主　治
羌活胜湿汤 （出自《脾胃论》）	祛风胜湿通窍	风湿头痛
天麻钩藤饮 （出自《杂病证治新义》）	平肝潜阳	肝阳头痛
半夏白术天麻汤 （出自《医学心悟》）	化痰降逆	痰浊头痛
通窍活血汤 （出自《医林改错》）	活血化瘀	瘀血头痛
大补元煎 （出自《景岳全书》）	养阴补肾	肾虚头痛
吴茱萸汤 （出自《伤寒论》）	温中补虚	厥阴头痛

（四）耳鸣、耳聋

　　治疗耳鸣、耳聋的经典方剂以耳聋左慈丸为代表，出自《饲鹤亭集方》，具有滋肾降火、固摄精气的功效，是治疗肾虚耳鸣的常用方剂。其他经典方剂包括益气聪明汤、龙齿散等。

表 98　治疗耳鸣、耳聋名方

方　剂	功　效	主　治
益气聪明汤 （出自《东垣试效方》）	补中气，升清阳，散风热	耳鸣之清气不升，风热上扰
耳聋左慈丸 （出自《饲鹤亭集方》）	滋肾降火，固摄精气	肾虚耳鸣
龙齿散 （出自《圣济总录》）	镇静补肾解毒	肾虚，热毒乘虚攻耳，致耳鸣如蝉声
四物汤 （出自《仙授理伤续断秘方》）	补血活血	血虚耳鸣
补中益气汤 （出自《内外伤辨惑论》）	补中益气，升阳举陷	气虚耳鸣
八珍汤 （出自《瑞竹堂经验方》）	益气补血	气血两虚耳鸣

方　　剂	功　　效	主　　治
桂星散 （出自《仁斋直指》）	祛风散寒	风寒之邪袭耳出现的耳鸣耳聋
六味地黄丸 （出自《仁斋直指》）	滋阴补肾	肾阴亏损，头晕耳鸣
磁石丸 （出自《仁斋直指》）	补暖水脏，强益气力，明耳目，利腰腿	肾精衰惫，四肢无力，骨节疼痛，耳内蝉鸣

（五）痫证

治疗痫证的经典方剂以定痫丸为代表，出自《医学心悟》，是治疗痫证风痰蕴热证的常用方。其他经典方剂包括犀角丸、涤痰汤、通窍活血汤等。

表 99　治疗痫证名方

方　　剂	功　　效	主　　治
定痫丸 （出自《医学心悟》）	涤痰熄风，开窍安神	痫证之风痰蕴热
犀角丸 （出自《宣明论》）	祛风化痰止痉	风痫
五生饮 （出自《医学六要·治法汇》）	开窍醒神	风痫有痰
龙胆泻肝汤 （出自《医方集解》）	清肝泻火，化痰开窍	痫证之痰火内盛
通窍活血汤 （出自《医林改错》）	活血化瘀，熄风止痉	痫证之瘀血阻滞
涤痰汤 （出自《奇效良方》）	温化痰涎，顺气定痫	痫证之痰迷心窍
六君子汤 （出自《医学正传》）	健脾化痰	痫证之脾虚痰盛
大补元煎 （出自《景岳全书》）	滋养肝肾，填精益髓	痫证之肝肾阴虚
控涎丸 （出自《医方类聚》）	镇静止痉	各类癫痫经久不愈

（六）癫狂

治疗癫狂的经典方剂以生铁落饮为代表，出自《医学心悟》，以镇心安神药与涤痰清热药配伍，主治痰火上扰之癫狂。其他经典方剂包括二阴煎、癫狂梦醒汤、泻心汤等。

表 100　治疗癫狂名方

方　　剂	功　　效	主　　治
生铁落饮 （出自《医学心悟》）	镇心安神，清热化痰	痰火上扰之癫狂
二阴煎 （出自《景岳全书》）	滋阴降火	火盛伤阴之癫狂
琥珀养心丹 （出自《证治准绳·类方》）	安神定志	心血亏虚，惊悸怔忡，夜卧不宁
癫狂梦醒汤 （出自《医林改错》）	平肝散郁，祛邪除痰	痰热瘀结之癫狂
柴胡疏肝散 （出自《景岳全书》）	理气解郁，化痰开窍	痰气郁结之癫狂
逍遥散 （出自《太平惠民和剂局方》）	疏肝解郁，养血健脾	痰气郁结之癫狂
泻心汤 （出自《太平圣惠方》）	泻火解毒	阳盛阴衰之癫狂

（七）痴呆

治疗痴呆的经典方剂以洗心汤为代表，出自《辨证录》，具有开郁逐痰，健胃通气之功效，主治呆病。其他经典方剂包括七福饮、还少丹等。

表 101　治疗痴呆名方

方　　剂	功　　效	主　　治
七福饮 （出自《景岳全书》）	滋补肝肾，生精养髓	痴呆之髓海不足证
还少丹 （出自《杨氏家藏方》）	温补脾肾，养元安神	痴呆之脾肾亏虚证
洗心汤 （出自《辨证录》）	化痰开窍，醒神益智	痴呆之痰浊蒙窍证

方　　剂	功　　效	主　　治
通窍活血汤 （出自《医林改错》）	活血化瘀，通窍醒神	痴呆之痰阻脑络证
大益智散 （出自《证治准绳·类方》）	安神益智	心志不宁，语言健忘

（八）颤证

治疗颤证的经典方剂以大定风珠为代表，出自《温病条辨》，主治肝肾阴虚型颤证。其他经典方剂有真武汤、镇肝熄风汤、羚角钩藤汤、地黄饮子等。

表 102　治疗颤证名方

方　　剂	功　　效	主　　治
镇肝熄风汤 （出自《医学衷中参西录》）	镇肝熄风，舒筋止颤	颤证之风阳内动
天麻钩藤饮 （出自《杂病证治新义》）	平肝熄风	颤证之痰热动风
真武汤 （出自《伤寒论》）	补肾助阳，温煦筋脉	颤证之阳气虚衰
参术汤 （出自《赤水玄珠全集》）	补气化痰	颤证之气虚
人参养荣汤 （出自《三因极一病证方论》）	益气养血，濡养筋脉	颤证之气血亏虚
羚角钩藤汤 （出自《通俗伤寒论》）	凉肝熄风，增液舒筋	颤证之肝热生风
龟鹿二仙胶 （出自《医便》）	填精补髓，育阴熄风	颤证之髓海不足
通窍活血汤 （出自《医林改错》）	活血通窍	颤证之瘀血内结
大定风珠 （出自《温病条辨》）	滋肾养肝，育阴熄风	颤证之肝肾阴虚
地黄饮子 （出自《圣济总录》）	补肾助阳，温煦筋脉	颤证之阳气虚衰

（九）痿证

治疗痿证的经典方剂以虎潜丸为代表,出自《丹溪心法》,具有补益肝肾、滋阴清热之功,治疗肝肾亏虚型痿证。其他治疗痿证的经典方剂有圣愈汤、补阳还五汤、二妙丸等。

表 103　治疗痿证名方

方　　剂	功　　效	主　　治
虎潜丸 （出自《丹溪心法》）	补益肝肾,滋阴清热	痿证之肝肾亏损
圣愈汤 （出自《兰室秘藏》）	益气养血	痿证之脉络瘀阻
补阳还五汤 （出自《医林改错》）	补气活血通络	痿证之脉络瘀阻
参苓白术散 （出自《太平惠民和剂局方》）	补中益气,健脾升清	痿证之脾胃虚弱
二妙丸 （出自《医学纲目》）	清热利湿,通利经脉	痿证之湿热浸淫
健步丸 （出自《兰室秘藏》）	补肝肾,强筋骨	膝中无力,伸而不得屈,屈而不能伸,腰背腿膝沉重,行步艰难

（十）郁证

治疗郁证的经典方剂以甘麦大枣汤为代表,出自《金匮要略》,治疗心阴受损、肝气失和之脏躁,症见精神恍惚、常悲伤欲哭、不能自主、心中烦乱、睡眠不安等。其他经典方剂有柴胡疏肝散、半夏厚朴汤、归脾汤等。

表 104　治疗郁证名方

方　　剂	功　　效	主　　治
甘麦大枣汤 （出自《金匮要略》）	甘润缓急,养心安神	郁证之心神失养
柴胡疏肝散 （出自《医学统旨》）	疏肝解郁,理气和中	郁证之肝气郁结
半夏厚朴汤 （出自《金匮要略》）	行气开郁,化痰散结	郁证之痰气郁结

方　剂	功　效	主　治
归脾汤 （出自《济生方》）	健脾养心，益气补血	郁证之心脾两虚
天王补心丹 （出自《校注妇人良方》）	滋阴清热，养血安神	郁证之阴虚血少
越鞠丸 （出自《丹溪心法》）	理气解郁	气血痰火食湿所致郁证
逍遥散 （出自《太平惠民和剂局方》）	疏肝解郁，养血健脾	郁证之肝郁脾虚

（十一）不寐

治疗不寐的经典方剂以酸枣仁汤为代表，出自《金匮要略》，治疗虚烦不寐证。其他经典方剂包括交泰丸、朱砂安神丸、归脾汤等。

表 105　治疗不寐名方

方　剂	功　效	主　治
酸枣仁汤 （出自《金匮要略》）	养血安神，清热除烦	不寐之肝血不足，虚热内扰
交泰丸 （出自《万病回春》）	交通心肾	不寐之心肾不交
龙胆泻肝汤 （出自《医方集解》）	疏肝泻热，镇心安神	不寐之肝火扰心
黄连温胆汤 （出自《六因条辨》）	清热化痰，和中安神	不寐之痰热扰心
朱砂安神丸 （出自《医学发明》）	清心泻火，宁心安神	不寐之心火亢盛
归脾汤 （出自《济生方》）	补益心脾，养血安神	不寐之心脾两虚
安神定志丸 （出自《医学心悟》）	安神定志，益气镇惊	不寐之心胆气虚
黄连阿胶汤 （出自《伤寒论》）	扶阴散热，降火引元	不寐之邪火内攻，热伤阴血

四、常用中成药

中成药是以中草药为原料,经过制剂加工或提取制备而成的不同剂型的中药制品,包括口服剂、外用剂和静脉注射剂等。中成药所用原料多为名贵中草药,方药来源多为经典方剂,疗效确切,不良反应较少,剂量精准,品质一致,使用方便。现将中医治疗脑病常用的经典口服和静脉用药类中成药介绍如下。

(一) 口服类药物

口服中成药剂型包括蜜丸、冲剂、胶囊、片剂等,可直接服用,因其服用方便、便于携带、副作用小被广泛应用于脑病临床治疗。如治疗中风常用脑心通胶囊、中方回春丸等,皆辅助活血化瘀,改善瘀阻脉络所致半身不遂、肢体麻木等中风后遗症;强力定眩片等常用于高血压、脑动脉硬化引起的头晕头痛、目眩耳鸣等症状。现将脑病中常用口服中成药整理如下。

1. 中风

治疗中风口服类中成药包括中风回春丸、华佗再造丸、脑心通胶囊、血塞通片、银杏叶胶囊等,以活血化瘀、化痰通络为主要功效。

表 106　治疗中风口服类成药

药　名	成　　分	规格/用法用量	功效/适应证
中风回春丸	酒当归、酒川芎、红花、桃仁、丹参、鸡血藤、忍冬藤、络石藤、炒地龙、炒土鳖虫、伸筋草、川牛膝、蜈蚣、炒茺蔚子、全蝎、酒制威灵仙、炒僵蚕、木瓜、金钱白花蛇	● 规格:每袋装 1.8 g ● 用法用量:一次 1.2～1.8 g,一日 3 次;或遵医嘱	● 功效:活血化瘀,舒筋通络 ● 适应证:用于痰瘀阻络所致中风,症见半身不遂,肢体麻木,言语謇涩,口舌歪斜等
华佗再造丸	川芎、吴茱萸、冰片、马钱子粉等	● 规格:每袋装 8 g ● 用法用量:一次 4～8 g,一日 2～3 次,重症一次 8～16 g;或遵医嘱	● 功效:活血化瘀,化痰通络,行气止痛 ● 适应证:用于痰瘀阻络之中风恢复期和后遗症,症见半身不遂,拘挛麻木,口眼歪斜,言语不清等
脑心通胶囊	黄芪、赤芍、丹参、当归、川芎、桃仁、红花、制乳香、制没药、鸡血藤、牛膝、桂枝、桑枝、地龙、全蝎、水蛭	● 规格:每粒装 0.4 g ● 用法用量:一次 2～4 粒,一日 3 次;或遵医嘱	● 功效:益气活血,化瘀通络 ● 适应证:用于气虚血滞,脉络瘀阻所致中风中经络,症见半身不遂,肢体麻木,口眼歪斜,舌强语謇等

药　名	成　分	规格/用法用量	功效/适应证
血塞通片	三七总皂苷	● 规格：每片重 0.068 g，含三七总皂苷 25 mg ● 用法用量：一次 2～4 片，一日 3 次	● 功效：活血祛瘀，通脉活络，抑制血小板聚集和增加脑血流量 ● 适应证：用于脑络瘀阻，中风偏瘫
银杏叶胶囊	银杏叶提取物	● 规格：每粒 0.168 g，含总黄酮醇苷 9.6 mg，萜类内酯 2.4 mg ● 用法用量：一次 2 粒，一日 3 次；或遵医嘱	● 功效：活血化瘀通络 ● 适应证：用于瘀血阻络引起的中风，半身不遂，舌强语謇等
灯盏生脉胶囊	灯盏细辛、人参、五味子、麦冬	● 规格：每粒装 0.18 g ● 用法用量：一次 2 粒，一日 3 次，两月为一疗程	● 功效：益气养阴，活血健脑 ● 适应证：用于气阴两虚，瘀阻脑络引起的中风后遗症，症见痴呆健忘，手足麻木等
消栓通络胶囊	川芎、丹参、黄芪、泽泻、三七、槐花、桂枝、郁金、木香、山楂、冰片	● 规格：每粒装 0.37 g ● 用法用量：一次 2 粒，一日 3 次。用于高胆固醇血症的疗程为 8 周，脑梗死的疗程为 4 周	● 功效：活血化瘀，温经通络 ● 适应证：用于气虚血瘀所致的中风病中经络恢复期，症见半身不遂，言语謇涩等
脑血栓片	红花、当归、制水蛭、赤芍、去油桃仁、川芎、丹参、土鳖虫、羚羊角、人工牛黄	● 规格：基片重 0.3 g ● 用法用量：一次 4 片，一日 3 次	● 功效：活血化瘀，醒脑通络，潜阳熄风 ● 适应证：用于因瘀血、肝阳上亢所致中风先兆，如肢体麻木，头晕目眩等；脑血栓所致中风不语，口眼歪斜，半身不遂等
脑血康胶囊	水蛭	● 规格：每粒内容物重 0.15 g ● 用法用量：一次 1 粒，一日 3 次	● 功效：活血化瘀，破血散结 ● 适应证：用于血瘀中风，半身不遂，口眼歪斜，舌强语謇，舌紫暗，有瘀斑等，及高血压脑出血后的脑血肿、脑血栓见上述证候者
石龙清血颗粒	石决明、莪术、赭石、仙鹤草、龙骨、泽泻、牡蛎、地黄、天麻、牛膝、钩藤、山茱萸、槐花、夏枯草	● 规格：每袋装 10 g ● 用法用量：开水冲服，一次 1 袋，一日 3 次，必要时鼻饲给药	● 功效：滋阴潜阳，平肝熄风，化瘀止血 ● 适应证：用于肝阳化风，脑脉瘀阻所致中风，症见半身不遂，口眼歪斜，语言不清，偏身麻木，头痛，面红，口苦；轻中度出血性中风见上述表现者

2. 眩晕

治疗眩晕口服类中成药包括眩晕宁片、强力定眩片、天麻眩晕宁颗粒等,以平肝潜阳、祛痰定眩、补气养血等为主要功效。

表 107　治疗眩晕口服类成药

药　名	成　分	规格/用法用量	功效/适应证
眩晕宁片	泽泻、白术、茯苓、制半夏、女贞子、墨旱莲、菊花、牛膝、陈皮、甘草	● 规格:每片重 0.38 g(相当于原药材 6 g) ● 用法用量:一次 2～3 片,一日 3～4 次	● 功效:健脾利湿,滋肾平肝 ● 适应证:用于痰湿中阻,肝肾不足引起的头昏头晕
强力定眩片	天麻、杜仲、野菊花、杜仲叶、川芎	● 规格:每片重 0.35 g ● 用法用量:一次 4～6 片,一日 3 次	● 功效:降压、降脂、定眩 ● 适应证:用于肝阳上亢所致头痛,头晕目眩等(高血压、动脉硬化、高血脂等)
天麻眩晕宁颗粒	天麻、钩藤、泽泻、制半夏、白术、茯苓、白芍、竹茹、川芎、炙甘草、陈皮、生姜	● 规格:每袋装 8 g ● 用法用量:开水冲服,一次 1 袋,一日 3 次	● 功效:祛痰定眩,和胃止呕 ● 适应证:用于眩晕,恶心呕吐,舌淡苔白滑(椎基底动脉供血不足、美尼尔氏病等)
脑珍片	天麻蜜环菌粉、黄芪、当归浸膏	● 规格:每片重 0.5 g ● 用法用量:一次 2 片,一日 3 次	● 功效:补气养血,健脑安神止眩 ● 适应证:用于头晕目眩,头痛头胀,肢体麻木以及中风引起的偏瘫等症(高血压病、脑血栓、脑动脉硬化等)
脑立清胶囊	磁石、熟酒曲、冰片、牛膝、珍珠母、酒曲、薄荷脑、赭石、清半夏、猪胆汁(或猪胆粉)	● 规格:每粒装 0.33 g ● 用法用量:一次 3 粒,一日 2 次	● 功效:平肝潜阳,醒脑安神 ● 适应证:用于肝阳上亢,头晕目眩,耳鸣口苦,心烦难寐等(高血压病)
松龄血脉康胶囊	鲜松叶、葛根、珍珠层粉	● 规格:每粒装 0.5 g ● 用法用量:一次 3 粒,一日 3 次;或遵医嘱	● 功效:平肝潜阳,镇心安神 ● 适应证:用于肝阳上亢所致的头痛,眩晕,急躁易怒,心悸失眠等(高血压病、高脂血症)

3. 头痛

治疗头痛口服类中成药包括都梁软胶囊、天舒片、天麻素片等,以祛风散寒、平肝潜阳、养血止痛等为主要功效。

表 108　治疗头痛口服类成药

药　名	成　分	规格/用法用量	功效/适应证
都梁软胶囊	白芷、川芎	● 规格：每粒装 0.54 g ● 用法用量：一次 3 粒，一日 3 次	● 功效：祛风散寒，活血通络 ● 适应证：用于头痛属风寒瘀血阻滞脉络证者，症见头胀痛或刺痛，痛有定处，反复发作，遇风寒诱发或加重
天舒片	川芎、天麻	● 规格：每片重 0.34 g ● 用法用量：一次 4 片，一日 3 次；或遵医嘱	● 功效：活血平肝，通络止痛 ● 适应证：用于瘀血阻络或肝阳上亢所致的头痛日久，痛有定处，或头晕胁痛，失眠烦躁，舌质暗或有瘀斑
天麻素片	天麻素	● 规格：每片含天麻素 25 mg ● 用法用量：一次 50～100 mg，一日 3 次	● 功效：镇静安眠，扩张血管，缓解痉挛 ● 适应证：用于各型头痛（神经衰弱、头痛、偏头痛等症）
头痛宁胶囊	土茯苓、天麻、制何首乌、当归、防风、全蝎	● 规格：每粒装 0.4 g ● 用法用量：一次 3 粒，一日 3 次	● 功效：熄风涤痰，逐瘀止痛 ● 适应证：用于头痛属痰瘀阻络证，症见痛势甚剧，或攻窜作痛，或痛如锥刺，或连及目齿，伴目眩畏光、胸闷脘胀、恶心呕吐，急躁易怒，反复发作（偏头痛，紧张性头痛）
天麻头痛片	天麻、白芷、川芎、荆芥、当归、醋制乳香	● 规格：每片重 0.35 g ● 用法用量：一次 4～6 片，一日 3 次	● 功效：养血祛风，散寒止痛 ● 适应证：用于外感风寒，瘀血阻滞或血虚失养所致的偏正头痛，伴恶寒、鼻塞
川芎茶调散	川芎、白芷、羌活、细辛、防风、荆芥、薄荷、甘草	● 规格：每袋装 9 g ● 用法用量：一次 3～6 g，一日 2 次	● 功效：疏风止痛 ● 适应证：用于外感风邪所致头痛，伴恶寒、发热、鼻塞
清脑止痛胶囊	天麻、蒺藜、川芎、枸杞子、牛膝、香附、丹参、熟地黄、藁本、细辛	● 规格：每粒装 0.45 g ● 用法用量：一次 5 粒，一日 3 次	● 功效：祛风清脑，化瘀止痛 ● 适应证：用于普通型偏头痛肝风夹瘀证，症见头痛、恶心呕吐、头晕、畏光怕声、心烦易怒等

　4. 耳鸣、耳聋

　　治疗耳鸣、耳聋口服类中成药包括通窍耳聋丸、泻青丸、耳聋丸等，以清肝泻火、通窍活血、滋阴补肾等为主要功效。

表 109 治疗耳鸣、耳聋口服类成药

药　名	成　分	规格/用法用量	功效/适应证
通窍耳聋丸	柴胡、龙胆、芦荟、熟大黄、黄芩、青黛、矾炙天南星、木香、醋炙青皮、陈皮、当归、姜炙栀子	● 规格：每 100 粒重 6 g ● 用法用量：一次 6 g(1 瓶)，一日 2 次	● 功效：清肝泻火，通窍润便 ● 适应证：用于肝经热盛，头目眩晕，耳聋蝉鸣，耳底肿痛，目赤口苦，胸膈满闷，大便燥结等
泻青丸	龙胆、酒炒大黄、防风、羌活、栀子、川芎、当归、青黛	● 规格：每 100 丸重 10 g ● 用法用量：一次 1 袋(7 g)，一日 2 次	● 功效：清肝泻火 ● 适应证：用于耳鸣耳聋，口苦头晕，两胁疼痛，小便赤涩等
耳聋丸	龙胆、黄芩、地黄、泽泻、木通、栀子、当归、甘草、九节菖蒲、羚羊角	● 规格：每丸重 7 g ● 用法用量：一次 1 丸，一日 2 次	● 功效：清肝泻火，利湿通窍 ● 适应证：用于上焦湿热，头晕头痛，耳聋耳鸣，耳内流脓等
耳聋胶囊	龙胆、黄芩、地黄、泽泻、木通、栀子、当归、九节菖蒲、甘草、羚羊角	● 规格：每粒装 0.42 g ● 用法用量：一次 3 粒，一日 2 次	● 功效：清肝泻火，利湿通窍 ● 适应证：用于上焦湿热，头晕头痛，耳聋耳鸣，耳内流脓等
耳聋通窍丸	龙胆、黄柏、大黄、姜制栀子、石菖蒲、当归、芦荟、黄芩、黄连、煅磁石、木香、路路通	● 规格：每袋装 5 g ● 用法用量：一次 5 g，一日 1 次	● 功效：清热泻火，利湿通便 ● 适应证：用于肝胆火盛，头胀目眩，耳聋耳鸣，耳内流脓，大便干燥，小便赤黄等
六味地黄丸	熟地黄、酒萸肉、牡丹皮、山药、茯苓、泽泻	● 规格：每 10 粒重 2 g ● 用法用量：一次 6 g(约 30 丸)，一日 2 次	● 功效：滋阴补肾 ● 适应证：用于肾阴亏损，头晕耳鸣，腰膝酸软，骨蒸潮热，盗汗遗精等

5. 痫证

治疗痫证口服类中成药包括癫痫宁片、青阳参片、蝎蜈胶囊等，以豁痰开窍、熄风止痉、平肝定痫等为主要功效。

表 110 治疗痫证口服类成药

药　名	成　分	规格/用法用量	功效/适应证
癫痫宁片	蜘蛛香、石菖蒲、钩藤、牵牛子、千金子、缬草、甘松、薄荷脑	● 规格：每片相当于原药材 1.62 g ● 用法用量：一次 2～4 片，一日 3 次	● 功效：豁痰开窍，熄风安神 ● 适应证：用于风痰上扰痫证，症见突然昏倒、不省人事、四肢抽搐、喉中痰鸣、口吐涎沫，或眼目上视，少倾清醒

药 名	成 分	规格/用法用量	功效/适应证
青阳参片	青阳参	● 规格：每片重 0.25 g ● 用法用量：一次 4～8 片（小儿减半），一日 1 次，连服两天停一天或隔日服一次	● 功效：平肝补肾，豁痰镇痉，定痫 ● 适应证：用于痫证，症见头昏头痛、眩晕、耳鸣、腰膝酸软等症
蝎蜈胶囊	蜈蚣、全蝎	● 规格：0.3 g/袋 ● 用法用量：一次 5 粒，一日 3 次，餐后温水送服	● 功效：熄风通络，化瘀止痛 ● 适应证：用于痹痛、麻木、眩晕、癫痫、抽搐等症
癫痫平胶囊	石菖蒲、僵蚕、全蝎、蜈蚣、生石膏、锻磁石、锻牡蛎、猪牙皂、柴胡、白芍、硼砂	● 规格：每粒装 0.3 g ● 用法用量：一次 5～7 粒，一日 2 次；小儿酌减或遵医嘱	● 功效：豁痰开窍，平肝清热，熄风定痫 ● 适应证：用于风痰闭阻所致痫证，症见肢体抽搐、神昏、二便失禁、口吐白沫等
羊痫疯丸	白矾、郁金、煅金礞石、全蝎、黄连、乌梅	● 规格：每 100 粒重 6 g ● 用法用量：一次 6 g，一日 1～2 次	● 功效：熄风止惊，清心安神 ● 适应证：用于各类痫证，症见肢体抽搐、神昏、口中怪叫、口吐涎沫等
羚羊角散	羚羊角	● 规格：每瓶装 0.6 g ● 用法用量：一次 0.3～0.6 g，一日 1～2 次	● 功效：平肝熄风，清肝明目，散血解毒 ● 适应证：用于高热惊痫、神昏痉厥、子痫抽搐、癫痫发狂、头痛眩晕、目赤翳障、温毒发斑、痈肿疮毒
化风丹	药母、紫苏叶、僵蚕、全蝎、制天南星、苍术、雄黄、硼砂、巴豆霜、人工麝香、冰片、天麻、荆芥、檀香、朱砂	● 规格：每丸重 0.12 g ● 用法用量：成人一次 8～10 丸，一日 2～3 次，18 天为一疗程；或遵医嘱	● 功效：熄风镇痉，豁痰开窍 ● 适应证：用于风痰闭阻所致中风偏瘫、痫证抽搐、口眼歪斜
牛黄镇惊丸	人工牛黄、全蝎、炒僵蚕、珍珠、人工麝香、朱砂、雄黄、天麻、钩藤、防风、琥珀、胆南星、制白附子、制半夏、天竺黄、冰片、薄荷、甘草	● 规格：每丸重 1.5 g ● 用法用量：一次 1 丸，一日 1～3 次；三岁以内小儿酌减	● 功效：镇惊安神，祛风豁痰 ● 适应证：用于小儿惊风，高热抽搐，牙关紧闭，烦躁不安
桂芍镇痫丸	桂枝、白芍、党参、制半夏、柴胡、黄芩、甘草、生姜、大枣	● 规格：每片重 0.3 g ● 用法用量：一次 6 片，一日 3 次	● 功效：调和营卫，清肝利胆 ● 适应证：用治各类痫证，症见肢体抽搐、神昏、口中怪叫、喉中痰鸣、口吐白沫等

6. 癫狂

治疗癫狂口服类中成药包括清心滚痰丸、安脑牛黄胶囊、安脑丸等,以清心涤痰、泻火通便、开窍镇静、镇静熄风等为主要功效。

表 111　治疗癫狂口服类成药

药　名	成　分	规格/用法用量	功效/适应证
清心滚痰丸	煅金礞石、大黄、沉香、黄芩、醋炙甘遂、牵牛子、猪牙皂、马舌子、人参、肉桂、金钱白花蛇(去头晒实)、朱砂粉、人工牛黄、冰片、羚羊角粉、水牛角浓缩粉、珍珠粉	● 规格:每丸重 3 g ● 用法用量:一次 1～2丸,一日 1 次	● 功效:清心涤痰,泻火通便 ● 适应证:用于顽痰蒙蔽心窍引起的神志错乱、语无伦次、哭笑无常、疯狂打闹、羊痫风症
安脑牛黄胶囊	人工牛黄、朱砂、冰片、石膏、金银花、连翘、栀子、黄芩、知母、郁金、钩藤、雄黄、黄连、珍珠、辛夷、大青叶、石菖蒲、水牛角浓缩粉	● 规格:每粒装 0.5 g ● 用法用量:一次 4～6粒,一日 2～3 次;或遵医嘱	● 功效:清热解毒,安神熄风,开窍镇静 ● 适应证:用于神昏谵语、高热惊厥、烦躁不安等
安脑丸	人工牛黄、猪胆粉、朱砂、冰片、水牛角浓缩粉、珍珠、黄芩、黄连、栀子、雄黄、郁金、石膏、煅赭石、珍珠母、薄荷脑	● 规格:每 11 丸重 3 g ● 用法用量:一次 1～2丸,一日 2 次;小儿酌减或遵医嘱	● 功效:清热解毒,醒脑安神,豁痰开窍,镇惊熄风 ● 适应证:用于高热神昏、烦躁谵语、抽搐惊厥、中风窍闭、头痛眩晕,中风见上述证候者
安宫牛黄丸	牛黄、水牛角浓缩粉、人工麝香、珍珠、朱砂、雄黄、黄连、黄芩、栀子、郁金、冰片	● 规格:每丸重 3 g ● 用法用量:一次 1 丸,一日 1 次;六岁以内小儿酌减	● 功效:清热解毒,镇惊开窍 ● 适应证:用于热病,邪入心包,症见高热惊厥、神昏谵语,中风昏迷及脑炎、脑膜炎、中毒性脑病、脑出血、败血症见上述证候者
礞石滚痰丸	煅金礞石、沉香、黄芩、熟大黄	● 规格:每瓶装 6 g,每袋装 6 g ● 用法用量:一次 6～12 g,一日 1 次	● 功效:逐痰降火 ● 适应证:用于痰火扰心所致的癫狂惊悸,或喘咳痰稠、大便秘结等
癫狂龙虎丸	牛黄、巴豆霜、白矾、朱砂	● 规格:每 100 丸重约 3 g ● 用法用量:一次 6 丸,一日 1 次,重症一次 10丸;或遵医嘱	● 功效:攻泻祛痰,开窍醒神,镇惊安神 ● 适应证:用于痰迷心窍,见神识皆乱、叫骂不亲、毁物殴人,或精神抑郁、哭笑无常等

续 表

药 名	成 分	规格/用法用量	功效/适应证
二十五味珍珠丸	珍珠、珍珠母、肉豆蔻、石灰华、红花、草果、丁香、降香、豆蔻、诃子、檀香、余甘子、沉香、肉桂、毛诃子、螃蟹、木香、冬葵果、荜茇、志达萨增、金礞石、人工牛黄、香旱芹、西红花、黑种草子、人工麝香、水牛角浓缩粉	• 规格：每4丸重1g • 用法用量：开水冲服，一次1g，一日1~2次	• 功效：安神开窍 • 适应证：用于中风，症见半身不遂、口眼歪斜、昏迷不醒、神志昏乱、谵语发狂等

7. 痴呆

治疗痴呆口服类中成药包括益智康脑丸、宁心益智胶囊、益脑胶囊、健脑胶囊等，以补肾健脾、补肾填髓、益智安神、宁心养血安神等为主要功效。

表 112 治疗痴呆口服类成药

药 名	成 分	规格/用法用量	功效/适应证
益智康脑丸	五指毛桃、扶芳藤、牛大力、千斤拔、红参、熟地黄、肉苁蓉、山茱萸、当归、肉桂、三七、升麻、甘草	• 规格：每丸重3g • 用法用量：一次3丸，一日3次	• 功效：补肾益脾，健脑生髓 • 适应证：用于脾肾不足，精血亏虚所致健忘头昏、倦怠食少、腰膝酸软等
宁心益智胶囊	人参、黄芪、龟甲、玉竹、石菖蒲、益智、远志、木香、五味子、甘松	• 规格：每粒装0.45g • 用法用量：一次3粒，一日2次；儿童减半	• 功效：补气养阴，宁心益智 • 适应证：用于神经衰弱，症见健忘、多梦、头晕、身倦乏力等
益脑胶囊	龟甲胶、远志、龙骨、灵芝、五味子、麦冬、石菖蒲、党参、人参、茯苓	• 规格：每粒装0.3g • 用法用量：一次3粒，一日3次	• 功效：补气养阴，滋肾健脑，益智安神 • 适应证：用于体倦头晕、失眠多梦、记忆力减退等，属于心肝肾不足，气阴两虚者（神经衰弱，脑动脉硬化等）
健脑胶囊	当归、天竺黄、盐制肉苁蓉、煅龙齿、山药、琥珀、酒制五味子、天麻、炒柏子仁、丹参、盐炒益智仁、人参、制远志、菊花、九节菖蒲、赭石、胆南星、炒酸枣仁、枸杞子	• 规格：每粒装0.3g • 用法用量：一次2粒，一日3次	• 功效：补肾健脑，养血安神 • 适应证：用于心肾亏虚所致的记忆减退、头晕目眩、心悸失眠、腰膝酸软等

续　表

药　名	成　分	规格/用法用量	功效/适应证
补脑丸	当归、胆南星、炒酸枣仁、盐炒益智仁、枸杞子、炒柏子仁、煅龙骨、石菖蒲、肉苁蓉、酒炖五味子、核桃仁、天竺黄、制远志、琥珀、天麻	● 规格：每10丸重1.5g ● 用法用量：一次2~3g，一日2~3次	● 功效：滋补精血，安神镇惊 ● 适应证：用于健忘、记忆减退、头晕耳鸣、心烦失眠、心悸不宁等

8. 颤证

治疗颤证的口服类中成药包括大定风珠、镇肝熄风汤、天麻钩藤颗粒等，以镇肝熄风、滋阴潜阳、清热安神等为主要功效。

表 113　治疗颤证口服类成药

药　名	成　分	规格/用法用量	功效/适应证
大定风珠	生白芍、干地黄、麦冬、莲子心、麻仁、五味子、生龟板、生牡蛎、炙甘草等	● 规格：净含量200g，每瓶1 800粒 ● 用法用量：一次20粒，一日2次	● 功效：滋阴熄风 ● 适应证：用于阴虚动风证，温病后期，见神倦瘛疭、脉气虚弱、舌绛苔少，有时时欲脱之势者
镇肝熄风汤	怀牛膝、生赭石、生龙骨、生牡蛎、生龟板、生杭芍、玄参、天冬、川楝子、生麦芽、茵陈、甘草	● 规格：净含量200g，每瓶1 200粒 ● 用法用量：一次30粒，一日2次	● 功效：镇肝熄风，滋阴潜阳 ● 适应证：用于类中风，症见头目眩晕、目胀耳鸣、脑部热痛、面色如醉、心中烦热、口眼歪斜，甚或眩晕颠仆、昏不知人。临床常用于治疗高血压、脑血栓等疾病属于肝肾阴虚、肝风内动者
天麻钩藤颗粒	天麻、钩藤、石决明、栀子、黄芩、牛膝、盐杜仲、益母草、桑寄生、首乌藤、茯苓	● 规格：每袋装5g ● 用法用量：一次1袋，一日3次	● 功效：平肝熄风，清热安神 ● 适应证：用于肝阳上亢所引起的头痛眩晕、耳鸣眼花、震颤、失眠，高血压见上述证候者
二十味肉豆蔻丸	肉豆蔻、降香、沉香、石灰华、广枣、红花、藏茴香、丁香、大蒜、豆蔻、阿魏、草果、诃子、乳香、毛诃子、儿茶、余甘子、力嘎都、檀香、人工牛黄	● 规格：每20丸重3g ● 用法用量：一次15~20丸，一日2次	● 功效：镇静，安神 ● 适应证：用于神经功能紊乱，症见烦躁、精神恍惚、失眠、头晕、健忘、耳鸣、颤抖、惊悸等

9. 痿证

治疗痿证口服类中成药包括龟茸壮骨片、健步强身丸、骨疏康胶囊、补中益气颗粒等，以温阳补肾、补肾健骨、活血壮骨、清热利湿等为主要功效。

表 114 治疗痿证口服类成药

药 名	成 分	规格/用法用量	功效/适应证
龟茸壮骨片	醋制龟甲、鹿茸、骨碎补、续断、补骨脂	● 规格：每片重 0.3 g ● 用法用量：一次 5 片，一日 3 次	● 功效：温阳补肾，益髓壮骨 ● 适应证：中老年人筋骨痿软的辅助用药
健步强身丸	知母、黄柏、醋淬龟甲、熟地黄、白芍、当归、蜜炙黄芪、人参、麸炒白术、茯苓、枸杞子、菟丝子、锁阳、盐炙补骨脂、杜仲炭、续断、制附子、羌活、独活、秦艽、防风、木瓜、牛膝、油制豹骨	● 规格：每100 粒重 10 g ● 用法用量：一次 60 粒，一日 2 次	● 功效：补肾健骨，宣痹止痛 ● 适应证：用于肝肾阴虚、风湿阻络引起的筋骨痿软、腰腿酸痛、足膝无力、行步艰难等
骨疏康胶囊	淫羊藿、熟地黄、骨碎补、黄芪、丹参、木耳、黄瓜子	● 规格：每粒装 0.32 g ● 用法用量：一次 4 粒，一日 2 次	● 功效：补肾益气，活血壮骨 ● 适应证：用于肾虚兼气血不足所致的原发性骨质疏松症，症见腰背疼痛、腰膝酸软、下肢痿弱、步履艰难、神疲目眩
补中益气颗粒	炙黄芪、党参、炙甘草、当归、炒白术、升麻、柴胡、陈皮、生姜、大枣	● 规格：每袋装 3 g ● 用法用量：一次 3 g，一日 2～3 次	● 功效：补中益气，升阳举陷 ● 适应证：用于脾胃虚弱、中气下陷，见体倦乏力、食少腹胀、久泻等
四妙丸	苍术、牛膝、盐黄柏、薏苡仁	● 规格：每 15 粒重 1 g ● 用法用量：一次 6 g，一日 2 次	● 功效：清热利湿 ● 适应证：用于湿热下注所致足膝红肿、筋骨疼痛等
十全大补丸	党参、炒白术、茯苓、炙甘草、当归、川芎、酒白芍、熟地黄、炙黄芪、肉桂	● 规格：每100 粒重 20 g ● 用法用量：一次 9 g，一日 2～3 次	● 功效：温补气血 ● 适应证：用于气血两虚，见面色苍白、气短心悸、头晕自汗、体倦乏力、四肢不温、月经量多

10. 不寐

治疗不寐的口服类中成药包括百乐眠胶囊、舒眠胶囊、枣仁安神胶囊、乌灵胶囊等，以滋阴清热、养心安神、疏肝解郁、益气养血等为主要功效。

表115　治疗不寐口服类成药

药　名	成　分	规格/用法用量	功效/适应证
百乐眠胶囊	百合、刺五加、首乌藤、合欢花、珍珠母、石膏、酸枣仁、茯苓、远志、玄参、地黄、麦冬、五味子、灯芯草、丹参	● 规格：每粒装 0.27 g ● 用法用量：一次 4 粒，一日 2 次	● 功效：滋阴清热，养心安神 ● 适应证：用于肝郁阴虚型失眠，症见入睡困难、多梦易醒、醒后不眠、头晕乏力、烦躁易怒、心悸不安等
舒眠胶囊	炒酸枣仁、酒炒柴胡、炒白芍、合欢花、合欢皮、炒僵蚕、蝉蜕、灯芯草	● 规格：每粒装 0.4 g ● 用法用量：一次 3 粒，一日 2 次；晚饭后、临睡前各服用 1 次	● 功效：疏肝解郁，宁心安神 ● 适应证：用于肝郁伤神所致的失眠，症见失眠多梦、精神抑郁或急躁易怒、胸胁苦满或胸膈不畅、口苦目眩
枣仁安神胶囊	炒酸枣仁、丹参、醋五味子	● 规格：每粒装 0.45 g ● 用法用量：一次 5 粒，一日 1 次；临睡前服用	● 功效：养血安神 ● 适应证：用于心血不足所致的失眠健忘、心烦头晕，神经衰弱症见上述证候者
乌灵胶囊	乌灵菌粉	● 规格：每粒装 0.33 g ● 用法用量：一次 3 粒，一日 3 次	● 功效：补肾健脑，养心安神 ● 适应证：用于心肾不交所致失眠健忘、心悸心烦、神疲乏力、腰膝酸软、头晕耳鸣、少气懒言，脉细或沉无力，神经衰弱见上述证候者
甜梦胶囊	刺五加、黄精、蚕蛾、桑椹、党参、黄芪、砂仁、枸杞子、山楂、熟地黄、制淫羊藿、陈皮、茯苓、制马钱子、法半夏、泽泻、山药	● 规格：每粒装 0.4 g ● 用法用量：一次 3 粒，一日 2 次	● 功效：益气补肾，健脾和胃，养心安神 ● 适应证：用于头晕耳鸣、视减听衰、失眠健忘、食欲不振、腰膝酸软、心慌气短等
安神补脑液	鹿茸、制何首乌、淫羊藿、干姜、甘草、大枣、维生素 B_1	● 规格：每支装 10 ml（含维生素 B_1 5 mg） ● 用法用量：一次 1 支，一日 2 次	● 功效：生精补髓，益气养血，强脑安神 ● 适应证：用于肾精不足、气血两亏所致的头晕乏力、健忘失眠，神经衰弱症见上述证候者
睡安胶囊	炒酸枣仁、五味子、远志、首乌藤、丹参、石菖蒲、知母、甘草、茯苓	● 规格：每粒装 0.5 g ● 用法用量：一次 3 粒，一日 3 次	● 功效：养血安神，清心除烦 ● 适应证：用于心烦不寐、怔忡惊悸、梦多易醒或久卧不眠等
养血安神颗粒	仙鹤草、熟地黄、首乌藤、墨旱莲、地黄、鸡血藤、合欢皮	● 规格：每袋装 3 g，10 g ● 用法用量：一次 1 袋，一日 3 次	● 功效：滋阴养血，宁心安神 ● 适应证：用于阴虚血少所致的头眩心悸、失眠健忘等

11. 郁证

治疗郁证口服类中成药包括舒肝解郁胶囊、逍遥丸、解郁安神颗粒、安乐胶囊等,以舒肝解郁、养血调经、安神定志等为主要功效。

表116　治疗郁证口服类成药

药　名	成　分	规格/用法用量	功效/适应证
舒肝解郁胶囊	贯叶金丝桃、刺五加	● 规格:每粒装 0.36 g ● 用法用量:一次 2 粒,一日 2 次	● 功效:疏肝解郁,健脾安神 ● 适应证:用于郁证属肝郁脾虚者,症见情绪低落、兴趣下降、迟滞、入睡困难、早醒、多梦、紧张不安、急躁易怒、疲乏无力、多汗、疼痛
逍遥丸	柴胡、当归、白芍、炒白术、茯苓、薄荷、生姜、炙甘草	● 规格:每 8 丸相当于原药材 3 g ● 用法用量:一次 8 丸,一日 3 次	● 功效:疏肝健脾,养血调经 ● 适应证:用于肝气不舒所致月经不调、胸胁胀痛、头晕目眩、食欲减退等
解郁安神颗粒	柴胡、大枣、石菖蒲、制半夏、炒白术、浮小麦、制远志、炙甘草、炒栀子、百合、胆南星、郁金、龙齿、炒酸枣仁、茯苓、当归	● 规格:每袋装 5 g ● 用法用量:一次 5 g,一日 2 次	● 功效:舒肝解郁,安神定志 ● 适应证:用于情志不舒,肝郁气滞等精神刺激所致心烦焦虑、失眠健忘,更年期综合征见上述症状者
安乐胶囊	柴胡、当归、川芎、茯苓、钩藤、首乌藤、炒白术、甘草	● 规格:每粒装 400 mg ● 用法用量:一次 4～6 粒,一日 3 次	● 功效:舒肝解郁,定惊安神 ● 适应证:用于精神抑郁、惊恐失眠、胸闷不适、纳少神疲,神经官能症、更年期综合征及小儿夜啼、磨牙等亦可使用
宁心安神胶囊	黄连、琥珀、石菖蒲、制远志、茯苓、丹参、甘草、红枣、小麦、煅磁石、珍珠母	● 规格:每粒装 0.5 g ● 用法用量:一次 4 粒,一日 3 次	● 功效:镇惊安神,宽胸宁心 ● 适应证:用于心神不宁,心悸气短,见烦躁易怒、眩晕失眠、阵热汗出、胸乳胀痛,更年期综合征,神经官能症亦可使用
更年宁	柴胡、黄芩、白芍、墨旱莲、人参、党参、郁金、醋炙香附、当归、薄荷、川芎、玄参、茯苓、法半夏、石菖蒲、牡丹皮、陈皮、干姜、麸炒白术、丹参、炒王不留行、酒炙女贞子	● 规格:每 100 丸重 5 g ● 用法用量:一次 4～8 g(约 80～160 丸),一日 2～3 次	● 功效:疏肝解郁,益气养血,健脾安神 ● 适应证:用于绝经前后所见的心悸气短、烦躁易怒、眩晕失眠、阵热汗出、胸乳胀痛、月经紊乱等

续 表

药 名	成 分	规格/用法用量	功效/适应证
解郁丸	白芍、柴胡、当归、郁金、茯苓、百合、合欢皮、甘草、小麦、大枣	● 规格：每15丸重1g ● 用法用量：一次4g，一日3次	● 功效：疏肝解郁，养心安神 ● 适应证：用于肝郁气滞、心神不安所致胸肋胀满、郁闷不舒、心烦心悸、易怒、失眠多梦

（二）静脉类用药

静脉类中成药是应用现代技术将中药材中有效成分制作成可直接注射在人体中的制剂，具有剂量准确、见效快及生物利用度高等优点。脑病治疗中，该类药被广泛应用于多种疾病的辅助治疗，如神志异常患者予醒脑静注射液，缺血性脑病患者予疏血通、血栓通等注射液辅助活血化瘀。现将脑病中常用静脉类中成药整理如下。

1. 中风

治疗中风静脉类用药包括银杏叶提取物注射液、血栓通注射液、丹红注射液等，主要作用为改善血液循环、扩张血管、活血化瘀等。

表 117　治疗中风静脉类用药

药 名	成 分	规格/用法用量	功效/适应证
银杏叶提取物注射液	每支含有银杏叶提取物17.5 mg，其中银杏黄酮苷4.2 mg	● 规格：5 ml，17.5 mg/支 ● 用法用量：一次2～4支，可将本品溶于葡萄糖或氯化钠注射液静脉滴注，一日1～2次	● 功效：改善循环及血流动力学；清除氧自由基，保护脑组织 ● 适应证：用于缺血性中风病，症见半身不遂、肢体麻木、口眼歪斜、言语謇涩（脑部、周围血流循环障碍所致急慢性脑功能不全及其后遗症等）
血栓通注射液	三七总皂苷	● 规格：5 ml，175 mg/支 ● 用法用量：一次2～5 ml，用葡萄糖注射液稀释后静脉滴注，一日1～2次	● 功效：活血祛瘀，扩张血管，改善血液循环 ● 适应证：用于缺血性中风病，症见半身不遂、肢体麻木、口眼歪斜，言语謇涩
丹红注射液	丹参、红花	● 规格：10 ml/支 ● 用法用量：一次20～40 ml，用葡萄糖或氯化钠注射液稀释后静脉滴注，一日1～2次	● 功效：活血化瘀，通脉舒络 ● 适应证：用于瘀血闭阻所致中风，症见口眼歪斜、言语謇涩、肢体麻木、活动不利等

药　名	成　分	规格/用法用量	功效/适应证
疏血通注射液	水蛭、地龙	● 规格：2 ml/支 ● 用法用量：每日 6 ml，用氯化钠注射液稀释后静脉滴注，一日 1 次	● 功效：活血化瘀，通经活络 ● 适应证：用于瘀血阻络所致的中风中经络急性期，症见半身不遂、口舌歪斜、言语謇涩
脉络宁注射液	牛膝、玄参、石斛、金银花、山银花（灰毡毛忍冬）	● 规格：10 ml/支 ● 用法用量：一次 10～20 ml，用葡萄糖或氯化钠注射液稀释后静脉滴注，一日 1 次	● 功效：清热养阴，活血化瘀 ● 适应证：用于瘀血阻络所致中风病，症见偏瘫肢麻、口眼歪斜、言语不利
红花注射液	红花	● 规格：5 ml/支 ● 用法用量：一次 15 ml，用葡萄糖或氯化钠注射液稀释后静脉滴注，一日 1 次	● 功效：活血化瘀 ● 适应证：用于缺血性中风病，症见半身不遂、肢体麻木、口眼歪斜、言语謇涩
灯盏细辛注射液	为灯盏细辛经提取酚类成分制成的灭菌水溶液，主要含野黄芩苷（C21H18012）和总咖啡酸酯	● 规格：10 ml/支 ● 用法用量：一次 20～40 ml，用氯化钠注射液稀释后静脉滴注，一日 1 次；肌内注射，一次 4 ml，一日 2～3 次	● 功效：活血祛瘀，通络止痛 ● 适应证：用于缺血性中风，症见瘀血阻滞、中风偏瘫、肢体麻木、口眼歪斜、言语謇涩
醒脑静注射液	麝香、郁金、冰片、栀子	● 规格：10 ml/支；5 ml/支 ● 用法用量：一次 10～20 ml，用葡萄糖或氯化钠注射液稀释后静脉滴注	● 功效：清热解毒，凉血活血，开窍醒脑 ● 适应证：用于气血逆乱、脑脉瘀阻所致中风昏迷、偏瘫口喝（脑栓塞、脑出血急性期等）

2. 眩晕

治疗眩晕静脉类用药包括天麻素注射液、银杏叶提取物注射液等，主要作用为镇静抗炎、改善循环、扩张血管等。

表 118　治疗眩晕静脉类用药

药　名	成　分	规格/用法用量	功效/适应证
天麻素注射液	天麻素	● 规格：2 ml，0.2 g/支 ● 用法用量：一次 0.6 g，用葡萄糖或氯化钠注射液稀释后静脉滴注，一日 1 次	● 功效：镇静，抗炎，抗惊厥，镇痛 ● 适应证：用于各类眩晕病（脑外伤性综合征、眩晕症如梅尼埃病、药性眩晕、外伤性眩晕、突发性耳聋、前庭神经元炎、椎基底动脉供血不足等）

药　名	成　分	规格/用法用量	功效/适应证
银杏叶提取物注射液	每支含有银杏叶提取物17.5 mg,其中银杏黄酮苷4.2 mg	● 规格：5 ml,17.5 mg/支 ● 用法用量：一次 2～4 支,用葡萄糖或氯化钠注射液稀释后静脉滴注,一日 1～2 次	● 功效：改善循环及血流动力学,清除氧自由基,保护脑组织 ● 适应证：用于多种瘀血痹阻所致眩晕病(脑部、耳部血流循环障碍,脑功能不全、前庭神经元炎、耳迷路综合征所致头晕、眩晕等症)
血栓通注射液	三七总皂苷	● 规格：5 ml,175 mg/支 ● 用法用量：一次 2～5 ml,用葡萄糖注射液稀释后静脉滴注,一日 1～2 次	● 功效：活血祛瘀,扩张血管,改善血液循环 ● 适应证：用于多种瘀血阻滞所致眩晕病(脑及耳部血液循环障碍,脑供血不足所致的头晕、眩晕等)

3. 头痛

治疗头痛静脉类用药包括天麻素注射液、银杏叶提取物注射液等,主要作用为活血化瘀、扩张血管等。

表 119　治疗头痛静脉类用药

药　名	成　分	规格/用法用量	功效/适应证
天麻素注射液	天麻素	● 规格：2 ml,0.2 g/支 ● 用法用量：一次 0.6 g,用葡萄糖或氯化钠注射液稀释后静脉滴注,一日 1 次	● 功效：镇静,抗炎,抗惊厥,镇痛 ● 适应证：用于各类头痛(神经衰弱、神经官能症、偏头痛、三叉神经痛、枕骨大神经痛等)
银杏叶提取物注射液	每支含有银杏叶提取物17.5 mg,其中银杏黄酮苷4.2 mg	● 规格：5 ml,17.5 mg/支 ● 用法用量：一次 2～4 支,用葡萄糖或氯化钠注射液稀释后静脉滴注,一日 1～2 次	● 功效：改善循环及血流动力学,清除氧自由基,保护脑组织 ● 适应证：用于多种瘀血阻滞所致头痛(血管性头痛、神经性头痛等)
血栓通注射液	三七总皂苷	● 规格：5 ml,175 mg/支 ● 用法用量：一次 2～5 ml,用葡萄糖注射液稀释后静脉滴注,一日 1～2 次	● 功效：活血祛瘀,扩张血管,改善血液循环 ● 适应证：可用于多种瘀血阻络所致头痛(血管性头痛、神经性头痛等)

4. 耳鸣、耳聋

治疗耳鸣、耳聋静脉类用药包括天麻素注射液、银杏叶提取物注射液等,主要作用为改善血液循环、扩张血管等。

表 120　治疗耳鸣、耳聋静脉类用药

药　　名	成　　分	规格/用法用量	功效/适应证
天麻素注射液	天麻素	• 规格：2 ml,0.2 g/支 • 用法用量：一次 0.6 g,用葡萄糖或氯化钠注射液稀释后静脉滴注,一日 1 次	• 功效：镇静,抗炎,抗惊厥,镇痛 • 适应证：可用于多种耳鸣、耳聋(突发性耳聋、前庭神经元炎等)
银杏叶提取物注射液	每支含有银杏叶提取物 17.5 mg,其中银杏黄酮苷 4.2 mg	• 规格：5 ml,17.5 mg/支 • 用法用量：一次 2～4 支,用葡萄糖或氯化钠注射液稀释后静脉滴注,一日 1～2 次	• 功效：改善循环及血流动力学 • 适应证：用于瘀血阻络所致耳鸣耳聋(神经性耳鸣、突发耳聋等症)
血栓通注射液	三七总皂苷	• 规格：5 ml,175 mg/支 • 用法用量：一次 2～5 ml,用葡萄糖注射液稀释后静脉滴注,一日 1～2 次	• 功效：活血祛瘀,扩张血管,改善血液循环 • 适应证：用于瘀血阻络所致耳鸣、耳聋(听力减退、突发性耳聋、神经性耳鸣等)

5. 痫证

治疗痫证静脉类用药包括醒脑静注射液、清开灵注射液等,主要作用为清热解毒、凉血活血、醒脑开窍、益气固脱等。

表 121　治疗痫证静脉类用药

药　　名	成　　分	规格/用法用量	功效/适应证
醒脑静注射液	麝香、郁金、冰片、栀子	• 规格：10 ml/支;5 ml/支 • 用法用量：一次 10～20 ml,用葡萄糖或氯化钠注射液稀释后静脉滴注	• 功效：清热解毒,凉血活血,开窍醒脑 • 适应证：用于痫证之阳痫闭证急性发作期的救治
清开灵注射液	胆酸、猪去氧胆酸、水牛角、黄芩苷、珍珠母、栀子、板蓝根、金银花	• 规格：10 ml/支 • 用法用量：一次 2～4 ml,肌内注射,一日 1 次;一次 20～40 ml,用葡萄糖或氯化钠注射液稀释后静脉滴注,一日 1～2 次	• 功效：清热解毒,化痰通络,醒神开窍 • 适应证：用于痫证之阳痫闭证急性发作期的救治

药　名	成　　分	规格/用法用量	功效/适应证
参附注射液	红参、附片	● 规格：10 ml/支 ● 用法用量：一次 2～4 ml，肌内注射，一日 1～2 次；一次 20～100 ml，用葡萄糖注射液稀释后静脉滴注，一日 1～2 次；一次 5～20 ml，用葡萄糖稀释后静脉推注，一日 1～2 次	● 功　效：回阳救逆，益气固脱 ● 适应证：用于痫证之阳脱证急性发作期的救治
参麦注射液	红参、麦冬	● 规格：2 ml/支 ● 用法用量：一次 2～4 ml，肌内注射，一日 1 次；一次 20～100 ml，用葡萄糖注射液稀释后静脉滴注，一日 1～2 次	● 功　效：益气固脱，养阴生津 ● 适应证：用于痫证之阴脱证急性发作期的救治

第五章　非药物疗法

....　一、针刺疗法　............

针刺疗法是对皮肤表面的经络穴位进行针刺,以达到治疗疾病目的的一种操作技术。该法具有疏导气血、舒经活络的作用,临床用于中风、失眠、头痛、癫狂等脑病治疗。常用针刺疗法有毫针技术、头针技术、耳针技术、腕踝针技术、电针技术、醒脑开窍技术等。

(一) 毫针技术

毫针技术依据经络系统的循行分布、脑部生理功能、病理变化、脏腑相互关系原理,利用毫针针具,通过一定手法刺激机体穴位,达到治疗脑病目的,适用于治疗中风、头痛、面瘫等脑病。选穴以中医理论、现代医学理论、临床经验及疾病部位为原则,如肝阳上亢取太冲、太溪、肝俞;记忆力减退取悬钟、肾俞;中风偏瘫取患侧阳明经穴等。

表 122　毫针技术的脑病应用

疾病	病　机	治　则	选　穴	操作/疗程
中风	因阴阳失调致风阳煽动,风火挟痰上扰,蒙蔽脑窍,脑络不通	平肝熄风,疏通经络	● 主穴:百会、风池、曲池、外关、合谷、环跳、阳陵泉、足三里 ● 配穴:足内翻加丘墟透照海,语言不利加廉泉	● 操作:直刺 ● 疗程:一次 20～30 分钟,隔日 1 次,10 次为一个疗程
头痛	因外感及内伤因素导致头部经络功能失常,气血失调,经络不通或脑窍失养	疏经活络,行气止痛	● 主穴:百会、风池、合谷、太冲、头维 ● 配穴:少阳头痛加率谷,太阳头痛加天柱,阳明头痛加攒竹	● 操作:头部斜刺或平刺,肢体直刺 ● 疗程:一次 30 分钟,一日 1 次,10 次为一个疗程

续 表

疾病	病 机	治 则	选 穴	操作/疗程
面瘫	因络脉空虚,风寒之邪乘虚侵袭阳明、少阳脉络,致经气阻滞、筋脉失养、筋肌纵缓不收	疏风通络,行气活血	● 主穴:风池、翳风、地仓、颊车、合谷 ● 配穴:鼻唇沟平坦加迎香,鼻唇沟歪斜加水沟,颏唇沟歪斜加承浆,目不能合加阳白、攒竹或申脉、照海	● 操作:面部穴位,初起宜浅刺、轻刺,一周后酌予平刺透穴或斜刺 ● 疗程:一次留针 20～30 分钟,一日 1 次,10 次为一个疗程

(二)头针技术

头针技术依据传统的脏腑经络理论及大脑皮质功能定位在头皮投影的原理,在头皮进行针刺,通过刺激头部特定穴位起到治疗疾病目的,适用于治疗中风、痴呆、痫证等脑病。选穴主要以经络理论为原则,如偏头痛取颔厌、脑空、风池、风府。依照"腧穴所在,主治所在"的规律近部取穴,头皮血管丰富,因此实施该法尤须注意防止出血。

表 123 头针技术的脑病应用

疾病	病 机	治 则	选 穴	操作/疗程
中风	因阴阳失调致风阳煽动,风火挟痰上扰,蒙蔽脑窍,脑络不通	醒脑开窍,疏通脑络	● 主穴:肢体感觉障碍选对侧顶颞后斜线、顶旁 1 线、顶旁 2 线;肢体乏力选对侧顶颞前斜线、顶旁 1 线、顶旁 2 线 ● 配穴:平衡障碍加枕下旁线,失语加对侧顶颞前斜线下 2/5、颞前线,尿潴留加额旁 3 线、顶旁 1 线	● 操作:毫针平刺,进针 30 mm,快速捻转,频率 90 次/分钟,必要时可辅以小幅度提插,针后也可令患者活动患部,以助针效 ● 疗程:留针 15～30 分钟,一日 1 次,10 次为一个疗程
痴呆	因先天不足致肾精亏虚,神明失养,后天失养致脾胃功能减退,气血生化乏源,无以充养脑络	益肾填精,健脾补气,养脑调神	● 主穴:额中线 ● 配穴:反应迟钝加额旁 1 线、额旁 2 线,理解力下降加额旁 3 线,记忆力下降加顶中线	● 操作:毫针平刺,进针 30 mm,快速捻转,配合小幅度提插,以患者接受为度 ● 疗程:留针 15～30 分钟,一日 1 次,20 次为一个疗程
痫证	因情志失调、劳累过度,致痰浊上扰,闭塞清窍,蒙蔽心神	豁痰开窍,安神定痫	● 主穴:额中线、顶中线 ● 配穴:痫证频发加顶旁 1 线、顶旁 2 线,发作后烦躁加枕上正中线	● 操作:使针身与皮肤表面成 30°角,针尖平刺入穴内,快速进针,深度约 30 mm,在针体进入帽状腱膜下层后强刺激 ● 疗程:留针 30 分钟,一日 1 次,10 次为一个疗程

（三）耳针

耳针技术依据中医学耳郭与人体各部存在的联系,及耳部望诊辅助诊断等原理,用特定针具或丸状物刺激耳郭相应穴位达到防治疾病的目的,其治疗范围广,常用于各种疼痛性疾病及功能紊乱性病症的治疗。该法以短柄毫针、揿针及王不留行、莱菔子等丸状物为针具,依据中医理论、经验选穴为原则,如偏头痛选胆穴,是因胆经循行"上抵头角"循行于侧头。常作为辅助技术结合专科治疗,改善脑病中疼痛及功能紊乱症状。

表 124　耳针技术的脑病应用

疾病	病机	治则	选穴	操作/疗程
头痛	因外感及内伤因素导致头部经络功能失常,气血失调,经络不通或脑窍失养	行气活血,通络止痛	脑、额、枕、胆、神门耳区穴位	● 操作:以揿针埋于相应耳区穴位 ● 疗程:一次留针 1～2 天,一周 1～2 次,2 周为一个疗程
不寐	思虑劳倦,内伤心脾,心神失养;或心肾不交,心火独炽;或宿食停滞,胃不和则卧不安	滋阴降火,养心安神	皮质下、心、肾、肝、神门、垂前、耳背心耳区穴位	● 操作:以揿针埋于相应耳区穴位 ● 疗程:一次留针 1～2 天,一周 2 次,1 个月为一个疗程
便秘	多因素体阳盛,胃肠积热;或情志失和,气机郁滞;或气血不足,下元亏虚	行气导滞,润肠通便	直肠下段、大肠、脑耳区穴位	● 操作:以揿针埋于相应耳区穴位 ● 疗程:一次留针 1～2 天,一周 2 次,2 周为一个疗程

（四）腕踝针技术

腕踝针技术依据脏腑与体表不同区域的关联,将不同体表区域与腕踝部各区域相对应,通过针刺人体腕部及踝部特定区域,达到治疗相应脏腑疾病的目的,临床上常用于眼内肌麻痹、面瘫、血管性头痛、眩晕、中风偏瘫、不寐的治疗。取穴时,横膈线以上的病症选腕部穴,横膈线以下的病症选踝部穴,配穴则根据患病部位区域指向配穴。

表 125　腕踝针技术的脑病应用

疾病	病机	治则	选穴	操作/疗程
眩晕	因风、火、痰、瘀上扰脑窍或气血不足,髓失所养导致脑窍失荣	熄风化痰,行气活血	● 主穴:上 1 区 ● 配穴:烦躁加上 3 区	● 操作:取 40 mm 毫针,针尖向上,沿皮下水平刺入 ● 疗程:一周 3～5 次,1 个月为一个疗程

疾病	病　机	治　则	选　穴	操作/疗程
中风	因阴阳失调致风阳煽动,风火挟痰上扰,蒙蔽脑窍,脑络不通	调衡阴阳,理气活血	● 主穴:上5区 ● 配穴:共济失调加下4区	● 操作:取25 mm毫针,针尖向上,沿皮下水平刺入 ● 疗程:一日1次,10次为一个疗程
不寐	因情志失调、饮食内伤、病后及年迈、禀赋不足,心虚胆怯等,导致心神失养、心肾不交	交通心肾,安神定志	● 主穴:上1区 ● 配穴:多梦易醒加上2区	● 操作:取25 mm毫针,针尖向上,沿皮下水平刺入 ● 疗程:一周5次,20次为一个疗程

（五）电针技术

电针技术是将针刺入穴位后,在针具上通以接近人体生物电的微量低频脉冲电流,利用低频电和针刺两种刺激起到防治疾病作用的一种技术,临床上常用于中风、面瘫、颤病的治疗。选穴以中医理论、神经分布等为原则,该法结合电针仪进行操作,电针仪有蜂鸣式、脉冲式、音频振荡等多种类型,常用波形包括疏密波、断续波和连续波,一般在感觉阈和痛阈之间的电流强度是治疗最适宜的强度,安装心脏起搏器患者、精神病患者、癫痫患者及重危患者都应避免使用电针。

表126　电针技术的脑病应用

疾病	病　机	治　则	选　穴	操作/疗程
中风	因阴阳失调致风阳煽动,风火挟痰上扰,蒙蔽脑窍,脑络不通	平肝潜阳,疏通脑络	● 主穴:肩髃、曲池、环跳、悬钟 ● 配穴:患侧上肢肌张力增高加外关、合谷,患侧下肢无力加风市、阳陵泉	● 操作:刺入后行针得气后予以断续波,使有关肌群出现节律性收缩,强度以患者能耐受为宜 ● 疗程:通电30分钟,一日1次,2周为一个疗程
面瘫	因络脉空虚,风寒之邪乘虚侵袭阳明、少阳脉络,致经气阻滞、筋脉失养、筋肌纵缓不收	疏风通络,理气调筋	● 主穴:地仓、合谷、颊车 ● 配穴:眼睑闭合不全加阳白、四白、太阳,面部感觉减退加翳风、大迎	● 操作:选穴后快速刺入皮肤,使颊车、地仓两穴相透,待有酸胀感后留针;采用电针治疗时,一组放到地仓、颊车穴上,另一组放到阳白、四白穴上,以面部有轻微跳动为度 ● 疗程:通电20分钟,一日1次,1周为一个疗程

续　表

疾病	病　机	治　则	选　穴	操作/疗程
颤证	肝肾亏虚,精血不足,髓海不充,阳气虚衰,筋脉失其濡养	熄风养血,滋补肝肾	● 主穴:外关、足三里、悬钟、合谷、曲池 ● 配穴:发作频繁加悬颅、曲鬓、率谷	● 操作:以毫针快速刺入,后接电针仪,频率 240～280 次/分钟,连续波,强度以患者能耐受为宜 ● 疗程:通电 20 分钟,一周 1 次,2 周为一个疗程

（六）醒脑开窍技术

醒脑开窍技术围绕"脑为元神之府"理论,对中风病通过醒脑开窍特殊配穴进行针刺。本法强调针刺过程中的手法量学,以标准化、规范化技术治疗疾病,临床上亦用于痴呆、神志与精神疾患等。选穴依据疾病阶段、经络特点等原则,如中风急性期选穴以醒神为主,针刺水沟、极泉等穴;中风恢复期以调神为主,针刺神门、三阴交等穴,该法强调操作,针刺眼部、项部、脊椎穴位,不宜大幅度提插、捻转和长时间留针。

表 127　醒脑开窍技术的脑病应用

疾病	病　机	治　则	选　穴	操作/疗程
中风急性期（神昏）	风、火、痰、瘀等病邪上扰清窍,导致窍闭神匿、神不导气	醒脑开窍,调神导气	● 主穴:内关、水沟、三阴交、极泉、尺泽、委中 ● 配穴:吞咽困难加风池、翳风、完骨,共济失调加风府、哑门、颈椎夹脊穴,语言不利加廉泉、金津、玉液放血	● 操作:内关:直刺 13～25 mm,采用捻转提插泻法,施手法 1 分钟;水沟:向鼻中隔方向斜刺 7～13 mm,用重雀啄法,至眼球湿润或流泪为度;三阴交:沿胫骨内侧缘与皮肤呈 45°角斜刺,进针 25～37 mm,用提插补法,使患侧下肢抽动 3 次为度 ● 疗程:留针 30 分钟,一日 2 次,10 次为一个疗程
郁证	因情志不畅,肝失疏泄,脾失健运,脏腑阴阳气血失调,使心神失养或被扰	疏肝理脾,调神启闭	● 主穴:内关、水沟、上星、印堂 ● 配穴:头部胀痛加百会、头维,胸闷不舒加气冲、膻中	● 操作:取双侧内关穴,进针 25～37 mm,施捻转提插泻法;继刺水沟,向鼻中隔方向针刺 7～13 mm,用雀啄泻法;上星沿头皮刺向百会,捻转泻法;印堂平刺 7～13 mm,提插泻法;百会沿头皮针刺 13～25 mm,捻转补法 ● 疗程:留针 20～30 分钟,一日 2 次,10 次为一个疗程

疾病	病　机	治　则	选　穴	操作/疗程
痴呆	因体衰久病引起肾精亏虚，神明失养；或脾胃虚损，气血生化乏源，无以充养脑络所致	益肾健脾，充脑调神	● 主穴：内关、神门、三阴交及水沟 ● 配穴：记忆力减退加天柱、百会、四神聪，肢体无力加极泉、风池、完骨	● 操作：提插捻转结合手法，先刺主穴内关、神门、三阴交及水沟；用雀啄泻法刺入水沟，至眼球湿润或流泪为度；垂直旋转针柄刺百会、四神聪；捻转刺入配穴极泉、风池、完骨、天柱 ● 疗程：留针 30 分钟，一日 2 次，10 次为一个疗程

二、艾灸疗法

艾灸疗法以艾绒为主要燃烧材料，烧灼、熏熨体表特定部位或腧穴，通过刺激经络腧穴，达到防治疾病的目的，常用艾灸疗法有艾条灸、艾炷灸、麦粒灸等。

（一）艾条灸

艾条灸指将点燃的艾卷悬于选定穴位或病痛部位上，利用艾的燃烧热量刺激穴位或病痛部位达到治疗疾病的目的。艾条灸具有温经散寒、扶阳固脱、消瘀散结、防病保健的作用，可用于头痛、癫证、颤证等各类脑病。选穴以针灸理论、相关症状、疾病部位为原则，中风闭证、阴虚阳亢、热毒炽盛、中暑高热、咯血吐血等忌用艾灸技术。

表 128　艾条灸的脑病应用

疾病	病　机	治　则	选　穴	疗　程
头痛	因外感及内伤因素导致头部经络功能失常，气血失调，经络不通或脑窍失养	理气活血，通络止痛	百会、上星、合谷、太冲、三阴交	一日 1 次，10 次为一个疗程
癫证	以心、脑神机受损为本，风、火、痰、瘀上蒙清窍为标	化痰祛瘀调养心神	百会、大椎、足三里、膈俞、丰隆	一日 1 次，10 天为一个疗程
颤证	肝肾亏虚，精血不足，髓海不充，阳气虚衰，筋脉失其濡养	补益肝肾，益精填髓	中脘、下脘、气海、关元、肝俞、肾俞	一日 1 次，3 个月为一个疗程
郁证	因情志不畅，肝失疏泄，脾失健运，脏腑阴阳气血失调，而使心神失养或被扰	疏肝理脾，宣阳开郁	百会、风府、肝俞	15～30 分钟/次，以头顶发热为准，一周 5 次，8 周为一个疗程

疾病	病　机	治　则	选　穴	疗　程
痴呆	因体衰久病引起的肾精亏虚,神明失养;脾胃功能减退,气血生化乏源,无以充养脑络	补肾填精,养脑益智	百会、大椎、至阳、命门	一日 1 次,3 个月为一个疗程

（二）艾炷灸（隔姜灸、隔盐灸）

艾炷灸利用姜片、蒜片、食盐等药物或材料将艾炷和穴位皮肤隔开,借助药物的药力和艾炷的热性协同作用来治疗疾病,临床上可用于中风、颤证、郁证等治疗。常用灸材包括姜片、蒜片、药饼或食盐等,选穴宜少而精,操作以局部出现红晕潮湿,患者自觉热感为度,阴虚阳亢、湿热中阻、痰热上扰等热证,感觉功能减退、皮肤愈合能力差者及出血性疾病忌用艾灸技术。

表 129　艾炷灸的脑病应用

疾病	病　机	治　则	选　穴	操作/疗程
中风急性期（脱证）	因正气不足,元阳衰微,精血不足,阴阳欲绝	回阳固脱,益气养血	关元、神阙	● 操作:灸 3~5 壮,灸至穴位局部潮红为度 ● 疗程:一日 1 次,1 个月为一个疗程
颤证	因肝肾亏虚,精血不足,髓海不充	补益肝肾,益精填髓	神阙、气海	● 操作:灸 6 壮,灸至穴位局部潮红为度 ● 疗程:一日 1 次,3 个月为一个疗程
郁证	因情志不畅,肝失疏泄,脾失健运,心神失养	疏肝理脾,养心安神	太冲、足三里、内关	● 操作:灸 5~6 壮,灸至穴位局部潮红为度 ● 疗程:一日 1 次,1 个月为一个疗程

（三）其他灸法（麦粒灸）

麦粒灸是将艾绒搓成麦粒样大小的艾炷直接置于皮肤上施灸用以防治疾病。麦粒灸属于直接灸,具有艾炷小、刺激强、时间短、收效快的特点,临床上可用于中风、眩晕、头痛等治疗。该法分为非化脓灸和化脓灸,非化脓灸待艾炷烧剩至约 1/5,即将残余艾炷去除;化脓灸每壮艾炷要求燃烧完毕,刺激程度比非化脓麦粒灸强,施灸后会出现起疱、化脓现象,故颜面部、心前区、体表大血管部和关节肌腱部不可用化脓灸。

表 130　麦粒灸的脑病应用

疾病	病　机	治　则	选　穴	操　作　手　法
中风	因气血运行受阻,血瘀滞络,肌肤失养	行气活血,疏通经络	十宣、丰隆、曲池	● 操作:每穴灸 8～10 壮,患者感觉温热至疼痛明显时,迅速用镊子夹走艾炷,续下一炷 ● 疗程:一日 1 次,10 天为一个疗程
眩晕	因气血不足,髓失所养导致脑窍失充	理气活血,滋养脑窍	百会、双侧风池、大椎、双侧肩井、双侧曲池、双侧间使、双侧足三里	● 操作:每穴灸 3～5 壮,患者感觉温热至疼痛明显时,迅速用镊子夹走艾炷,续下一炷 ● 疗程:一日 1 次,2 周为一个疗程
头痛	因外感或内伤因素导致头部经络功能失常,气血失调,经络不通或脑窍失养	祛风散寒,理气活血	足三里、胆俞、气海、关元	● 操作:每穴灸 3～5 壮,患者感觉温热至疼痛明显时,迅速用镊子夹走艾炷,续下一炷 ● 疗程:一日 1 次,10 天为一个疗程

三、拔罐疗法

拔罐疗法以罐为工具,借助燃火、抽气等方法,排出罐内空气,形成负压,吸附于腧穴或病变部位,使局部皮肤充血、瘀血,起到防治疾病的目的,临床用于痹证、郁证、不寐等脑病治疗。常用拔罐疗法有火罐技术、药物罐、针罐、刺络拔罐等。

(一) 火罐技术

火罐技术利用燃火、投火等方法造成罐内负压,吸附于腧穴或相应体表部位,使局部组织暂时瘀血,以达到防治疾病的目的,临床上常用于中风后呃逆、患侧肢体肿胀疼痛、郁证等疾病治疗。选穴以经络理论、症状及证型为原则,如呃逆取胃俞、膈俞;气滞血瘀证,取气海、膈俞,根据不同部位和症状有留罐、走罐、闪罐等操作。

表 131　火罐技术的脑病应用

疾病	病　机	治　则	选　穴	操作/疗程
中风后呃逆	中风后因肝气犯胃,胃失和降,气逆上冲动膈	理脾疏肝,和胃降逆	神阙、胃俞、膈俞	● 操作:闪罐 10～15 分钟;病程较长者闪罐与留罐隔天交替 ● 疗程:一日 1 次,10 天为一个疗程

续 表

疾病	病 机	治 则	选 穴	操作/疗程
中风后肩痹	因中风后气血失调,气血运行受阻,气血瘀滞,肌肤筋脉失于濡养	活血化瘀,通络止痛	肩髃、臂臑、尺泽、曲池、阿是穴	● 操作:闪罐法,隔日治疗 1 次 ● 疗程:一日 1 次,2 周为一个疗程
郁证	因气机郁滞,痰瘀内阻,扰及心神,心神失养	理气开郁,调养心神	督脉及膀胱经穴位如心俞、肝俞、膈俞	● 操作:背部先闪罐,再沿督脉及膀胱经两条线自上而下走罐,最后在两侧膀胱经上留罐约 5~10 分钟 ● 疗程:一日 1 次,10 次为一个疗程

(二)综合罐技术(药物罐、针罐、刺络拔罐)

1. 药罐技术

药罐技术是在中药浸煮的竹罐或玻璃罐内放入一定量的药液,吸拔于相应部位,获得治疗疾病的目的,临床上常用于中风后肢体水肿、中风后便秘、不寐等治疗。

表 132 药罐技术的脑病应用

疾 病	病 机	治 则	选 穴	中 药	操作/疗程
中风后肢体水肿	经络不通,气血凝滞,瘀血阻络,血不行水则外溢	活血利水,通经活络	以患肢的手阳明大肠经穴和足阳明胃经穴为主	艾叶 60 g、桂枝 60 g、红花 20 g、茯苓 60 g,煎药汁	● 操作:选 3 到 6 个竹罐,把适量的药棉轻按在罐底壁部备用,点燃罐底棉球,扣置在所取穴位上,留罐 10~15 分钟 ● 疗程:一日 1 次,5 次为一个疗程
中风后便秘	因痰热中阻,气机不利,腑气不通;或体弱久病,脾胃虚弱,脾虚生痰,痰浊中阻,郁而化热,肠道津亏,传导失司	疏通经络,泄热通便	双侧大肠俞、天枢、支沟、上巨虚、丰隆	熟大黄 20 g、芒硝 15 g、枳实 25 g、青皮 20 g、肉苁蓉 20 g、当归 20 g、玄参 20 g、地黄 15 g、麦冬 15 g、路路通 15 g,煎药汁	● 操作:把竹罐罐口朝下放入药液内同煮 2 分钟,取出竹罐,甩净,随即扣在穴位留罐 10 分钟左右起之 ● 疗程:一日 1 次,2 周为一个疗程,共 2 个疗程

续　表

疾　病	病　机	治　则	选　穴	中　药	操作/疗程
不寐	因气机逆乱，脏腑阴阳失调，阴阳不交	调和气血，平衡阴阳	背部双侧膀胱经的心俞、肝俞、脾俞、肾俞、膈俞	黄芪30 g、当归30 g、川芎30 g、鸡血藤30 g、郁金20 g、合欢皮20 g、丹参20 g、柴胡20 g、木香15 g、酸枣仁20 g、桂枝20 g、甘草10 g、茯苓15 g，煎药汁	● 操作：将竹罐放进药汁中煮沸5分钟，然后用镊子取出竹罐罐口朝下，用毛巾擦干水滴，先在各穴位闪罐1次，然后留罐10分钟，以局部皮肤潮红为度 ● 疗程：隔日1次，4周为一个疗程

2. 刺络拔罐技术

刺络拔罐技术是用三棱针、小眉刀、皮肤针等刺破患者身上的浅表血管，放出少量血液后在相应部位拔罐，起到治疗疾病的作用，临床上常用于中风后半身不遂、肩痹、肌肤不仁等治疗。常用工具有梅花针、三棱针、玻璃罐、竹罐等，对于体弱、贫血、虚证为主的患者应慎用，出血倾向者禁用该法。

表 133　刺络拔罐技术的脑病应用

疾　病	病　机	治　则	选　穴	操作/疗程
中风后半身不遂	因气血不通，筋脉受损，筋失濡养	调和气血，舒筋缓急	委中、曲池	● 操作：常规消毒后，三棱针点刺出血，再拔火罐，留罐5~10分钟 ● 疗程：隔日1次，3次为一个疗程
中风后肩痹	因气血失调，气血运行受阻，气血瘀滞，肌肤筋脉失于濡养	活血化瘀，通络止痛	患侧上肢交替选取肩髃、肩髎、曲池及阿是穴	● 操作：在皮肤消毒后用采血针点刺放血，再拔火罐，留罐10分钟 ● 疗程：隔日1次，5次为一个疗程
中风后肌肤不仁	因荣卫气血衰少，气虚血瘀，气滞阻碍经络	扶正祛邪，益气养血	患侧肩髃、曲池、外关、伏兔、足三里、丰隆等	● 操作：交替选穴刺络拔罐，每次取2~4个穴位，消毒皮肤，三棱针刺入皮肤深度为3~5毫米，每穴刺3~5次，拔罐留置8~10分钟，以少量出血为度 ● 疗程：隔日1次，15天为一个疗程

3. 针罐技术

针罐疗法是将针刺和拔罐相结合用以治疗疾病,临床上常用于中风后半身不遂、中风后虚劳、痿证等治疗。应用该法时要注意保持体位固定,防止弯针,并避免将针撞压至深处。

表 134　针罐技术的脑病应用

疾　病	病　机	治　则	选　穴	操作/疗程
中风后半身不遂	因气血不通,筋脉受损,筋失濡养	调和气血,舒筋缓急	● 针刺穴位:患侧上肢肩髎、曲池、外关、手三里,下肢风市、环跳、丰隆、足三里 ● 拔罐穴位:曲池、环跳	● 操作:在患者背俞穴针刺得气后,用闪火法沿患者脊柱两侧的针上加拔火罐,留罐 10 分钟,以增强针感 ● 疗程:隔日 1 次,5 次为一个疗程
中风后虚劳	中风日久,气虚血瘀,血行不畅,筋脉失养,阳气不升,清窍不荣	培元固本,补益气血	● 针刺穴位:百会、印堂、水沟、合谷、气海、关元、足三里、三阴交、太冲 ● 拔罐穴位:关元、气海	● 操作:针刺留针 20 分钟,拔罐处留罐 10 分钟,起针后背部膀胱经走罐 ● 疗程:隔日 1 次,15 天为一个疗程,连续治疗 3 个疗程,两个疗程间隔 5 天
痿证	外邪乘虚侵入经脉,邪气瘀滞,风痰阻络,经气不疏而致	化痰祛瘀,行气活血	● 针刺穴位:风池、肩髎、曲池、外关、合谷、肾俞、大肠俞、环跳、髀关、伏兔、风市、阳陵泉、足三里、解溪、昆仑等 ● 拔罐穴位:选阳明经通过的上肢屈肌群、下肢伸肌群的穴位,及背部腧穴和肩井、肩三针	● 操作:留针罐 15 分钟 ● 疗程:一日 1 次,8 次为一个疗程

四、推拿技术

推拿是在中医理论指导下,运用手法作用于体表特定穴位、部位和关节,达到防病治病的目的,临床上常用于中风后肢体活动障碍、失眠、便秘等治疗。取穴取经遵循"宁离其穴,不离其经"原则,常用手法有㨰法、一指禅推法、揉法、拿法、拨法、按法、压法、点法、捏法、推法、摩法、掐法、擦法、搓法等。按法、揉法、擦法、搀法等可改善脑卒中患者患肢活动不利、疼痛、无力和麻木等症;压法、点法、推法直接作用经络腧穴,可改善患者失语、失眠等症。

表 135　推拿技术的脑病应用

疾　病	病　机	治　则	治疗部位	手法/疗程
中风后半身不遂	因气血不通,筋脉受损,筋失濡养	理气活血,疏通经络	上下肢及肩、肘、腕、膝、踝关节处,躯干特定穴位等	● 操作:按、揉、滚、擦等手法为主,关节处施以捏拿、拨理等手法 ● 疗程:一日 1 次,一次时间 20～30 分钟,5 次为一个疗程
中风后失眠	因中风后气机逆乱,脏腑阴阳失调,阴阳不交,阴不入阳	平衡阴阳,理气安神	印堂、神庭、太阳、头维、百会、眼眶周围睛明、鱼腰、攒竹等穴,头顶至枕部风池穴附近区域	● 操作:以一指禅推法或揉法操作于面部诸穴,以拿法从头顶操作至枕部风池穴,反复 3～4 遍 ● 疗程:一日 1 次,一次时间 20～30 分钟,10 次为一个疗程
中风后便秘	因痰热中阻,气机不利,腑气不通;或脾虚生痰,阻于中焦,郁而化热,肠道津亏	行气导滞,润肠通便	腹部区域:神阙、天枢、大横、关元,足部区域:足三里、上巨虚等穴	● 操作:取仰卧位,以大鱼际或掌根揉法着力腹部,沿顺时针方向按摩 15 分钟,亦可揉法在神阙、天枢等穴按揉各 30 次 ● 疗程:早晚各按摩 1 次,10 次为一个疗程

五、敷熨熏浴类疗法

敷熨熏浴类疗法是将中药蒸汽作为载体,辅以温度、湿度熏蒸患处,借用热力和药效起到活血化瘀、通经活络的作用,常用疗法包括穴位敷贴技术、中药熏蒸技术、中药泡洗技术等。

（一）穴位敷贴技术

穴位敷贴技术将药物制成一定剂型敷贴在人体特殊经穴，通过刺激穴位、激发经气，起到调节五脏、行气活血的保健治疗作用，临床上常用于中风后半身不遂、中风后喑痱和遗尿等治疗。选穴以局部取穴、循经远取等为原则，合并糖尿病、血液病、局部皮肤创伤、溃疡及颜面五官部位者慎用此法。

表 136　穴位敷贴技术的脑病应用

疾　病	病　机	治　则	选　穴	中　药	操作/疗程
中风后半身不遂	因中风后气血阻滞，经络受损，筋脉失于濡养	活血化瘀，通经活络	患侧上肢肩髎、外关、手三里，下肢风市、丰隆及足三里	适量姜汁加入桃仁9 g、红花9 g中拌匀后呈现为膏状，涂抹在无菌纱布上	● 操作：药膏纱布敷贴于上述穴位并固定 ● 疗程：一日1次，5次为一个疗程，治疗3个疗程
中风后喑痱	因肾虚为本，脏腑功能失调，阴阳两亏，气血阻滞，痰浊上泛所致	行气活血，开窍利音	外金津、外玉液、廉泉、劳宫、脾俞、风市、足三里、悬钟	穿山甲9 g、生乌头30 g、红海蛤20 g、三七粉20 g，打粉混匀涂抹在无菌纱布上	● 操作：药膏纱布敷贴于上述穴位并固定 ● 疗程：一日1次，10次为一个疗程，治疗2个疗程
中风后遗尿	因久病伤阳，肾阳不固，膀胱失约所致	健脾补肾，温阳固涩	关元、神阙、水道、肺俞、脾俞、肾俞	五味子12 g、益智仁12 g、肉桂9 g、丁香6 g、砂仁6 g，烘干后研磨成细末，过筛，用陈醋将药物调成膏药状，制成药饼	● 操作：药膏纱布敷贴于上述穴位并固定 ● 疗程：一日1次，7天为一个疗程，治疗3个疗程

（二）中药熏蒸技术

中药熏蒸技术是利用药物加水煮沸后所产生的中药蒸汽熏蒸患处，以中药蒸汽为载体，辅以温度、湿度、力度作用，可促进局部血液和淋巴液循环，利于局部水肿及炎症吸收，消除局部肌纤维紧张和痉挛，常用于中风、郁证等治疗。该法包括烟气熏法和蒸汽熏法，合并严重心脏病、高血压、危重外科疾病、化脓感染疾病者忌用此法。

表 137　中药熏蒸技术的脑病应用

疾　病	病　机	治　则	部　位	中　药	操作/疗程
中风后半身不遂	因中风后气血阻滞，经络受损，筋脉失于濡养	活血止痛，舒筋活络	患侧上肢臂臑、曲池、外关、手三里，下肢风市、丰隆、悬钟	当归 30 g、赤芍 30 g、川芎 30 g、红花 15 g、木瓜 50 g、桑枝 50 g、黄芪 50 g、伸筋草 50 g、鸡血藤 50 g，上方一剂加水 1 500 ml 煎 30 分钟取汁	● 操作：药汁置于电脑中药熏蒸机，预热 10 分钟后，温度上升至 45℃ 开始熏蒸患肢 ● 疗程：一日 1 次，5 次为一个疗程，治疗 2 个疗程
中风后肢体水肿	经络不通，气血凝滞，瘀血阻滞，血不行水则外溢	养血通络，舒筋通络	患侧手三里、合谷、曲池、肩髃、足三里、环跳、委中	生黄芪 60 g、桂枝 20 g、当归 30 g、白芍 30 g、丹参 30 g、甘草 15 g、地龙 20 g、红花 30 g、赤芍 30 g、伸筋草 35 g、川牛膝 35 g，上方一剂加水 1 500 ml 煎 30 分钟取汁	● 操作：药物煮沸后所产生的中药蒸汽熏蒸全身 ● 疗程：一日 1 次，5 次为一个疗程，治疗 2 个疗程
郁证	因气机郁滞，痰瘀内阻，扰及心神，心神失养	理气开郁，调养心神	上星、头维、百汇、四神聪	川芎 20 g、白芷 20 g、菊花 15 g、冰片 15 g、木香 20 g、辛夷 15 g，浓煎 100 ml	● 操作：将熏蒸器头罩置于患者头部，调整温度舒适，避免被蒸汽烫伤 ● 疗程：一日 1 次，5 次为一个疗程，治疗 4 个疗程

（三）中药泡洗技术

中药泡洗技术借泡洗时洗液的温热之力及药物本身的功效，浸洗全身或局部皮肤，起到活血、消肿、止痛、祛瘀生新、杀虫消毒等作用。本法不仅适用于痈、疮、肿毒、癣、痔、烫伤等局部疾患，也可用于中风及其后遗症、头晕等治疗。该法包括全身泡洗和局部泡洗，合并严重心脏病、呼吸衰竭、危重外科疾病、化脓感染疾病者忌用，泡洗时应注意温度，至微微出汗即可。

表 138　中药泡洗技术的脑病应用

疾 病	病 机	治 则	部 位	中 药	操作/疗程
肢体麻木	因瘀血、痰浊痹阻经脉,经络阻滞,经筋失养	祛瘀化痰,舒筋通络	患侧手三里、合谷、曲池、肩髎、足三里、环跳、委中	当归 20 g、赤芍 30 g、川芎各 30 g、刘寄奴 20 g、红花 20 g、桃仁 20 g、鸡血藤 30 g	● 操作:中药加水煮开后放入容器中,待温度为 40℃ 左右时将患者肢体浸泡入药汤 ● 疗程:一日 1 次,5 次为一个疗程,治疗 2 个疗程
中风后半身不遂	因气血不通,筋脉受损,筋失濡养	调和气血,理筋通络	患侧八风、合谷、手三里、曲池、肩髎、风市、足三里、环跳、委中	透骨草 30 g、防己 30 g、片姜黄 20 g、三棱 20 g、莪术 20 g、桂枝 30 g	● 操作:中药加清水 1 500 ml,煎煮 30 分钟后,将药汁倒入盆中,待药液降温至 40℃ 左右,进行泡洗及擦洗患肢 ● 疗程:一日 1 次,10 次为一个疗程,治疗 2 个疗程
眩晕	因恼怒忧思,致肝郁化火;恣食肥甘或饮酒过度,致痰浊内生	熄风化痰,活血通络	悬钟、涌泉、太冲、足三阴、冲阳	野蒺藜 20 g、夏枯草 20 g、络石藤 30 g、生大黄 15 g、赤芍 20 g、丹参 20 g、玄参 20 g、生栀子 15 g、罗布麻叶 15 g、苦参 20 g	● 操作:将中药水煎去渣取液 1 000 ml 左右,再加清水 2 000 ml 左右,患者双小腿伸入袋内后,保持 40℃ 左右温水,袋内药液浸至足三里附近 ● 疗程:一日 1 次,15 次为一个疗程,治疗 2 个疗程

六、刮痧疗法

刮痧是在中医经络腧穴理论指导下,通过各种介质,利用不同材质和形状的刮痧器械,在体表进行手法刮拭,起到改善血液循环,疏通经络,调整关节功能等作用,临床上常用于中风、眩晕、头痛等治疗。选穴以针灸理论、神经分布及疾病部位为原则,如腓神经麻痹,刮痧阳陵泉、悬钟。出现浮肿者,合并出血疾病、感染性疾病者忌用该法。

表 139　刮痧疗法的脑病应用

疾病	病　机	治　则	选　　穴	疗　　程
中风	因阴阳失调致风阳煽动,风火挟痰上扰,蒙蔽脑窍,脑络不通	疏通经络,理气活血	督脉、膀胱经、胆经上的穴位	一日 1 次,10 次为一个疗程,治疗 2 个疗程
眩晕	因风、火、痰、瘀上扰脑窍或气血不足,髓失所养导致脑窍失充	升阳益气,清脑安神	督脉经(风府至身柱)、足少阳胆经(双侧风池至肩井)、足太阳膀胱经(双侧天柱至大杼)	一周 1 次,2 次为一个疗程,治疗 5 个疗程
头痛	因各种外感及内伤因素导致气血失调,经络不通或脑窍失养	行气活血,通络止痛	头部局部阿是穴	隔日 1 次,10 次为一个疗程,治疗 4 个疗程

第六章 常用对穴治疗

"对穴"是指两个穴位配伍,通过一定手法刺激,以调衡阴阳、理气活血,达到治疗脑病的目的,寓有一阴一阳、一气一血、动静相随、升降相承之意。对穴治疗脑病适应证广泛,可用于中风、眩晕、痴呆、郁证、癫狂、失眠等的治疗。脑病常用对穴按照腧穴的功能和主治分为 6 类,分别为醒脑开窍类、宁心安神类、镇惊抗痫类、平肝熄风类、舒经活络类、祛风通络类。

······· 一、醒脑开窍类 ·······

醒脑开窍类对穴以醒脑宁神、回阳救逆、行气开闭、疏风活血通络等为配伍原则,主要治疗中风、失眠、癫狂等疾病中晕厥、虚脱、失眠、眩晕等症状。

表 140 对穴：百会、隐白

穴 位	功效/主治	配 伍 功 效	配 伍 主 治
百会	● 功效：清热开窍,醒脑宁神,回阳固脱 ● 主治：头痛、眩晕、中风等	调和气血,升阳举陷,醒脑开窍,回阳救逆	中风,气机逆乱引起的昏厥等症
隐白	● 功效：温阳救逆,启闭开窍 ● 主治：中风、厥证等		

表 141 对穴：百会、水沟

穴 位	功效/主治	配 伍 功 效	配 伍 主 治
百会	● 功效：清热开窍,醒脑宁神,回阳固脱 ● 主治：头痛、眩晕、中风等	回阳救逆,醒脑开窍	眩晕,中风闭证

穴　位	功效/主治	配 伍 功 效	配 伍 主 治
水沟	● 功效：调和阴阳，醒脑开窍，回阳救逆，镇静安神 ● 主治：晕厥、昏迷、癫狂等	回阳救逆，醒脑开窍	眩晕，中风闭证

表 142　对穴：水沟、风府

穴　位	功效/主治	配 伍 功 效	配 伍 主 治
风府	● 功效：醒脑开窍，清热泻火，镇静安神，通络止痛 ● 主治：中风、头痛、项强、眩晕、癫狂等	醒脑开窍，回阳救逆，镇静安神，通络止痛	中风，口眼㖞斜、半身不遂等症
水沟	● 功效：调和阴阳，醒脑开窍，回阳救逆，镇静安神 ● 主治：晕厥、昏迷、癫狂等		

表 143　对穴：水沟、合谷

穴　位	功效/主治	配 伍 功 效	配 伍 主 治
合谷	● 功效：行气开窍，镇静安神 ● 主治：头痛、牙关紧闭、神志失常、手指挛急等	泄热启闭，醒脑开窍	晕厥，癫狂诸症
水沟	● 功效：调和阴阳，醒脑开窍，回阳救逆，镇静安神 ● 主治：晕厥、昏迷、癫狂等		

表 144　对穴：涌泉、足三里

穴　位	功效/主治	配 伍 功 效	配 伍 主 治
涌泉	● 功效：通关开窍，醒脑苏厥，泄热开闭，镇静安神 ● 主治：中风、喑不能言、失眠、痫证等	醒脑开窍，镇静安神	中风，失眠，癫狂
足三里	● 功效：调和气血，和胃安眠 ● 主治：下肢痿痹、虚劳、失眠等		

表 145 对穴：素髎、内关

穴 位	功效/主治	配 伍 功 效	配 伍 主 治
素髎	● 功效：泄热开窍，安神止痛 ● 主治：失眠、癫狂、虚脱等	清热开窍，安神定志	失眠，虚脱，癫狂
内关	● 功效：镇静止痛，宁心安神 ● 主治：失眠、虚脱、晕厥、癫狂、痫证等		

表 146 对穴：印堂、内关

穴 位	功效/主治	配 伍 功 效	配 伍 主 治
印堂	● 功效：活络疏风，镇静安神 ● 主治：头痛、眩晕、面痛、失眠等	镇静安神，宁神定志	头痛，眩晕，失眠
内关	● 功效：镇静止痛，宁心安神 ● 主治：失眠、虚脱、晕厥、癫狂、痫证等		

表 147 对穴：曲泽、委中

穴 位	功效/主治	配 伍 功 效	配 伍 主 治
曲泽	● 功效：疏风活血，滋阴降火 ● 主治：头痛、眩晕、转筋（腓肠肌痉挛）、颤证等	疏风活络，滋阴止颤	中风，颤证
委中	● 功效：舒筋活络，滋补肝肾 ● 主治：中风昏迷、半身不遂、颤证等		

二、宁心安神类

宁心安神类对穴以安神定志、通经活络、滋阴降火等为配伍原则，治疗失眠多梦、癫狂、耳鸣、健忘等脑病。

表 148 对穴：神门、三阴交

穴 位	功效/主治	配 伍 功 效	配 伍 主 治
神门	● 功效：安神定志，通络止痛 ● 主治：怔忡、失眠、健忘、癫狂、痫证等	宁心安神，通络止痛	失眠，健忘

穴　位	功效/主治	配 伍 功 效	配 伍 主 治
三阴交	● 功效：祛风通络，宁心安神 ● 主治：头昏、头晕、失眠、健忘等	宁心安神，通络止痛	失眠，健忘

表 149　对穴：通里、照海

穴　位	功效/主治	配 伍 功 效	配 伍 主 治
通里	● 功效：清心安神，通窍活络 ● 主治：失眠、头晕、目眩、舌强不语、狂证等	通经活络，安神定志	失眠，狂证，舌强语涩
照海	● 功效：通经活络，养心安神 ● 主治：狂证、舌强语涩、失眠等		

表 150　对穴：厉兑、隐白

穴　位	功效/主治	配 伍 功 效	配 伍 主 治
厉兑	● 功效：醒神开窍，通经活络 ● 主治：失眠、热厥、癫狂等	理气活血，开窍醒神	失眠多梦，癫狂
隐白	● 功效：温阳救逆，启闭开窍 ● 主治：中风、厥证等		

表 151　对穴：申脉、照海

穴　位	功效/主治	配 伍 功 效	配 伍 主 治
申脉	● 功效：疏风解表，安神定志，舒筋活络，缓急止痛 ● 主治：头痛、眩晕、中风、癫狂、痫证、外踝肿痛等	安神定志，舒筋活络	失眠多梦，痹证，足内、外翻
照海	● 功效：通经活络，养心安神 ● 主治：狂证、舌强语涩、失眠等		

表 152　对穴：神门、太溪

穴　位	功效/主治	配 伍 功 效	配 伍 主 治
神门	● 功效：安神定志，通络止痛 ● 主治：怔忡、失眠、健忘、癫狂、痫证等	滋阴降火，宁心安神	失眠，耳鸣
太溪	● 功效：滋阴退热，交通心肾 ● 主治：失眠、耳鸣、遗尿、尿频、下肢无力等		

表 153　对穴：通里、足三里

穴　位	功效/主治	配 伍 功 效	配 伍 主 治
通里	● 功效：清心安神，通窍活络 ● 主治：失眠、头晕、目眩、舌强不语、狂证等	交通心肾，养心宁神	失眠，舌强不语
足三里	● 功效：调和气血，和胃安眠 ● 主治：下肢痿痹、虚劳、失眠等		

三、镇惊抗痫类

　　镇惊抗痫类对穴以通经活络、宁心安神、醒脑开窍等为配伍原则，治疗痴呆、头晕头痛、癫痫、中风后肢体抽搐、失语或言语謇涩等脑病。

表 154　对穴：上脘、神门

穴　位	功效/主治	配 伍 功 效	配 伍 主 治
上脘	● 功效：和中降逆，利膈化痰 ● 主治：呃逆、反胃、郁证等	安神定志，直通心脉	癫狂，郁证，呃逆
神门	● 功效：安神定志，通络止痛 ● 主治：怔忡、失眠、健忘、癫狂、痫证等		

表 155 对穴：鸠尾、后溪

穴　位	功效/主治	配 伍 功 效	配 伍 主 治
鸠尾	● 功效：理气快膈，和胃降逆 ● 主治：头痛、耳鸣、呕吐等	通经活络，宁心安神	头痛，耳鸣
后溪	● 功效：宁心安神，通络止痛 ● 主治：头项强痛、目赤肿痛、耳鸣耳聋等		

表 156 对穴：四神聪、涌泉

穴　位	功效/主治	配 伍 功 效	配 伍 主 治
四神聪	● 功效：疏经通络，平肝熄风，醒脑开窍 ● 主治：头痛、眩晕、中风、半身不遂等	清上安下，醒脑开窍，镇静安神，解痉止痛	中风，痴呆，头痛
涌泉	● 功效：通关开窍，醒脑苏厥，泄热开闭，镇静安神 ● 主治：中风、喑不能言、失眠、痫证等		

表 157 对穴：后溪、申脉

穴　位	功效/主治	配 伍 功 效	配 伍 主 治
后溪	● 功效：宁心安神，通络止痛 ● 主治：头项强痛、目赤肿痛、耳鸣耳聋等	通调督脉，熄风止痉，醒脑开窍，安神定志	癫狂，中风，头痛
申脉	● 功效：疏风解表，安神定志，舒筋活络，缓急止痛 ● 主治：头痛、眩晕、中风、癫狂、痫证、外踝肿痛等		

表 158 对穴：阴陵泉、血海

穴　位	功效/主治	配 伍 功 效	配 伍 主 治
阴陵泉	● 功效：健脾促运，利水消肿 ● 主治：水肿、小便不利、小便失禁	利水消肿，调和气血	痹证，中风后肢体水肿
血海	● 功效：祛风清热，调和气血 ● 主治：中风、痹症、痛经、闭经等		

表 159 对穴：列缺、通里

穴 位	功效/主治	配 伍 功 效	配 伍 主 治
列缺	● 功效：疏风解表，通经活络 ● 主治：口眼歪斜、半身不遂、口噤不开、牙关紧闭等症	祛风散邪，通窍安神	中风不语，癔症性失语，失眠
通里	● 功效：清心安神，通窍活络 ● 主治：失眠、头晕、目眩、舌强不语、狂证等		

表 160 对穴：水沟、少商

穴 位	功效/主治	配 伍 功 效	配 伍 主 治
水沟	● 功效：调和阴阳，醒脑开窍，回阳救逆，镇静安神 ● 主治：晕厥、昏迷、癫狂等	清热泻火，熄风止痉，回阳救逆，醒脑开窍	小儿急惊风，晕厥，癫狂
少商	● 功效：清热凉血，安神熄风 ● 主治：中风昏仆、小儿急惊风、癫狂等		

表 161 对穴：劳宫、涌泉

穴 位	功效/主治	配 伍 功 效	配 伍 主 治
劳宫	● 功效：清心安神，利湿散结，凉血熄风，安神定惊 ● 主治：心痛、中风、癫狂等	镇静安神，解痉止痛	癫狂，中风
涌泉	● 功效：通关开窍，醒脑苏厥，泄热开闭，镇静安神 ● 主治：中风、喑不能言、失眠、痫证等		

四、平肝熄风类

平肝熄风类对穴以镇静安神、重镇潜阳、滋补肝肾、理气调神等为配伍原则，治疗失眠、中风闭证、眩晕、健忘、耳鸣等脑病。

表 162 对穴: 合谷、太冲

穴 位	功效/主治	配 伍 功 效	配 伍 主 治
合谷	• 功效: 行气开窍,镇静安神 • 主治: 头痛、牙关紧闭、神志失常、手指挛急等	镇静安神,活血通络	头痛,中风属闭证者,失眠,癫狂,痹证
太冲	• 功效: 舒肝理气,活血通络,清降肝阳 • 主治: 胸胁支满、疼痛、呕逆食少、眩晕头痛、头重脚轻、烦躁失眠等		

表 163 对穴: 百会、涌泉

穴 位	功效/主治	配 伍 功 效	配 伍 主 治
百会	• 功效: 清热开窍,醒脑宁神,回阳固脱 • 主治: 头痛、眩晕、中风等	一升一降,升降调衡,滋补肾肝,重镇潜阳	眩晕,头痛,耳鸣,失眠,健忘
涌泉	• 功效: 通关开窍,醒脑苏厥,泄热开闭,镇静安神 • 主治: 中风、暗不能言、失眠、痫证等		

表 164 对穴: 太溪、太冲

穴 位	功效/主治	配 伍 功 效	配 伍 主 治
太溪	• 功效: 滋阴退热,交通心肾 • 主治: 失眠、耳鸣、遗尿、尿频、下肢无力等	滋肾平肝,潜阳安神	头晕,失眠,巅顶疼痛
太冲	• 功效: 舒肝理气,活血通络,清降肝阳 • 主治: 胸胁支满、疼痛、呕逆食少、眩晕头痛、头重脚轻、烦躁失眠等		

表 165 对穴: 百会、风府

穴 位	功效/主治	配 伍 功 效	配 伍 主 治
百会	• 功效: 清热开窍,醒脑宁神,回阳固脱 • 主治: 头痛、眩晕、中风等	理气调神,醒脑开窍	头痛,耳鸣,眩晕
风府	• 功效: 醒脑开窍,清热泻火,镇静安神,通络止痛 • 主治: 中风、头痛、项强、眩晕、癫狂等		

表 166　对穴：风池、后溪

穴　位	功效/主治	配　伍　功　效	配　伍　主　治
风池	● 功效：通经活络，调和气血，疏风清热，清脑开窍 ● 主治：头痛、头昏眩晕、目赤肿痛、中风不语、失眠、癫证等	通经活络，祛风止痛	头痛，头晕目眩
后溪	● 功效：宁心安神，通络止痛 ● 主治：头项强痛、目赤肿痛、耳鸣耳聋等		

表 167　对穴：头维、厉兑

穴　位	功效/主治	配　伍　功　效	配　伍　主　治
头维	● 功效：疏风泄火，明目止痛 ● 主治：头痛、面瘫、中风、头晕等	清热泻火，活络止痛	中风，头痛
厉兑	● 功效：活络开窍，苏厥回逆 ● 主治：癫狂、热病等		

五、舒经活络类

舒经活络类对穴以理气活血、祛风止痛、调和气血、缓急止痛等为配伍原则，治疗中风后遗肢体水肿、半身不遂、腰腿疼痛、痹症等疾病。

表 168　对穴：内关、足三里

穴　位	功效/主治	配　伍　功　效	配　伍　主　治
内关	● 功效：镇静止痛，宁心安神 ● 主治：失眠、虚脱晕厥、癫狂、痫证等	清上安下，理气止痛	眩晕，神志疾病诸症，郁证
足三里	● 功效：调和气血，和胃安眠 ● 主治：下肢痿痹、虚劳、失眠等		

表 169　对穴：二间、厉兑

穴　位	功效/主治	配　伍　功　效	配　伍　主　治
二间	● 功效：散邪热，利咽喉，止疼痛 ● 主治：手指麻木、头痛等	清泄邪热，祛风止痛	眩晕，头痛
厉兑	● 功效：活络开窍，苏厥回逆 ● 主治：癫狂、热病等		

表 170　对穴：足三里、悬钟

穴　位	功效/主治	配　伍　功　效	配　伍　主　治
足三里	● 功效：调和气血，和胃安眠 ● 主治：下肢痿痹、虚劳、失眠等	滋补肝肾，清脑安神	眩晕，中风先兆诸症
悬钟	● 功效：平肝熄风，益肾填髓 ● 主治：头痛、半身不遂、下肢瘫痪等		

表 171　对穴：环跳、阳陵泉

穴　位	功效/主治	配　伍　功　效	配　伍　主　治
环跳	● 功效：通络止痛，祛风除湿 ● 主治：半身不遂、瘫痪、下肢痿痹等	调和气血，祛风除湿，舒筋利节，缓急止痛	痹证，下肢不遂
阳陵泉	● 功效：祛风散邪，舒筋活络 ● 主治：半身不遂、下肢痿痹等		

表 172　对穴：环跳、委中

穴　位	功效/主治	配　伍　功　效	配　伍　主　治
环跳	● 功效：通络止痛，祛风除湿 ● 主治：半身不遂、瘫痪、下肢痿痹等	行气活血，舒经止痛	中风后半身不遂，腰腿疼痛
委中	● 功效：舒筋活络，强健腰膝 ● 主治：腰及下肢病症、遗尿等		

表 173 对穴：横骨、大都

穴 位	功效/主治	配 伍 功 效	配 伍 主 治
横骨	● 功效：缓急止痛，利水消肿 ● 主治：小便不利、遗尿等	温阳化气，利水消肿	遗尿，中风后肢体水肿
大都	● 功效：健脾和中，回阳救逆 ● 主治：胃痛、下肢水肿等		

六、祛风通络类

祛风通络类对穴以调和气血、通络止痛、疏风解表、通经活络等为配伍原则，治疗中风后遗肌肤不仁、头痛、面瘫、眩晕耳鸣等脑病。

表 174 对穴：承浆、后溪

穴 位	功效/主治	配 伍 功 效	配 伍 主 治
承浆	● 功效：疏散风邪，调理气机 ● 主治：口眼歪斜、面肿、癫狂等	调和气血，通络止痛	癫狂，痫证，面瘫
后溪	● 功效：宣通阳气，宁心安神 ● 主治：手指及肘臂挛痛等痛症、面瘫、癫狂、痫证等		

表 175 对穴：风池、悬钟

穴 位	功效/主治	配 伍 功 效	配 伍 主 治
风池	● 功效：通经活络，调和气血，疏风清热，清脑开窍 ● 主治：头痛、头昏眩晕、目赤肿痛、中风不语、失眠、癫疾等	通经活络，疏风止痛	中风，眩晕，头痛
悬钟	● 功效：平肝熄风，益肾填髓 ● 主治：头痛、半身不遂、下肢瘫痪等		

表 176　对穴：水沟、曲池

穴　位	功效/主治	配 伍 功 效	配 伍 主 治
水沟	● 功效：调和阴阳，醒脑开窍，回阳救逆，镇静安神 ● 主治：晕厥、昏迷、癫狂等	清热开窍，舒筋通络	癫狂，眩晕
曲池	● 功效：清热解表，疏经通络 ● 主治：眩晕、癫狂等		

表 177　对穴：外关、风市

穴　位	功效/主治	配 伍 功 效	配 伍 主 治
外关	● 功效：联络气血，补阳益气 ● 主治：上肢痿痹不遂、头面五官疾患等	通经活络，疏风解表	中风后肌肤不仁，面瘫
风市	● 功效：通经活络，运化水湿 ● 主治：下肢风痹、中风、半身不遂、肌肤麻木不仁等		

表 178　对穴：后溪、昆仑

穴　位	功效/主治	配 伍 功 效	配 伍 主 治
后溪	● 功效：宣通阳气，宁心安神 ● 主治：手指及肘臂挛痛、癫狂、痫证等	通经活络，散瘀定痛	头痛，癫狂
昆仑	● 功效：通经活络、醒脑开窍 ● 主治：头痛、目眩、小儿癫痫等		

表 179　对穴：天柱、大杼

穴　位	功效/主治	配 伍 功 效	配 伍 主 治
天柱	● 功效：舒筋活络，祛风明目 ● 主治：目眩、头痛、耳鸣等	祛风明目，舒筋活络	头痛，头晕，耳鸣
大杼	● 功效：祛风散邪，清热活络 ● 主治：头痛、头晕、耳鸣等		

下篇

临床实践

第一章 中 风

一、概　述 ・・・・・・・・・・・・・・・・・・・

1. 基本概念

中风具有高发病率、高致残率、高致死率、高复发率的特点,是中医四大难证之首,以猝然昏仆、不省人事,或不经昏仆,仅口眼㖞斜、半身不遂、言语不利为主要症状,因其起病急骤、症见多端、变化迅速,与风性善行数变的特征相似而以中风名之。根据中风的表现,相当于西医学中急性脑血管疾病,包括急性缺血性卒中和出血性卒中、短暂性脑缺血发作、蛛网膜下腔出血等。

2. 历史沿革

中风之名始见于《内经》,以病因学认识为纽带,唐宋以前强调"外风"为主,多以"内虚邪中"立论,唐宋以后,强调"内风"为主,认为"中风一病,风自内中,而非外中",至明清发展成熟,认为中风之病因既有外邪侵袭引发之外因,亦有无外邪而发病之内因,并以内因居多。

表 180　中风的历史沿革

朝　代	医家/著作	观　点	原　文
春秋至战国	《内经》	● 中风理论起源,认识到中风发病与体质、饮食、精神刺激、烦劳过度等因素有关 ● 根据表现和发病阶段不同而命名,将其称之为"仆厥""大厥""薄厥""偏枯""偏风""风痱"等	● 《灵枢·刺节真邪论》:"虚邪偏客于身半,其入深,内居营卫,营卫稍衰,则真气去,邪气独留,发为偏枯。" ● 《灵枢·九宫八风》:"其有三虚而偏于邪风,则为击仆偏枯矣。" ● 《素问·通评虚实论》:"仆击、偏枯……肥贵人则膏粱之疾也。"

朝　代	医家/著作	观　点	原　文
汉代	张仲景	首载中风之名,指出中风病机为经脉痹阻,首先提出中络、中经、中腑、中脏的证候分类法	《金匮要略·中风历节》:"浮者血虚,络脉空虚;贼邪不泻,或左或右;邪气反缓,正气即急,正气引邪,㖞僻不遂。"
宋代	严用和	认识到中风的病因有内、外之别,并提出对本病治疗以"调气"为主	《济生方·中风论治》:"若内因七情而得之者,法当调气,不当治风;外因六淫而得之者,亦当先调气,然后依所感六气,随证治之。"
金代	刘河间	认为中风与肾水不足、心火暴盛、五志过极有关	《素问病机玄病式·火类》:"中风瘫痪者……而心火暴甚,肾水虚衰,不能制之,则阴虚阳实,而热气怫郁,心神昏冒,筋骨不用,而卒倒无所知也,多因喜怒悲恐之五志有所过极而卒中者,由于五志过极,皆为热甚故也。"
元代	朱丹溪	主张湿痰生热可致中风	《丹溪心法》:"东南之人,多是湿土生痰,痰生热,热生风也。"
明代	王履	从病因学角度对中风进行归类,认为中风之病因既有外因引发,又有内因自致,根据中风病因的不同,把中风分为"真中风"和"类中风"两类	《医经溯洄集·中风》:"殊不知由于风者,真中风者,因于火、因于气、因于湿者,类中风而非中风也。"
明代	张景岳	倡导"非风"之说,提出"内伤积损"的论点	《景岳全书·杂证谟·非风》:"非风一证,即时人所谓中风证也。此证多见卒倒,卒倒多由昏愦,本皆内伤积损颓败而然,原非外感风寒所致。"
清代	叶天士	阐明中风发病因水不涵木,肝阳偏亢所致,创立肝阳化风之说	《临证指南医案·中风》:"肝为风脏,因精血衰耗,水不涵木,木少滋荣,故肝阳偏亢,内风时起。"
清代	沈金鳌	指出中风发病与肥胖的关系	《杂病源流犀烛·中风源流》:"肥人多中风。"
清代	王清任	以气虚立论,对中风的常见症状进行辨述,将其本因归为气虚,制定补阳还五汤治疗中风后遗症	《医林改错·下卷·瘫痿论》:"此方治半身不遂,口眼歪斜,语言謇涩,口角流涎,大便干燥,小便频数,遗尿不禁。"
近代		医家张伯龙、张山雷、张寿甫等总结前人经验,结合现代医学知识,认识到中风发生主要在于肝阳化风、气血并逆、直冲犯脑,形成较全面的中风病因学说	

二、病机分析

中风病位在脑,与心、肝、脾、肾关系密切,病性为本虚标实,上盛下虚,阴阳失调,气血逆乱,上犯于脑为其基本病机。

1. 阴虚阳亢

- 年老体衰,肝肾阴虚→肝阳偏亢 ｝阴亏于下,阳亢于上→阳化风动→气血上逆→
- 素体阴虚,阳盛火旺→调养不当 ｝蒙蔽神窍→中风

2. 脾虚生痰

饮食不节→脾失健运→聚湿生痰 ｛痰郁化热→壅滞经络→蒙蔽清窍
　　　　　　　　　　　　　　　痰热生风→风火痰热横窜经络→上扰清窍 ｝中风

3. 五志过极

- 五志过极,心火暴亢→风火相煽→血随气逆→上扰脑神 ｝中风
- 素体阴虚,情志所伤→肝阳暴亢→气血上逆→心神昏聩 ｝

4. 风邪入络

- 年老体衰
- 饮食不节
- 体劳过度 ｝气血不足→脉络空虚→风邪入络 ｛气血痹阻→筋脉失于濡养
- 久病体虚　　　　　　　　　　　　　　　　　　痰湿素盛→外风引动痰湿→痹阻经络 ｝中风
- 禀赋不足

三、类证鉴别和鉴别诊断

1. 类证鉴别

本病应与厥证、痫证、口僻、痉证、痿证、痹证等进行鉴别。

表 181　中风与厥证鉴别

疾　病	共　同　点	不　同　点
中风	均有神志昏迷、不省人事的症状	昏迷时间较长,伴口眼歪斜、半身不遂
厥证		常因情志内伤、体虚劳倦、亡血失津等引起气机逆乱,升降乖戾,气血阴阳不相顺接,一般昏迷时间较短,伴面色苍白、四肢厥冷,无口眼歪斜、半身不遂、语言謇涩等

表 182　中风与痫证鉴别

疾　病	共 同 点	不　同　点
中风	均起病急骤，突然昏仆	也可不经昏仆，仅有口眼歪斜、半身不遂、语言謇涩
痫证		为发作性神志异常病症，昏仆倒地时口中如作猪羊叫声，四肢抽搐，口吐白沫，短暂昏迷后醒后一如常人，无后遗症出现，每次发作症状相似

表 183　中风与口僻鉴别

疾　病	共 同 点	不　同　点
中风	均可见口眼歪斜	可伴有昏迷，并见半身不遂、语言謇涩等后遗症
口僻		无神志障碍及半身不遂等后遗症，多伴耳后疼痛、口角流涎、语言不清

表 184　中风与痉证鉴别

疾　病	共 同 点	不　同　点
中风	均可见神昏、四肢抽搐	先神昏，后抽搐，抽搐时间短，伴半身不遂、口眼歪斜等后遗症
痉证		发病前多有外感或内伤病史，一般先抽搐，后神昏，抽搐时间长，甚至出现项背强直、角弓反张，无半身不遂、口眼歪斜等后遗症

表 185　中风与痿证鉴别

疾　病	共 同 点	不　同　点
中风	均可见肢体瘫痪	以一侧肢体瘫痪为主，疾病急骤，伴口眼歪斜、语言謇涩等后遗症，起病时常伴不同程度神昏
痿证		一般起病缓慢，以双下肢瘫痪或四肢瘫痪，或肌肉萎缩，筋惕肉瞤多见，起病时无神昏

表 186　中风与痹证鉴别

疾　病	共　同　点	不　同　点
中风	均可见肢体活动及屈伸不利	以一侧肢体活动不利为主,并伴口眼歪斜、语言謇涩等后遗症
痹证		表现为上肢或下肢、单侧或双侧,肢体关节、肌肉、筋骨的疼痛、沉重、麻木,关节肿大,屈伸不利,不伴口眼歪斜、语言謇涩等后遗症

2. 鉴别诊断

本病应与脑瘤、癫痫、高热惊厥、运动神经元疾病、面神经麻痹、骨关节炎等疾病相鉴别。

四、诊断依据

1. 临床表现:中风通常指急性脑血管疾病,常表现为一侧面部、手臂或腿部突然感到无力或麻木,行走困难,眩晕,失去平衡或协调能力,突然发生的口眼歪斜或说话困难、吐字不清,甚至猝然昏仆、不省人事;出血性卒中常表现为突然昏厥、神志不清、半身不遂,无原因的严重头痛伴呕吐等。

2. 既往病史:中风发生通常与血管性危险因素、不良生活方式等有密切关系,包括控制不佳的高血压、糖尿病、血脂异常、动脉粥样硬化动脉炎、肿瘤、结缔组织病等引起的颈动脉、椎动脉狭窄或闭塞,以及冠心病伴房颤、烟酒史、肥胖、作息不规律、脑血管疾病家族史等。

3. 实验室检查:血常规、血流变、血脂、血糖、凝血功能、肝肾功能、电解质等生化检查,以及心电图、心超、颈动脉超声等检查有利于发现中风危险因素,也有利于鉴别诊断。

4. 影像学检查:发病后应尽快进行 CT 检查,脑梗死早期不能显示病灶,但发病 24 小时后逐渐显示低密度梗死灶,发病后 2 日至 2 周可见片状低密度灶,发病 2～3 周病灶逐渐消失,与周围正常脑组织等密度。脑出血首选方法是 CT 检查,发病早期即显示边界清晰高密度区,发病 1 周后血肿周围有环形增强,血肿吸收后呈低密度或囊性变,2 周后血肿吸收。CT 对于早期排除脑出血具有重要意义。MRI 可清楚显示早期缺血性脑梗死,脑干、小脑梗死等,梗死灶 T1 呈低信号,T2 呈高信号,MRI 弥散加权成像可在发病 2 小时内即显示缺血病变。MRI 可显示脑干和小脑出血演变过程,发病 1 天内,T1 呈低信号,T2 呈高信号,发病 2～7 天内,T2 呈低信号,发病 1～4 周,T1 呈高信号,T2 呈高信号,发病大于 4 周,T1 呈低信号,T2 呈高信号。此外,DSA、CTA、MRA 可发现血管狭窄和闭塞等病变,常用于缺血性卒中诊断,一般情况下出血性卒中不予 DSA 检查。

五、常见证型

根据有无神志改变,中风可分为中经络和中脏腑,中经络病位较浅,病情较轻,无神志改变;中脏腑病位较深,病情较重,有神志改变,多遗留后遗症。中脏腑者又有闭证和脱证之分,闭证乃邪闭于内,见于中风暴起,病性以实为主;脱证乃阳气外脱,由闭证恶化转变而来,病性以虚为主,病势危笃,预后差。

表 187   中风的常见证型

证 型			证 候
中经络		风痰入络	突然口眼歪斜,语言不利,口角流涎,甚则半身不遂,平时常有发热、关节酸痛等症,苔薄白,脉浮数
		风阳上扰	平时常有头晕头痛,耳鸣目眩,腰胁酸痛,少寐多梦,突然发生口眼歪斜、舌强语謇,甚则半身不遂,舌红苔少或苔腻,脉弦细数或弦滑
中脏腑	闭证	痰热腑实	突然昏仆,神识昏蒙,语言謇涩或不语,面赤身热,气粗口臭,咳痰痰多,腹胀,大便干结,数日不行,舌质红或黯红,苔黄腻,脉弦滑而数
		痰火郁闭	突然昏仆,不省人事,牙关紧闭,口噤不开,双手紧握,二便不通,面赤身热,气粗口臭,躁扰不宁,舌红苔黄腻,脉弦滑而数
		痰浊郁闭	突然昏仆,不省人事,牙关紧闭,口噤不开,双手紧握,二便不通,面白唇暗,静卧不烦,四肢不温,痰涎壅盛,苔白腻,脉沉滑缓
	脱证		突然昏仆,不省人事,目合口开,鼻鼾息微,手撒肢冷,肢体软瘫,汗多,二便自遗,舌痿,脉细弱或脉微欲绝
恢复期		风痰阻络	口眼歪斜,舌强语謇或失语,半身不遂,肢体麻木,舌黯紫,苔滑腻,脉弦滑
		气虚络瘀	肢体偏枯不用,痿软无力,面色萎黄,舌苔薄白,舌质紫黯或有瘀斑,脉细涩或细弱
		肝肾亏虚	半身不遂,肢体僵硬、拘挛变形,或偏瘫、肢体肌肉萎缩,舌强不语,舌红脉细

六、中风的中医治疗

(一) 药物辨证论治

1. 中经络

(1) 风痰入络证

表 188　风痰入络证选方

选　方	组　成	功用/主治	随症/证加减
半夏白术天麻汤 (《医学心悟》)	半夏、天麻、茯苓、橘红各9 g,白术18 g,甘草3 g,生姜1片,大枣2枚	● 功用：健脾燥湿,化痰熄风 ● 主治：风痰上扰	● 烦躁不安,有热象者,加黄芩、栀子清热除烦 ● 言语不清者,加石菖蒲、远志化痰利窍 ● 头晕头痛者,加菊花、防风、白芷平肝祛风 ● 痰热较重者,加竹沥、胆南星、川贝清热化痰 ● 舌质紫黯或有瘀斑,加红花、桃仁、赤芍活血化瘀
	方解：半夏燥湿化痰,降逆止呕;天麻平肝熄风;白术健脾燥湿;茯苓健脾渗湿;橘红理气化痰;生姜、大枣调和脾胃,生姜兼制半夏之毒;甘草调和诸药。诸药合用,燥湿化痰,平肝熄风		
真方白丸子 (《瑞竹堂经验方》)	半夏、白附子、天南星、天麻、川乌头、全蝎、木香、枳壳各9 g	● 功用：化痰通络 ● 主治：风痰入络	
	方解：白附子祛风痰,通经络;半夏、天南星燥湿化痰,祛风定惊;天麻平肝熄风;全蝎祛风通络;川乌祛风除湿,温经止痛;木香、枳壳调畅气机。诸药合用,祛风化痰,除湿通络		
化痰通络汤 (《临床中医内科学》)	茯苓、半夏、生白术各15 g,天麻、胆南星、天竺黄、香附各10 g,丹参15 g,酒大黄6 g	● 功用：活血化瘀,化痰通络 ● 主治：风痰瘀血,痹阻脉络	
	方解：半夏、茯苓、白术健脾化痰祛湿;胆南星、天竺黄清热化痰;天麻平肝熄风;香附疏肝理气,调理气机;丹参活血化瘀;大黄通腑泻热,用量宜轻,以涤除痰热积滞为度。诸药合用,痰浊化,瘀血散,脉络通		

（2）风阳上扰证

表189　风阳上扰证选方

选　方	组　成	功用/主治	随症/证加减
镇肝熄风汤 （《医学衷中参西录》）	怀牛膝、代赭石各30 g，生龙骨、生牡蛎、龟板、白芍、玄参、天冬各15 g，川楝子、生麦芽、茵陈各9 g，甘草6 g	● 功用：滋阴潜阳，镇肝熄风 ● 主治：肝阳偏亢，气血逆乱	● 头痛较重者，加羚羊角、石决明、夏枯草清熄风阳 ● 失眠多梦者，加珍珠母、龙齿、夜交藤镇静安神 ● 心中烦热者，加山栀、黄芩清热除烦 ● 大便干结者，加生大黄泻热通便 ● 神识恍惚者，为风火上扰清窍，是中风中经络向中脏腑转化之征象，灌服安宫牛黄丸清热开窍
	方剂：怀牛膝引血下行，补益肝肾；代赭石镇肝降逆；龙骨、牡蛎、龟板、白芍益阴潜阳，镇肝熄风；玄参、天冬滋阴清热；茵陈、川楝子、生麦芽疏肝清热；甘草调和药性。诸药合用，镇潜滋阴，标本兼顾		
天麻钩藤饮 （《杂病诊治新义》）	天麻15 g，钩藤12 g，石决明15 g，山栀、黄芩、川牛膝各12 g，杜仲、益母草、桑寄生各9 g，夜交藤15 g，朱茯神12 g	● 功用：平肝熄风，清热活血，补益肝肾 ● 主治：肝阳上亢，肝风上扰	
	方解：天麻、钩藤平肝熄风；石决明平肝潜阳；川牛膝引血下行，活血利水；栀子、黄芩清肝泻火；益母草活血利水；杜仲、桑寄生补益肝肾；夜交藤、朱茯神安神定志。诸药合用，平肝熄风，清热活血，补益肝肾		

2. 中脏腑

（1）痰热腑实证

表190　痰热腑实证选方

选　方	组　成	功用/主治	随症/证加减
星蒌承气汤 （《临床中医内科学》）	生大黄10 g，芒硝6 g，全瓜蒌15 g，胆南星、枳实各10 g，丹参15 g	● 功用：通腑泄热，化痰祛瘀 ● 主治：中风之痰热腑实	● 头痛较甚，肝阳上亢明显者，加羚羊角粉、天麻、钩藤、石决明平抑肝阳 ● 烦躁不安，发热较甚者，加山栀、黄芩、石膏清心解热除烦 ● 神昏谵语，肌肤发斑，面色晦暗，舌质紫黯者，为瘀热互结证，加红花、桃仁、大黄、芒硝等活血破瘀泻热
	方解：大黄、芒硝荡涤肠胃，泻热通腑，凉血解毒；瓜蒌、胆南星清热涤痰；枳实行气散结，除满消痞；丹参活血通络。诸药合用，泻腑热，降浊毒		
至宝丹 （《灵苑方》）	水牛角、朱砂、雄黄、玳瑁、琥珀各30 g，麝香、冰片各1 g，牛黄15 g，安息香45 g，金箔、银箔各50 片	● 功用：清热开窍，化浊解毒 ● 主治：邪热亢盛，痰浊内闭心包	
	方解：水牛角、麝香清热开窍；冰片、安息香芳香开窍；辟秽化浊；牛黄、玳瑁清热解毒，豁痰开窍；朱砂、琥珀镇心安神；雄黄豁痰解毒；金箔、银箔意为增强重镇安神之力。诸药合用，清热解毒，芳香开窍，化痰辟浊		

（2）痰火郁闭证

表 191　痰火郁闭证选方

选　　方	组　　成	功用/主治	随症/证加减
羚角钩藤汤 （《通俗伤寒论》）	羚羊角片 6 g,钩藤 12 g,桑叶、菊花各 9 g,生地、白芍各 12 g,川贝、竹茹、茯神各 9 g,甘草 6 g	● 功用：凉肝熄风,增液舒筋 ● 主治：肝风内动,热盛动风	
	方解：羚羊角、钩藤清肝熄风;桑叶、菊花辛凉疏泄,清热平肝;生地、白芍滋阴增液,柔肝舒筋;川贝、竹茹清热化痰;茯神宁心安神;甘草调和药性。诸药合用,共奏凉肝熄风,滋阴化痰之功		
羚羊角汤 （《医醇賸义》）	羚羊角粉 0.3 g,龟板 30 g,生地、丹皮、白芍、柴胡、薄荷、蝉衣、菊花、夏枯草、大枣各 15 g,石决明 30 g	● 功用：清肝熄风,辛凉开窍 ● 主治：肝风内动	● 痰多难咯者,加胆南星、竹沥、天竺黄加强清热化痰之力 ● 痰多昏睡者,加郁金、菖蒲、远志增强豁痰透窍之力 ● 四肢抽搐者,加全蝎、蜈蚣、僵蚕熄风止痉,通经活络 ● 大便干结者,加大黄、芒硝通腑泄热
	方解：羚羊角清肝熄风;龟板滋阴潜阳;石决明、夏枯草平肝潜阳,清热熄风;薄荷、菊花、蝉衣疏散风热;生地、白芍、丹皮滋阴清热凉血。诸药合用,清肝熄风,辛凉开窍		
安宫牛黄丸 （《温病条辨》）	牛黄、郁金、犀角（水牛角代）、黄连、朱砂、山栀、雄黄、黄芩各 30 g,梅片、麝香各 7.5 g,珍珠 15 g	● 功用：邪热内陷 ● 主治：清热解毒,豁痰开窍	
	方解：牛黄、犀角、麝香三药相配,清心开窍,凉血解毒,共为君药;黄连、黄芩、山栀,以增牛黄、犀角清解心包热毒之力,共为臣药;冰片、郁金相伍,芳香辟秽,化浊通窍,以增麝香开窍醒神之功;雄黄劫痰解毒,助牛黄辟秽解毒;朱砂镇心安神,兼清心热;珍珠清心肝之热,镇惊坠痰,共助镇心安神之功,以除烦躁不安;以金箔为衣,取其重镇安神之效;炼蜜为丸,和胃调中。诸药合用,清热解毒,豁痰开窍		

（3）痰浊郁闭证

表 192　痰浊郁闭证选方

选　方	组　成	功用/主治	随症/证加减
苏合香丸 （《太平惠民和剂局方》）	苏合香、龙脑各 30 g，麝香、安息香、木香、香附、檀香、丁香、沉香、荜茇各 60 g，乳香 30 g，白术、诃子肉、朱砂各 60 g，水牛角 60 g	● 功用：芳香开窍，行气温中 ● 主治：寒邪或秽浊、气郁闭阻，蒙蔽清窍，扰乱神明	● 有肢体抽搐、震颤等动风之象，加天麻、钩藤平肝熄风 ● 有化热之象，加黄芩、黄连、石膏、栀子等除烦解热
	方解：苏合香、麝香、冰片、安息香芳香开窍；木香、檀香、沉香、乳香、丁香、香附行气解郁，散寒止痛，辟秽化浊；荜茇温中散寒；白术、诃子肉补气收敛；水牛角清心解毒；朱砂重镇安神。诸药合用，行气解郁，辟秽化浊，温中止痛		
涤痰汤 （《奇效良方》）	制南星、半夏各 12 g，枳实、茯苓、橘红各 10 g，石菖蒲、人参 9 g，竹茹、甘草各 6 g，生姜 6 g，大枣 6 枚	● 功用：涤痰开窍 ● 主治：痰浊内闭心包	
	方解：制南星燥湿化痰，兼以祛风为君药；半夏燥湿化痰，助君祛痰为臣药；枳实破气除痞；橘红理气化痰，二者共用，使气行而湿化；茯苓渗湿健脾；人参健脾益气；石菖蒲祛痰开窍；竹茹化痰止呕；甘草调和诸药。诸药合用，豁痰开窍		

（4）脱证

表 193　脱证选方

选　方	组　成	功用/主治	随症/证加减
参附汤 （《正体类要》）	人参 25 g，附子 9 g	● 功用：益气回阳 ● 主治：阳气暴脱	● 汗多不止者，加黄芪、龙骨、牡蛎、山萸肉敛汗固脱 ● 阳气衰微，四肢厥冷者，加附子、肉桂、干姜回阳救急
	方解：人参大补元气；附子温肾壮阳。两药合用，峻补阳气，益气固脱		
生脉散 （《医学启源》）	人参、麦冬各 12 g，五味子 9 g	● 功用：益气生津，敛阴止汗 ● 主治：津气耗竭	
	方解：人参大补元气，益气生津；麦冬与之合用，则益气养阴之功益彰；五味子敛肺止汗，生津止渴。三药合用，一补一润一敛，益气养阴，生津止渴，敛阴止汗，使气复津生		

3. 恢复期

（1）风痰阻络证

表 194　风痰阻络证选方

选　　方	组　　成	功用/主治	随症/证加减
解语丹 （《医学心悟》）	白附子、石菖蒲、远志、天麻、全蝎、羌活、僵蚕、胆南星各 30 g，木香 15 g	● 功用：祛风除痰，宣窍通络 ● 主治：中风之舌强不语	● 痰热偏盛者，加全瓜蒌、竹茹、川贝清化痰热 ● 头晕头痛，面赤，苔黄腻，脉弦劲有力者，加钩藤、石决明、夏枯草平肝潜阳熄风 ● 口咽干燥者，加天花粉、石斛养阴生津
	方解：天麻、全蝎、胆南星、白附子平肝熄风祛痰；远志、菖蒲、木香宣窍行气；羌活祛风散寒胜湿。诸药合用，搜风化痰，通络开窍		
牵正散 （《杨氏家藏方》）	白附子、白僵蚕各 9 g，全蝎 6 g	● 功用：化风祛痰止痉 ● 主治：风痰阻于经络所致口眼歪斜	
	方解：白附子祛风化痰，善治头面之风；全蝎、僵蚕祛风化痰，通络止痉。诸药合用，风散痰消，经络通畅		

（2）气虚络瘀证

表 195　气虚络瘀证选方

选　　方	组　　成	功用/主治	随症/证加减
补阳还五汤 （《医林改错》）	黄芪 30～120 g，当归尾、赤芍、地龙各 9 g，川芎、桃仁、红花各 12 g	● 功用：补气活血通络 ● 主治：气不行血，脉络瘀阻	● 小便失禁者，加桑螵蛸、山茱萸、益智仁、五味子补肾收涩 ● 上肢偏废者，加桂枝、桑枝温经通络 ● 下肢瘫软无力者，加桑寄生、杜仲、牛膝补肾壮筋 ● 肢体肿甚者，加茯苓、泽泻、防己等利湿消肿 ● 肢体麻木者，加半夏、胆南星燥湿化痰 ● 口眼歪斜者，加白附子、全蝎、僵蚕祛风通络 ● 言语不利者，加石菖蒲、远志祛痰利窍 ● 大便干结者，加火麻仁、肉苁蓉润肠通便
	方解：重用黄芪，大补脾胃元气，令气旺血行；当归尾活血化瘀；川芎、赤芍、桃仁、红花活血祛瘀；地龙通经活络。诸药合用，气旺血行，活血不伤正		
黄芪桂枝五物汤 （《金匮要略》）	黄芪 20 g，芍药、桂枝各 15 g，生姜 18 g，大枣 12 枚	● 功用：益气温经，和血通痹 ● 主治：邪滞血脉，凝涩不通	
	方解：黄芪甘温益气；桂枝温经散寒，和血通经；芍药养血合营通痹；生姜疏散风邪；大枣养血益气。诸药合用，益气温经，和血通痹		

（3）肝肾亏虚证

表196　肝肾亏虚证选方

选　　方	组　　成	功用/主治	随症/证加减
地黄饮子（《圣济总录》）	熟地、巴戟天、山茱萸、肉苁蓉各30 g，附子、石斛、五味子、白茯苓各15 g，肉桂6 g，麦冬、远志、菖蒲各15 g	● 功用：滋肾阴，补肾阳，开窍化痰 ● 主治：下元虚衰，虚阳上浮，痰浊阻窍	● 头晕头胀，有肝阳上亢之象者，加天麻钩藤饮或镇肝熄风汤 ● 喉间有痰，言语欠清，有痰邪阻窍之象者，加石菖蒲、远志、胆南星、天竺黄等化痰开窍
	方解：熟地、山茱萸补肾填精；肉苁蓉、巴戟天温肾壮阳；附子、肉桂温养下元，引火归元；石斛、麦冬、五味子滋阴敛液；石菖蒲、远志、茯苓化痰开窍，交通心肾。诸药合用，下元得养，浮阳得摄，水火相济，化痰开窍		
左归丸（《景岳全书》）	熟地24 g，山药、枸杞、山茱萸各12 g，川牛膝9 g，菟丝子、鹿胶、龟胶各12 g	● 功用：滋阴补肾，填精益髓 ● 主治：真阴不足，精髓亏损	
	方解：熟地滋肾益精；山茱萸滋养肝肾，涩精敛汗；山药补益脾阴，滋肾固精；枸杞补肾益精，养肝明目；龟鹿二胶，峻补精髓，龟胶偏于补阴，鹿胶偏于补阳；菟丝子、川牛膝补益肝肾，强健腰膝。诸药合用，滋阴补肾，填精益髓		

（二）非药物治疗

中风常用的非药物疗法包括针刺疗法、刺血疗法、按摩疗法、艾灸疗法、拔罐疗法、透药疗法、穴位敷贴疗法、中药泡洗等。

1. 针刺疗法

（1）中风稳定期

表197　中风稳定期针刺疗法应用

主穴	四神聪透百会、太阳、率谷、风府、廉泉、风池、合谷、太冲、环跳、阳陵泉、绝谷	
随证配穴	● 脉络空虚，风邪阻络，加太渊、手三里、大椎、曲池 ● 肝肾阴虚，风痰上扰，加太溪、肝俞、三阴交、丰隆 ● 气虚血瘀，经络闭阻，加足三里、气海、关元 ● 脾虚痰湿，痰浊上扰，加丰隆、隐白、天枢、解溪、公孙	
随症配穴	吞咽障碍	● 毫针取廉泉、外金津、外玉液 ● 头针取对侧顶颞前斜线下2/5 ● 醒脑开窍法取风池、翳风、完骨

随症配穴	言语不利	● 毫针取金津、玉液(点刺放血)、廉泉、外金津、外玉液 ● 头针取对侧顶颞前斜线下 2/5、颞前线 ● 醒脑开窍法取廉泉、金津、玉液放血
	口角歪斜	● 毫针取阳白、攒竹、太阳、四白、下关、地仓透刺颊车、合谷、翳风 ● 电针取患侧面部下关、地仓,针刺得气后留针,接通电针仪,采用断续波或疏波,以局部肌肉微颤为度,每次通电 15~20 分钟
	反应迟钝	加四神聪、神庭、足三里、悬钟、神门
	半身不遂	● 患侧上肢取肩髎、曲池、外关、手三里 ● 患侧下肢取风市、环跳、丰隆、足三里
	上肢肩关节半脱位	加肩髃、肩前、肩髎
	肌张力改变	● 肌张力增高,加风市、阳陵泉,血海、太冲 ● 肌张力低下,加气海、足三里、关元,予艾灸、温针灸、隔姜灸
	关节屈伸不利	● 肘关节屈伸不利,加天井、小海、冷清渊 ● 指关节屈伸不利,合谷透后溪 ● 膝关节屈伸不利,加风市、膝阳关、阳陵泉 ● 手腕下垂,加阳谷、阳池、阳溪、会宗、腕骨 ● 足下垂,加解溪、太冲、行间
	患肢水肿	● 患侧上肢水肿,加二间、三间、合谷、外关 ● 患侧下肢水肿,加太冲、冲阳、昆仑、太溪、飞扬
	足内、外翻	● 足内翻:毫针取丘墟透照海 ● 足外翻:毫针取照海透申脉
操作		用毫针刺,每次选 6~8 个穴,每日 1 次,每次留针 40 分钟,20 天为一个疗程。头针平补平泻,其他穴位按辨证使用补泻手法

(2)中风急性期(神志不清者)

表 198 中风急性期针刺疗法应用

主穴		双侧内关、人中、三阴交
随证配穴		● 闭证:刺络放血,取血海、膈俞、十二井穴,用三棱针点刺放血;毫针针刺,取人中、内关、中封,毫针刺用泻法 ● 脱证:关元、神阙;若气阴两脱,加灸神阙、气海、中极、阴陵泉
随症配穴	痰涎壅盛	加丰隆、隐白、天枢、解溪、公孙
	身热面赤	加大椎、曲池、外关
	肢体强直	加合谷、风市、太冲、三间

随症配穴	大便干结	加天枢、大肠俞、大横、水道
	牙关紧闭	加印堂、人中、颊车、合谷
	二便禁闭	加水沟、印堂、膻中、十二井穴
	躁扰不宁	加太冲、丰隆、劳宫、百会
	二便自遗	加灸神阙、关元、气海
	肢体痿弱	加肩髃、内关、后溪、合谷、尺泽、委中、足三里、阳陵泉、悬钟
	肢冷	加灸神阙、足三里、手三里、关元
	汗多	加中府、膻中、巨阙、期门、章门、天枢、中脘、关元、中极、胃俞
操作		● 用毫针刺,每次选6～8个穴,每日1次,每次留针20分钟,10天为一个疗程。头针平补平泻,其他穴位按辨证使用补泻手法 ● 注意:采用醒脑开窍法时,直刺双侧内关穴,施泻法直至针感上传;刺人中,斜向鼻中隔,施雀啄手法至患者眼球湿润为度;斜刺三阴交,施补法直至针感上传,后改直刺留针;水沟向上方斜刺,十二井穴点刺出血,手法要轻快,不宜过强而引起患者躁动;太冲、丰隆、劳宫用泻法

2. 刺血疗法

表 199　中风刺血疗法应用

常用方法		取手足十二针(双侧曲池、内关、合谷、阳陵泉、足三里、三阴交)、双侧手足十指尖,点刺出血6滴以上;取百会、四神聪、双侧太阳穴,患侧上肢的曲泽、手三里、中渚,患侧下肢的阴市、风市、委中、丰隆、阳关,三棱针点刺放血;取手足十二井穴,配合风池、合谷、劳宫、太冲、肝俞、肩井、涌泉,点刺放血
随症配穴	头痛、眩晕或耳门动脉搏动明显	加耳尖、大椎、太阳、百会放血
	舌强、呕恶	加刺金津、玉液放血

3. 按摩疗法

表 200　中风按摩疗法应用

| 取穴及方法 | 头面部 | 按揉患者头面部的肌肉和四神聪、百会、印堂、太阳、人中、阳白、角孙、风池、肩井、天柱等穴位,采用按法、抹法、拿法等手法 |
| | 肩颈部 | 用手指拿捏患者颈部的斜方肌和相关的督脉、膀胱经、大肠经、三焦经等,取天柱、哑门、风池、肩井、廉泉等穴 |

续　表

取穴及方法	胸腹部	按揉患者胸腹部的肌肉和华盖、玉堂、膻中、中脘、天枢、气海等穴
	背腰部	用手指或掌跟按揉患者背腰部的竖脊肌、腰方肌、督脉、膀胱经等,按压背部华佗夹脊穴、天宗、肝俞、胆俞、膈俞、肾俞,再用㨰法松解,用擦法、搓法治疗患侧部位
	四肢部	用手指捏拿、按揉患侧上肢的肌肉和天府、曲泽、曲池、手三里、外关、后溪、内关、阳池、合谷等穴;捏拿、按揉患侧下肢的肌肉和阳陵泉、阴陵泉、承山、血海、伏兔、风市、解溪、足三里、委中、涌泉等穴,最后以搓法结束
步骤		先按摩患者的肩颈部和头面部,再按背腰亏虚部,最后按四肢和胸腹部
力度		先轻后重,循序渐进
频次		每天 1 次,每次 1 小时

4. 艾灸疗法

表 201　中风艾灸疗法应用

常规灸法		● 取百会、神阙、气海、涌泉等穴位 ● 软瘫期多采用隔姜灸 ● 痉挛期多采用隔蒜灸 ● 多灸患肢,增进血液循环
随证取穴	阴闭	取丰隆、关元,麦粒灸每穴灸 8~10 壮
	阳闭	取十宣穴、曲池,麦粒灸每穴灸 8~10 壮
	脱证	取灸神阙、气海、关元穴,每次 3~7 壮
	痰浊阻窍	取百会、大椎、中脘、足三里、丰隆、脾俞、胃俞,艾条灸每次 3~7 壮
	气虚络瘀	取百会、气海、膈俞、血海、关元,隔姜灸,艾条灸每次 3~9 壮
	肝阳上亢	取阳陵泉、肝俞、胆俞、太冲、期门,隔蒜灸,艾条灸每次 4~8 壮
随症取穴	中风先兆	取绝骨、足三里,每次 3~7 壮
	上热下凉	取大椎、心俞、肝俞、膏肓,隔蒜灸;取脾俞、胃俞、肾俞、腰阳关、命门、至阳,隔姜灸;取太溪、涌泉,隔盐灸

5. 拔罐疗法

表 202　中风拔罐疗法应用

随症取穴	口眼歪斜	● 取患侧地仓、合谷、颊车、阳白、四白、太阳、翳风、大迎 ● 操作:采用小口径火罐,各穴位闪罐操作 5 次,约 10~15 分钟;病程较长者,闪罐与留罐隔天交替

续　表

随症取穴	半身不遂	● 取肩髎、臂臑、曲池、阳池、环跳、风市、伏兔、阳陵泉、丘墟 ● 操作：采用小口径火罐，拔罐留置 8～10 分钟
	肩关节黏连	● 患侧上肢交替选取肩髃、肩髎、曲池、阿是穴 ● 操作：在皮肤消毒后用采血针点刺放血，再拔火罐，留罐 10 分钟
	感觉障碍	● 取患侧肩髃、曲池、外关、伏兔、足三里、丰隆 ● 操作：交替选穴刺络拔罐，每次取 2～4 个穴位，消毒皮肤，三棱针刺入皮肤深度为 3～5 毫米，每穴刺 3～5 次，拔罐留置 8～10 分钟，以少量出血为度
	肢体水肿	● 取患肢的手阳明大肠经穴和足阳明胃经，如手三里、曲池、丰隆、上巨虚 ● 操作：拔罐留置 10～15 分钟

6. 透药疗法

表 203　中风透药疗法应用

随症取穴	肌张力增高	● 取穴：合谷、手三里、曲池、手五里、肩髎、二间、足三里、上巨虚、下巨虚、丰隆、解溪 ● 中药：川芎 90 g、赤芍 30 g、桂枝 10 g、艾叶 40 g、路路通 10 g、红花 10 g、伸筋草 30 g、透骨草 20 g ● 操作：将中药磨成粉，与适量蜂蜜调和，制成药饼，使用透药治疗仪治疗
	半身不遂	● 取穴：患侧上肢肩髎、外关、手三里，下肢风市、丰隆及足三里 ● 中药：适量姜汁加入桃仁 9 g、红花 9 g ● 操作：拌匀后呈现为膏状，涂抹在无菌纱布上，将药膏纱布敷贴于上述穴位并固定，使用透药治疗仪治疗

7. 穴位敷贴疗法

表 204　中风穴位敷贴疗法应用

随症取穴	半身不遂	● 取穴：患侧肩髎、曲池、手三里、风市、丰隆 ● 中药：桃仁 9 g、红花 9 g、延胡索 9 g、鸡血藤 9 g ● 操作：将中药打粉后用姜汁调成膏药，混匀涂抹在无菌纱布上，药膏纱布敷贴于上述穴位并固定，时间 20～30 分钟
	喑痱	● 取穴：外金津、涌泉、劳宫 ● 中药：穿山甲 9 g、生乌头 30 g、红海蛤 20 g、三七粉 20 g ● 操作：将中药打粉混匀涂抹在无菌纱布上，药膏纱布敷贴于上述穴位并固定，时间 20～30 分钟
	遗尿	● 取穴：关元、神阙、水道、肺俞、脾俞、肾俞 ● 中药：五味子 12 g、益智仁 12 g、肉桂 9 g、丁香 6 g、砂仁 6 g ● 操作：将中药打粉后用陈醋调成膏药，混匀涂抹在无菌纱布上，药膏纱布敷贴于上述穴位并固定，时间 20～30 分钟

8. 中药泡洗

表 205　中风中药泡洗应用

随症取穴	肢体麻木	● 取穴：患侧手三里、合谷、外关、曲池、涌泉、悬钟 ● 中药：伸筋草 30 g、透骨草 20 g、川芎 90 g、赤芍 30 g、桂枝 10 g、艾叶 40 g、桃仁 9 g、红花 10 g ● 操作：中药加水煮开后放入容器中，待温度为 40℃ 左右时将患者肢体浸泡入药汤，中药没过上述穴位，时间 30～40 分钟
	半身不遂	● 取穴：患侧八风、合谷、手三里、曲池、肩髃、风市、足三里、环跳、委中 ● 中药：透骨草 15 g、防己 15 g、片姜黄 15 g、三棱 15 g、莪术 15 g、桂枝 30 g ● 操作：中药加清水 1 500 ml，煎煮 30 分钟后，将药汁倒入盆中，待药液降温至 40℃ 左右进行泡洗，中药没过上述穴位，时间 30～40 分钟

七、病案举例

患者沈某，男，65 岁，2021 年 5 月 6 日初诊。患者 2021 年 5 月 6 日晚 19 点 30 分无明显诱因下出现左侧肢体乏力，言语含糊，伴头晕，无头痛，无视物旋转，无恶心呕吐，无肢体抽搐。20 点 30 分至某医院急诊就诊，当时查体：神清气平，血压 155/74 mmHg，心肺腹无特殊，左上肢肌力 1 级，左下肢肌力 0 级，右侧肢体肌力 5 级，四肢肌张力正常，左侧巴氏征阳性，右侧巴氏征阴性，NIHSS 评分 10 分。急查血常规、肝肾功能、凝血功能基本正常，头颅 CT 未见出血灶，心电图示正常。22 点 30 分起予阿替普酶静脉溶栓治疗。溶栓后患者症状好转，遂收入病房继续治疗。溶栓 24 小时复查头颅 CT 未见出血，予抗血小板、活血通络、抗自由基、营养神经、调脂稳斑等治疗，其间查头颅 MRI 示：两侧额叶、右侧顶叶及右侧中央旁小叶散在缺血性梗塞（亚急性期），脑桥、右侧小脑半球、两侧基底节区及半卵圆区多发软化灶，两侧额顶叶及半卵圆区多发缺血灶。头颅 MRA 示：右侧颈内动脉闭塞，左侧椎动脉 V3 - 4 段管腔闭塞，左侧颈内动脉 C4 - 6 管壁钙化、管腔中度狭窄。患者既往高血压病史 10 余年，口服苯磺酸左氨氯地平片、坎地沙坦控制血压；糖尿病史 5 年，予胰岛素控制血糖。有吸烟史 40 余年，每天 1 包烟。刻下：患者左侧肢体不遂，左上肢可抬离床面 10°，左肩关节疼痛，左下肢可在床面平移，不能抵抗重力，左侧肢体精细动作差，未见明显肢体水肿，口齿不清，时有头晕，纳可，寐欠安，大便干结，2～3 日一行，舌暗淡有瘀斑，苔白腻，脉弦滑。

针对这名患者我们该如何进行中医诊断和治疗？怎样制订治疗方案并开具处方？

中医诊断：中风，中经络，风痰入络，痰瘀交阻。

西医诊断：① 缺血性脑卒中；② 高血压 3 级，极高危；③ 2 型糖尿病。

治则：熄风化痰,活血通络。

药物处方：化痰通络汤合补阳还五汤加减。

用药：

半夏 12 g	茯苓 15 g	白术 15 g	天麻 15 g
葛根 15 g	胆南星 10 g	天竺黄 10 g	香附 10 g
丹参 15 g	黄芪 30 g	红花 12 g	桃仁 12 g
赤芍 12 g	川芎 15 g	地龙 12 g	全蝎 6 g
远志 12 g	石菖蒲 15 g	酸枣仁 15 g	制大黄 15 g

服药方法：14 帖,水煎服,一日 2 剂。

非药物处方

1. 针刺处方：四神聪透百会、太阳、率谷、风府、廉泉、风池、丰隆、三阴交、足三里、环跳(电针)、阳陵泉(电针)、绝谷、风市、肩髃(电针)、曲池、手三里(电针)、外关、金津、外金津、玉液、外玉液、廉泉。

2. 刺血疗法：头晕加耳尖、大椎放血。

3. 推拿疗法：用手指捏拿、按揉患侧上肢的肌肉和天府、曲泽、曲池、手三里、外关、后溪、内关、阳池、合谷等穴;捏拿、按揉患侧下肢的肌肉和阳陵泉、阴陵泉、承山、血海、伏兔、风市、解溪、足三里、委中、涌泉等穴,最后以搓法结束。

4. 拔罐疗法：取肩髎、臂臑、曲池、阳池、环跳、风市、伏兔、阳陵泉、丘墟,拔罐留置 8～10 分钟。

5. 药透疗法：适量姜汁加入桃仁 9 g、红花 9 g 拌匀后呈现为膏状,涂抹在无菌纱布上,将药膏纱布敷贴于患侧上肢肩髎、外关、手三里,下肢风市、丰隆及足三里穴位并固定,后使用药透治疗仪治疗。

操作：针刺每日 1 次,每次留针 40 分钟,14 日为一个疗程。头针平补平泻,其他穴位按辨证使用补泻手法。电针在针刺得气后予断续波,强度以患者耐受为宜,通电 30 分钟,其余非药物治疗每周 1 次,2 周为一个疗程。

二诊：治疗后患者头晕改善,口齿不清较前好转,左侧肢体可上抬至腹部,肩部疼痛,下肢可抬离床面 20°,寐尚安,大便一日一行,舌暗淡有瘀斑,苔薄白,脉弦。

药物处方：上方加鸡血藤 30 g,桂枝 12 g,桑枝 15 g。

非药物处方：同前。

按：患者猝然发病,主要表现为半身不遂,语言謇涩,时有头晕,夜寐欠安,大便干结,舌暗淡有瘀斑,苔白腻,脉弦滑。属于中风中经络之风痰入络,痰瘀交阻证。《金匮要略·中风历节病脉证并治》曰："邪在于络,肌肤不仁;邪在于经,即重不胜;邪入于腑,即不识人;邪入于脏,舌即难言,口吐涎。"该患者年逾六旬,年老体衰,肝肾阴亏,气血不足,脉络空虚,风邪乘虚入中经络;有吸烟史,痰湿素盛,外风引动痰湿,闭阻经络,加之气虚无力运血,血瘀阻络,与痰浊相互胶着,发为本病。痰瘀痹阻,筋脉肌肉失于濡养,则肢体乏力;风痰上扰,阻于经络,蒙蔽清窍,则语言謇涩,时有头晕;痰郁化热,上扰心神,则夜寐不安;热结肠腑,肠燥津亏,则大便干结。结合舌脉,提示虚实夹杂,正虚为本,邪实为标,痰瘀为患。基本方组成中半夏、胆南星、天竺黄清热燥湿化痰;黄芪补气行滞,气旺则血行,气行则痰消;白术、茯苓益气健脾渗湿;天麻、葛根平肝熄风,升发阳气;红花、桃仁、赤芍、丹参活血通络;川芎祛风活血行气,以助药效上行头目;地龙、全蝎通经达络,增强活血之力;远志、菖蒲豁痰开窍;酸枣仁养心安神;制大黄泻热通腑。综观全方,扶正祛邪,标本兼治,切合病机,取得较好疗效。

非药物治疗方面,针刺法泻太阳、率谷、风府、廉泉、风池以祛风化痰,泻丰隆以降痰浊,补三阴交活血祛瘀,补足三里健脾益血,佐右侧肩髃、曲池、手三里、外关、环跳、阳陵泉、绝谷、风市,用泻法以祛邪通络;言语不利加金津、外金津、玉液、外玉液、廉泉;头晕加耳尖、大椎放血;根据患者症状予推拿、拔罐、透药疗法疏通患肢经络,治疗右侧肢体活动不利、肩关节疼痛、患肢水肿。诸法合用,祛风化痰,活血祛瘀,疏通经络。

附 名家医案选录

医案 1,邓铁涛"痰热闭阻,清窍不开,安宫牛黄之妙用"案

陈某,男,62 岁。

1984 年 5 月 9 日初诊:患者于 1984 年 5 月 8 日晚洗头时突觉右侧上下肢活动无力,继而出现失语,右侧上下肢体偏瘫,神志昏迷,即请当地卫生所值班医生检查,体温 37.8℃,血压 160/110 mmHg,神志昏迷,被动体位,体胖,面赤身热,双瞳孔等大等圆,右鼻唇沟变浅,口角左歪,颈软,肺气肿征,双肺底可闻小湿啰音,心率 104 次/分,律不齐,右侧上下肢体弛缓,巴宾斯基征阳性。患者高血压病史 10 余年,平素嗜烟酒。起病后请附近医院神经科医师会诊,拟为"脑出血",建议暂不宜搬动,应原地治疗,待病情稳定后再送医院做 CT 进一步确诊,遂请会诊。诊查:症如上述,烦躁,时有抽筋,气粗口臭,喉间痰鸣,大小便闭,口唇红而干,舌红绛,苔黄厚干焦,脉弦滑数。辨为中风,中脏腑,肝风内动,痰瘀阻塞清窍。

处方:① 安宫牛黄丸每天 1 粒半,1 粒内服,半粒用冷开水 10 ml 调匀,用棉签频频点舌。② 针刺双太冲,泻法。③ 中药:羚羊角骨 30 g、竹茹 12 g、天竺黄 5 g、草决明 20 g、胆南星 10 g、地龙 10 g、三七片 10 g、橘红 10 g、连翘 12 g、陈皮 5 g、丹参 18 g。水煎服。④ 肺部感染予青霉素、链霉素抗感染。

5 月 13 日二诊:患者神志转清,喉间痰鸣消失,呼吸平顺,口臭略减,失语及右上下肢偏瘫如前,大便自起病后秘结,舌红,苔黄厚干,脉弦滑,血压 140/90 mmHg。

处方:① 安宫牛黄丸用法同前。② 大黄 30 g,煎水 200 ml 低位保留灌肠。③ 中药:石决明 30 g、竹茹 12 g、白芍 15 g、枳实 10 g、石菖蒲 10 g、胆南星 10 g、半夏 10 g、三七片 10 g、橘络 10 g、丹参 10 g、太子参 20 g。水煎服。

5 月 17 日,外院做头颅 CT 提示:大脑左半球底部和内囊部位血肿(5.5 cm×3.6 cm×6 cm)。当日转至某中医院住院,住院期间用安宫牛黄丸、温胆汤、醒脑静、能量合剂等。

6月6日三诊：患者神清,体倦神疲,语言不利,右侧肢体偏瘫,二便自调,舌质淡,苔薄白,脉细。辨为气血两虚、脉络瘀阻,治拟益气养血、祛瘀通络,方用补阳还五汤加味。

处方：黄芪100 g、赤芍6 g、川芎6 g、当归尾6 g、桃仁6 g、红花6 g、地龙10 g、石菖蒲10 g、五爪龙30 g、鸡血藤30 g。水煎服。另加服猴枣散早晚各1支。

用上方为基本方加减调治近1年。

1985年6月6日头颅CT提示：大脑左半球血肿吸收后空洞形成。患者生活基本能够自理。

按：此案属中风中脏腑证。患者高血压病史10余年,素好烟酒,形体肥胖,有肺气肿体征,说明平素体质以痰热内盛、肝阳上亢为主。此次发病,起病急,神志昏迷,肢体偏瘫,口角歪斜,二便禁闭,烦躁,抽搐,气粗口臭,喉间痰鸣,舌红绛,苔黄厚干焦,脉弦滑数,证属阳闭实证。邓老辨为肝风内动,痰瘀阻塞清窍,治疗上用安宫牛黄丸清热解毒,镇静开窍,而以安宫牛黄丸点舌,通过口腔黏膜吸收药物,开辟了抢救中风昏迷患者的给药新途径。点舌治疗后者痰涎分泌明显减少,对促进患者复苏,争取治疗时间起到重要作用。一诊汤药以羚羊角直入肝经,清热熄风,平肝潜阳;连翘清泻心肝之火;地龙熄风止痉,通达经络;陈皮、橘红肃降肺气,合天竺黄、竹茹化痰开窍;胆南星祛风痰;三七、丹参化瘀止血,全方药力强盛,实属有效的治疗方案,患者属中风阳闭实证,风火夹痰瘀痹阻心窍,邪势元盛,急用安宫牛黄丸开窍醒神是力挽危局的关键。

二诊,患者经CT检查确诊为脑出血,诊时神志转清,喉间痰鸣消失,呼吸平顺,口臭略减,说明肺气下肃,痰热得减;仍失语及偏瘫,大便闭结,舌红,苔黄厚干,脉弦滑,说明腑实未去,风痰夹瘀阻于络脉,内热犹存。遂重用大黄灌肠通腑,荡涤肠腑积滞,汤药续用前法,以石决明平肝潜阳;半夏、竹茹、胆南星化痰开窍祛风;石菖蒲化痰开窍;太子参益养肺胃气阴,弃陈皮、橘红改用枳实,三七化瘀止血,加强了平肝潜阳,化痰开窍及通腑泻热的用药。

三诊时已治疗月余,患者右侧肢体偏瘫,体倦神疲,语言不利,脉细,说明气虚推动无力,脉络瘀阻,邓老以补阳还五汤益气养血,通络开瘀,方中重用黄芪益气行血,化瘀生血,另用猴枣散替代安宫牛黄丸化痰安神,熄风平肝。1年后患者复查CT,脑部出血灶完全吸收,经1年应用补阳还五汤加减调治,生活基本自理,疗效良好。

出自：吴玉生.邓铁涛教授急症治疗经验[J].广东医学.1987,8(5)：33-34.

医案2,石学敏"针刺醒脑,通关利窍"案

孟某,男,66岁。

2019年11月5日初诊：患者因"右侧肢体不遂伴吞咽障碍2天"于2019年9月28日就诊于天津市环湖医院,查头颅CT提示：脑梗死,未见出血。予抗血小板聚

集、改善脑循环、促进脑代谢、控制血压等神经内科常规治疗,症状较前好转,但仍遗留右侧肢体不遂伴吞咽障碍的症状。患者既往有高血压病史,血压最高达 180/110 mmHg,否认糖尿病、冠心病等其他病史。遂于天津中医药大学一附院就诊,诊查:神清,精神尚可,饮水呛咳,洼田饮水试验评定 3 级,右侧肢体不遂,右侧上肢可抬至腹,下肢可抬离床面 30°,右侧肢体精细动作差,纳欠佳,寐安,二便调,舌暗,少苔,脉弦细数。辨为中风、中经络,阴虚风动证,拟醒脑开窍,滋补肝肾,疏通经络,以通关利窍针刺法为主,随证加减。

针刺取穴:内关(双侧)、印堂、三阴交(右侧)、风池(双侧)、完骨(双侧)、翳风(双侧)、人迎(双侧)、曲池(右侧)、肩三针(右侧)、手三里(右侧)、合谷(右侧)、八邪(右侧)、委中(右侧)、阳陵泉(右侧)、阴陵泉(右侧)、足三里(右侧)、太冲(右侧)、太溪(右侧)、绝骨(右侧)、中脘、阿是穴(右侧手背部)、咽后壁。每日 1 次,每周 6 次。

操作:双侧风池、完骨、翳风,针尖斜向咽喉方向深刺 2~2.5 寸,施提插捻转补法 1 分钟,留针 20~30 分钟,快针点刺咽后壁出血 2~3 ml,并在行针过程中,嘱患者进行吞咽活动;取右侧肢体相关穴位进行调整治疗;手背阿是穴配合患者精细动作康复治疗。

2 周后,患者洼田饮水试验评定 3 级+,右侧肢体肌力达 3 级++,右手拇指、食指动作较前灵活,可屈伸,但余手指仍不可屈伸。

1 个月后,患者洼田饮水试验评定 2 级,可正常吞咽,偶有饮水呛咳,右侧上肢肌力达 3 级++,右侧下肢肌力达 4 级+,右侧手指均可做屈伸活动,但较正常缓慢。

2 个月后,患者前述症状均明显改善,未遗留后遗症。

按:本例患者为脑梗死恢复期,证属阴虚风动。石院士认为,患者年老体弱,肝肾亏虚,阴津不足,阴不制阳,煽动内风,气血逆乱,上犯脑窍,致窍闭神匿,神不导气,故治疗以通关利窍针刺法为主,取其醒脑开窍,通关利窍之功。患者处于中风恢复期,病情相对稳定,神志清楚,故予双侧内关、印堂、患侧三阴交行"小醒脑"之法。石院士深谙操作的不一性,对穴位的针刺深度、补泻方法、针刺方向、手法作用时间等做了量性规定,如直刺双侧内关,施泻法 1 分钟,直至针感上传;斜刺三阴交,施补法 1 分钟,直至针感上传,后改直刺留针;双侧风池、完骨、翳风,针尖斜向咽喉方向深刺,施补法 1 分钟,快针点刺咽后壁出血,通过严格手法量学规定,促进通关利窍针刺法发挥最大功效。同时,石院士强调针刺时严格注意穴位的针刺顺序,先针刺内关,以开胸胁郁滞,畅达胸中气机,疏散郁闭气血,促进气血运行,亦可安神定志;后针刺印堂等督脉穴,以调阳气,开清窍,导神气,统气血,使肢体咽喉口窍等部位得到滋养疏通;继针刺三阴交,以健脾,补养气血,滋养肝肾;配合右侧肢体相关穴位、手背部阿是穴、人迎穴、中脘穴调整、康复及调节治疗,去太溪、绝骨以滋补肝肾,诸穴联合应用,共奏醒脑开窍,调神导气,补益肝肾,疏通经络之效。

出自:王茸,许军峰,俞晓阳.石学敏院士治疗中风后吞咽障碍的临床思路辨析[J].浙江中医药大学学报.2022,46(1):65-68.

第二章 眩 晕

········· 一、概 述 ·········

1. 基本概念

眩晕是临床常见病证，以头晕、眼花为主要表现，眩即眼花，晕即头晕，两者常同时出现，故称眩晕。轻者表现为眼花，头重脚轻，摇晃感、漂浮感；重者表现为如坐车船，旋转不定，站立行走不能，严重者仆倒，伴恶心呕吐、出汗等，一般无神志改变。各年龄人群均可发病，可反复发作，影响工作生活。相当于西医学中梅尼埃病、耳石症等耳源性眩晕，以及脑动脉硬化、脑动脉供血不足、低血压、高血压、颅内占位、贫血、神经衰弱等。

2. 历史沿革

眩晕最早见于《内经》，称之为"眩冒"，后人把《内经》的"无风不作眩"、朱丹溪的"无痰不作眩"、张景岳的"无虚不作眩"归纳为眩晕的经典之说。

表 206 眩晕的历史沿革

朝 代	医家/著作	观 点	原 文
春秋至战国	《内经》	对眩晕的病因病机论述较多，认为眩晕发生与肝脏关系密切，与髓海不足、气虚、邪中等因素有关	● 《素问·至真要大论》："诸风掉眩，皆属于肝。" ● 《灵枢·海论》："髓海不足，则脑转耳鸣，胫酸眩冒。" ● 《灵枢·卫气》："上虚则眩。" ● 《灵枢·大惑论》："故邪中于项，因逢其身之虚……入于脑则脑转，脑转则引目系急，目系急则目眩以转矣。" ● 《素问·六元正纪大论》："木郁发之……甚则耳鸣眩转。"

朝　代	医家/著作	观　　点	原　　文
汉代	张仲景	开创因痰致眩理论先河,提出用泽泻汤、小半夏加茯苓汤治疗眩晕	《金匮要略·痰饮咳嗽病脉证并治》:"心下有支饮,其人苦冒眩,泽泻汤主之。"
金代	刘河间	主张眩晕的病机从风火立论	《素问玄机原病式·五运主病》:"所谓风气甚,而头目眩运者,由风木旺,必是金衰不能制木,而木复生火,风火皆属阳,多为兼化,阳主乎动,两动相搏,则为之旋转。"
元代	朱丹溪	强调"无痰不作眩",治疗以"治痰"为主	《丹溪心法·头眩》:"头眩,痰挟气虚并火,治痰为主,挟补气药及降火药。无痰不作眩,痰因火动,又有湿痰者,有火痰者。"
明代	张景岳	强调"无虚不作眩",治疗以"治虚"为主	《景岳全书·眩运》:"眩运一证,虚者居其八九,而兼火兼痰者,不过十中一二耳。"
明代	虞抟	● 指出眩晕的发病有痰湿及真水亏虚之分,治疗眩晕当分别针对不同体质及证候,辨证论治 ● 指出眩晕与中风有一定联系 ● 提出"血瘀致眩",对跌仆外伤致眩晕有所认识	●《医学正传·眩运》:"大抵人肥白而作眩者,治宜清痰降火为先,而兼补气之药;人黑瘦而作眩者,治宜滋阴降火为要,而带抑肝之剂。" ●《医学正传·眩运》:"眩运者,中风之渐也。" ●《医学正传·眩运》:"外有因坠损而致眩晕者,胸中有死血迷闭心窍使然,是益行血清运,以散其瘀结。"
清代	华岫云	强调眩晕与内风的重要性	《临证指南医案·眩晕门》:"经云诸风掉眩,皆属于肝,头为诸阳之首,耳目口鼻皆系清空之窍,所患眩晕者,非外来之邪,乃肝胆之风阳上冒耳,甚则有晕厥跌仆之虞。"
清代	陈修园	将眩晕的病因病机以风、火、痰、虚四字概括	《医学从众录·眩晕》:"其言虚者,言其病根,其言实者,言其病象。"

二、病机分析

　　眩晕病病位在脑,与肝、脾、肾三脏功能密切相关,基本病理变化不外乎虚实两端,本病病性以虚证居多,虚者为气虚血亏、髓海空虚、肝肾不足所致清窍失养,实者为风、火、痰、瘀扰乱清空,本病的病因病机主要为肝阳上亢、气血亏虚、肾精不足、痰湿中阻。

1. 肝阳上亢
- 素体阳盛→肝阳偏亢→化火生风→风火相煽→上扰清空 ⎤
- 情志所伤→肝气郁结→气郁化火→循经上冲→扰乱清窍 ⎬眩晕
- 纵欲伤精→肾精亏耗→水不涵木→肝失所养→肝阴不足 ⎦

2. 痰浊中阻
- 饮食不节 ⎤
- 思虑伤脾 ⎬脾失健运→湿浊中阻→聚而为痰→痰阻气滞→清阳不升→清窍失利→

眩晕

3. 瘀血阻窍
- 跌仆外伤→气滞血瘀 ⎤
- 年高体弱→气虚血瘀 ⎬气血痹阻→不能上荣于脑清利头目→脑窍失养→眩晕
- 痰瘀胶结→阻滞经络 ⎦

4. 气血亏虚
- 饮食不节 ⎤
- 思虑伤脾 ⎬损伤脾胃→化源不足→气血生化乏源→气血两虚→清阳不升,脑失所
- 年老体衰 ⎦

养→眩晕

5. 肾精不足
- 禀赋不足 ⎤
- 年老肾亏 ⎥
- 久病伤肾 ⎬肾精亏耗→不能生髓充脑→脑窍失养→眩晕
- 纵欲精亏 ⎦

三、类证鉴别和鉴别诊断

1. 类证鉴别

本病应与中风、厥证、痫证等进行鉴别。

（1）眩晕与中风

表 207　眩晕与中风鉴别

疾　病	共　同　点	不　同　点
眩晕	均可出现昏仆	严重者可出现昏仆,无半身不遂、不省人事、口舌歪斜等
中风		可出现突然昏倒,不省人事,伴口舌歪斜,半身不遂,失语等;或不经昏仆,仅表现为半身不遂、口歪等

（2）眩晕与厥证

表 208 眩晕与厥证鉴别

疾 病	共 同 点	不 同 点
眩晕	均可出现昏仆	眩晕严重者可出现突然昏仆倒地，但无意识不清、不省人事等表现
厥证		以突然昏仆，不省人事，四肢厥冷为主要特点，轻者可于短时间内苏醒，醒后出现疲乏、口渴、头晕等，重者可一厥不醒而死亡

（3）眩晕与痫证

表 209 眩晕与痫证鉴别

疾 病	共 同 点	不 同 点
眩晕	均可出现昏仆	无口中怪叫、四肢抽搐、口吐白沫等，眩晕重者可出现昏仆，一般无不省人事等表现
痫证		痫证是一种发作性神志异常的疾病，可表现为突然仆倒，不省人事，双目上视，口吐白沫，四肢抽搐，口中怪叫，醒后一如常人

2. 鉴别诊断

梅尼埃病、良性发作性位置性眩晕、前庭神经炎、脑动脉供血不足、短暂性脑缺血发作、脑动脉硬化、脑梗死、脑出血、颅脑占位、高血压、低血压、心力衰竭、神经症、中毒、感染、贫血、眼部疾病等，都可以出现眩晕，需要鉴别。

四、诊断依据

1. 临床表现：眩晕按照病变部位和临床表现的不同分为周围性眩晕和中枢性眩晕。周围性眩晕包括迷路炎、中耳炎、前庭神经元炎、梅尼埃病、乳突炎、外耳道耵聍等，眩晕常呈现发作性，症状重，持续时间短，常反复发作，眼震幅度小，多为水平方向或水平加旋转，快相向健侧或慢相向病灶侧，倾倒方向与头位有关，伴听觉损伤，恶心、呕吐、出汗等症状，一般无脑功能损害。中枢性眩晕包括椎-基底动脉供血不足、颈椎病、小脑肿瘤、颞叶肿瘤、第四脑室肿瘤、听神经瘤、脑干病变等，眩晕症状不一，一般较轻，有时可进行性加重，持续时间长，眼震幅度较大，形式多变，方向不一致，倾倒方向与头位无关，无听觉损伤，多有脑神经损害表现。此外，眼部疾病、高血压、低血压、心律不齐、低血糖、糖尿病、贫血、中毒等也可引起眩晕,常表现为头晕眼花、站立不稳,无自身摇摆感,少有恶心、呕吐。

2. 既往病史:中枢性眩晕常与脑血管疾病史、脑部肿瘤史、颅内感染及颈椎病有关;周围性眩晕常与急慢性中耳炎、迷路炎、迷路积水、前庭神经炎等耳部疾病相关,此外,抗癫痫、镇静药的使用、头部外伤、自主神经功能紊乱、精神状态、心脏疾病、体位性低血压、贫血、糖尿病、鼻窦炎、偏头痛等都可引发眩晕。

3. 辅助检查:前庭功能检查包括视频眼震电图、温度试验、前庭自旋转试验、头脉冲试验,转椅试验筛查半规管功能,前庭肌源性诱发电位筛查椭圆囊、球囊功能。听力学检测包括纯音测听、声导抗、脑干听觉诱发电位、耳蜗电图等用于梅尼埃病的诊断。头颅 CT、MRI 用于后循环缺血性卒中、颅内感染、脑部肿瘤等中枢性病变的诊断。颞骨岩部 CT 可用于骨迷路检查,内耳迷路 MRI 及其水成像可用于膜迷路检查。有晕厥或晕厥前状态的患者应进行心电图、动态心电图、超声心动图及其他内科疾病相关的检查,怀疑有癫痫性眩晕时可行脑电图检查辅助诊断。血常规、肝肾功能、血糖、血脂、电解质筛查贫血、电解质紊乱等,心肌酶谱筛查急性心肌梗死等。

五、常见证型

眩晕以虚证居多,实证亦不少见,一般新病多实,久病多虚,发作期为实,缓解期为虚,病久常虚中夹实,虚实夹杂;以肝肾阴虚,气血不足为本,风、火、痰、瘀为标,临床应仔细辨识。

表 210　眩晕的常见证型

证　型	证　候
肾精亏虚	眩晕,神疲,耳聋耳鸣,腰膝酸软,少寐多梦健忘。偏阴虚者,五心烦热、颧红咽干、舌嫩红少苔、脉弦细数;偏阳虚者,形寒肢冷、面色㿠白或黧黑、舌胖嫩,脉沉细
气血不足	眩晕,劳累则发或尤甚,气短声低,心悸怔忡,少寐健忘,纳呆,面色、唇甲无华,舌淡嫩,有齿痕,脉细弱
肝阳上亢	眩晕,头痛头胀,面赤易怒,少寐多梦,目赤口苦,尿赤便秘,舌红苔黄,脉弦数
瘀血阻窍	眩晕,头痛,面色黧黑,舌紫黯,或舌边有瘀斑,脉弦涩
痰浊中阻	眩晕,头重如裹,胸闷,呕吐痰涎,少食多寐,舌苔白腻,脉濡滑

六、眩晕的中医治疗

（一）药物辨证论治

1. 肾精亏虚证

表 211　肾精亏虚证选方

选　方	组　成	功用/主治	随症/证加减
左归丸 （《景岳全书》）	熟地 24 g，山药、枸杞、山茱萸各 12 g，川牛膝 9 g，菟丝子、鹿胶、龟胶各 12 g	• 功用：滋阴补肾，填精益髓 • 主治：真阴不足，精髓亏损	• 眩晕较甚，阴虚阳浮者，加龙骨、牡蛎、珍珠母滋阴潜阳，同时要注意发生中风的可能 • 五心烦热，阴虚内热甚者，加知母、黄柏、鳖甲清泻相火 • 夜尿频多者，加桑螵蛸、金樱子、覆盆子温肾缩尿 • 眩晕伴视物模糊者，加菊花、枸杞滋补肝肾，清肝明目 • 伴耳鸣者，加灵磁石、龙骨平肝潜阳，养肾聪耳
	方解：熟地滋肾益精；山茱萸滋养肝肾，涩精敛汗；山药补益脾阴，滋肾固精；枸杞补肾益精，养肝明目；龟鹿二胶，峻补精髓，龟胶偏于补阴，鹿胶偏于补阳；菟丝子、川牛膝补益肝肾，强健腰膝。诸药合用，滋阴补肾，填精益髓		
右归丸 （《景岳全书》）	熟附片、鹿角胶各 12 g，肉桂 6 g，熟地、枸杞子、山萸肉、山药各 15 g，菟丝子 12 g，杜仲、当归各 9 g	• 功用：温阳益肾，填补精血 • 主治：肾阳不足，命门火衰	
	方解：附子、肉桂、鹿角胶温补肾阳，填精益髓；熟地黄、枸杞子、山茱萸、山药滋阴益肾，养肝补脾；菟丝子补精益肾，固精缩尿；杜仲益肝肾，强筋骨；当归养血和血，助鹿角胶以补养精血。诸药配合，共奏温补肾阳填精之功		
地黄饮子 （《黄帝素问宣明论方》）	熟地、巴戟天、山茱萸、肉苁蓉各 30 g，附子、石斛、五味子、白茯苓各 15 g，肉桂 6 g，麦冬、远志、菖蒲各 15 g	• 功用：滋肾阴，补肾阳，开窍化痰 • 主治：下元虚衰，虚阳上浮，痰浊阻窍	
	方解：熟地、山茱萸补肾填精；肉苁蓉、巴戟天温肾壮阳；附子、肉桂温养下元，引火归元；石斛、麦冬、五味子滋阴敛液；石菖蒲、远志、茯苓化痰开窍，交通心肾。诸药合用，下元得养，浮阳得摄，水火相济，化痰开窍		

2. 气血不足证

表 212　气血不足证选方

选　　方	组　　成	功用/主治	随症/证加减
补中益气汤 （《内外伤辨惑论》）	黄芪 30 g,甘草 9 g,人参、升麻、柴胡、陈皮、当归身各 12 g	● 功用：补中益气,升阳举陷 ● 主治：清阳下陷证	● 形寒肢冷者,加附子、肉桂、桂枝温中助阳 ● 血虚为甚者,加熟地、白芍、阿胶敛阴补血 ● 神疲乏力,少气懒言者,重用黄芪、人参补气行血 ● 脾胃虚弱,大便溏薄者,加补骨脂、炒白术、炒扁豆健脾补气,温脾止泻
补中益气汤 （《内外伤辨惑论》）	方解：重用黄芪益气升阳,故为君药;人参、炙甘草补脾益气,助黄芪益气和中;佐以白术补脾,当归养血,陈皮理气;使以柴胡、升麻升举清阳,配合主药提升下陷之阳气。诸药合用,补气健脾,升提中气		
归脾汤 （《济生方》）	白术、茯神、黄芪、龙眼肉、酸枣仁各 30 g,人参 15 g,木香 9 g,炙甘草 6 g,当归、远志各 3 g	● 功用：益气补血,健脾养心 ● 主治：气血亏虚证	
归脾汤 （《济生方》）	方解：黄芪、人参、白术补脾益气;龙眼肉补益心脾,养血安神;茯神、酸枣仁补心安神;当归滋养营血;远志交通心肾,宁心安神;木香理气醒脾;炙甘草调和诸药;生姜、大枣调和营卫。诸药合用,益气养血,养心安神		
八珍汤 （《正体类要》）	人参、白术、茯苓、当归、川芎、白芍、熟地黄、甘草各 9 g	● 功用：气血双补 ● 主治：气血两虚证	
八珍汤 （《正体类要》）	方解：人参、白术、茯苓、甘草甘温补气;当归、川芎、白芍、熟地黄质润补血。诸药合用,气血双补		

3. 肝阳上亢证

表 213　肝阳上亢证选方

选　　方	组　　成	功用/主治	随症/证加减
天麻钩藤饮 （《杂病诊治新义》）	天麻 15 g,钩藤 12 g,石决明 15 g,山栀、黄芩、川牛膝各 12 g,杜仲、益母草、桑寄生各 9 g,夜交藤 15 g,朱茯神 12 g	● 功用：平肝熄风,清热活血,补益肝肾 ● 主治：肝阳上亢,肝风上扰	● 便秘者,加大黄、芒硝通腑泄热 ● 肝火亢盛,口苦面赤,心烦易怒者,加龙胆草、夏枯草清肝泻火 ● 风阳暴动,眩晕较甚者,加服杞菊地黄丸滋肾养肝 ● 夜寐欠安者,加茯神、夜交藤养心安神
天麻钩藤饮 （《杂病诊治新义》）	方解：天麻、钩藤平肝熄风;石决明平肝潜阳;川牛膝引血下行,活血利水;栀子、黄芩清肝泻火;益母草活血利水;杜仲、桑寄生补益肝肾;夜交藤、朱茯神安神定志。诸药合用,平肝熄风,清热活血,补益肝肾		

续　表

选　　方	组　　成	功用/主治	随症/证加减
羚角钩藤汤 （《通俗伤寒论》）	羚羊角片 6 g，钩藤 12 g，桑叶、菊花各 9 g，生地、白芍各 12 g，川贝、竹茹、茯神各 9 g，甘草 6 g	● 功用：凉肝熄风，增液舒筋 ● 主治：肝风内动，热盛动风	
	方解：羚羊角、钩藤清肝熄风；桑叶、菊花辛凉疏泄，清热平肝；生地、白芍滋阴增液，柔肝舒筋；川贝、竹茹清热化痰；茯神宁心安神；甘草调和药性。诸药合用，共奏凉肝熄风，滋阴化痰之功		
建瓴汤 （《医学衷中参西录》）	生山药、怀牛膝各 30 g，生赭石 24 g，生龙骨、生牡蛎、生地黄各 18 g，生白芍、柏子仁各 12 g	● 功用：镇肝熄风，滋阴安神 ● 主治：肝阳上亢	
	方解：山药、生地黄滋补肾阴；怀牛膝补益肝肾，引血下行；生赭石镇肝降逆；龙骨、牡蛎平肝潜阳；菊花、柏子仁清热平肝，养心安神。诸药合用，镇肝熄风，滋阴安神		

4. 瘀血阻窍证

表 214　瘀血阻窍证选方

选　　方	组　　成	功用/主治	随症/证加减
通窍活血汤 （《医林改错》）	赤芍、川芎、桃仁、红花、生姜各 9 g，麝香 0.15 g，老葱 6 g，大枣 5 g，黄酒 250 g	● 功用：活血化瘀，通窍活络 ● 主治：瘀血阻窍	● 瘀血入络者，加全蝎、穿山甲、地龙、三棱、莪术等破血通络 ● 气机郁滞重者，加川楝子、香附、青皮疏肝理气 ● 胁下有痞块者，加丹参、郁金、水蛭等活血破瘀，消癥化滞 ● 有跌仆坠损，瘀血阻络者，加苏木、血竭活血疗伤
	方解：麝香辛香走窜，上行至头巅，活血化瘀，行血中之瘀滞，开经络之壅遏，以通经散结止痛，为君药；桃仁、红花、赤芍、川芎，活血化瘀止痛，为臣药；老葱、鲜姜辛温走散而上行，为佐药；红枣益气养血；黄酒活血上行，为使药。诸药合用，共行通窍活血之功		
血府逐瘀汤 （《医林改错》）	桃仁 12 g，红花、当归、生地黄、赤芍、牛膝、川芎、桔梗、柴胡、枳壳各 9 g，甘草 6 g	● 功用：行气活血，化瘀通窍 ● 主治：瘀血阻窍，气机不利	
	方解：桃仁破血行滞润燥；红花、赤芍、川芎活血祛瘀；生地、当归养血益阴；牛膝引血下行；桔梗载药上行；柴胡、枳壳疏肝解郁，理气行滞；甘草调和诸药。诸药合用，活血行气，化瘀开窍		

续　表

选　　方	组　　成	功用/主治	随症/证加减
补阳还五汤 （《医林改错》）	黄芪 30～120 g，当归尾、赤芍、地龙各 9 g，川芎、桃仁、红花各 12 g	● 功用：补气活血通络 ● 主治：气不行血，脉络瘀阻	
	方解：重用黄芪，大补脾胃元气，令气旺血行；当归尾活血化瘀；川芎、赤芍、桃仁、红花活血祛瘀；地龙通经活络。诸药合用，气旺血行，活血不伤正		

5. 痰浊中阻证

表 215　痰浊中阻证选方

选　　方	组　　成	功用/主治	随症/证加减
半夏白术天麻汤 （《医学心悟》）	半夏、天麻、茯苓、橘红各 9 g，白术 18 g，甘草 3 g，生姜 1 片，大枣 2 枚	● 功用：健脾燥湿，化痰熄风 ● 主治：风痰上扰	● 眩晕严重者，加龙骨、牡蛎、珍珠母重镇潜阳 ● 头痛者，加蔓荆子、白蒺藜祛风止痛 ● 呕吐者，加代赭石、旋覆花镇逆止呕 ● 胃脘闷胀，不欲饮食者，加砂仁、豆蔻芳香醒脾 ● 痰郁化火，症见心烦口苦，渴不欲饮者，加黄连、黄芩清心泄热
	方解：半夏燥湿化痰，降逆止呕；天麻平肝熄风；白术健脾燥湿；茯苓健脾渗湿；橘红理气化痰；生姜、大枣调和脾胃，生姜兼制半夏之毒；甘草调和诸药。诸药合用，燥湿化痰，平肝熄风		
温胆汤 （《三因极一病证方论》）	半夏、竹茹、枳实各 12 g，陈皮 9 g，甘草 6 g，茯苓 15 g	● 功用：化痰清火，和胃降浊 ● 主治：痰火郁结，壅阻清窍	
	方解：半夏燥湿化痰，降逆和胃，为君；竹茹清胆和胃，止呕除烦，为臣；佐以枳实、陈皮理气化痰，使气顺则痰自消；茯苓健脾利湿；使以甘草益脾和中，协调诸药。诸药合用，使痰热消而胆胃和		
导痰汤 （《济生方》）	天南星、枳实各 10 g，半夏、茯苓各 12 g，橘红 6 g，甘草 3 g	● 功用：祛风导痰，下气开郁 ● 主治：头晕之痰厥	
	方解：南星燥湿化痰解痉；枳实理气化痰，辅以半夏、茯苓、陈皮燥湿化痰；使以甘草益气和中。诸药合用，燥湿化痰，行气开郁		

（二）非药物治疗

眩晕的常用非药物疗法包括针刺疗法、刺血疗法、按摩疗法、艾灸疗法、拔罐疗法、穴位敷贴疗法、耳穴疗法等。

1. 针刺疗法

表 216　眩晕针刺疗法应用

主穴		百会、风池、内关、太冲
随证配穴	肝阳上亢	加行间、侠溪、太溪
	瘀血阻窍	加血海、膈俞、合谷
	痰浊中阻	加中脘、丰隆、支沟
	气血不足	加中脘、气海、三阴交
	肾精亏虚	加肾俞、肝俞、百劳
	肝肾阴虚	加肾俞、太溪、三阴交
随症配穴	耳鸣	● 毫针取翳风、听会、听宫、中渚 ● 头针取两侧颞后线，间歇行针 ● 醒神开窍取内关、水沟、百会、翳风、听宫、听会
	脑鸣	● 毫针取印堂、太冲、百会、头维 ● 头针取颞后线
	恶心呕吐	● 毫针取风府、丰隆、膻中 ● 头针取两侧额旁二线
	颈痛连项	● 毫针取天柱、后溪、颈椎夹脊 ● 头针取患侧顶旁二线
	共济失调	● 毫针取双侧风池 ● 头针取患侧枕下旁线
	眼球震颤	● 毫针取睛明、攒竹、丝竹空、睛明、瞳子髎、四白，每次选取两穴，轮换使用 ● 头针取两侧枕上正中线、枕上旁线
	失眠健忘	● 毫针取神门、内关、三阴交 ● 头针取额中线
	神疲乏力	● 毫针取脾俞、足三里 ● 头针取额旁 1 线
操作		同前(见第一章"中风")

2. 刺血疗法

表 217　眩晕刺血疗法应用

常用方法	选穴：太阳、头维(双)、印堂、大椎、天柱、前顶、颈椎棘突压痛点、颈背部 C_2 - C_7 反应点。每次取 2～3 处穴位，每穴出血 3～5 滴，体质强壮而头晕严重者可出血 5～8 滴，3 日一次，10 次为一个疗程

续　表

随证配穴	肝阳上亢	加百会、头维
	痰浊中阻	加头维、印堂、厉兑、隐白
	瘀血阻络	加膈俞、太阳、头维
随症配穴	头痛伴颞侧动脉搏动明显	加耳尖、太阳放血
	耳鸣、恶心、耳内胀满	加双侧关冲、百会刺络放血

3. 按摩疗法

表 218　眩晕按摩疗法应用

随证取穴	肝阳上亢	• 推心俞、肝俞、肾俞、命门 • 拿曲池，按揉三阴交 • 拇指推桥弓(推翳风穴与缺盆穴的连线)
	风火上扰	用手指拿捏患者颈部的斜方肌和相关的督脉、膀胱经等，取天宗、风府、曲池、合谷等，推拿方法为拿法和揉法
	痰浊中阻	• 推膻中、中府、云门 • 推揉中脘，按揉丰隆、足三里
	瘀血内阻	• 推揉中脘、章门、期门、云门 • 膝关节屈起，拿承山
	肾精亏虚	• 推大椎，按揉翳风 • 重推肾俞、命门，按揉大肠俞，拿承山
	气血不足	• 推中脘，摩腹，按揉血海 • 推心俞、脾俞、胃俞
	肝肾阴虚	• 揉太溪、三阴交、太冲 • 揉按双肾俞、肝俞、大肠俞
步骤		先放松患者的头颈背部，再重点按压治疗穴位，最后治疗穴位局部
力度		同前(见第一章"中风")
频次		同前(见第一章"中风")

4. 艾灸疗法

表 219　眩晕艾灸疗法应用

常规灸法	● 百会、三阴交、关元、气海、中脘、神阙、太溪、命门等穴 ● 缓解期多采用麦粒灸 ● 多灸头部、背部,缓解症状	
随证取穴	痰浊中阻	取百会、丰隆、阴陵泉、太冲,麦粒灸每穴灸 5～8 壮
	瘀血内阻	取百会、合谷、血海、膈俞,麦粒灸每穴灸 10 壮
	气血不足	取百会、气海、脾俞、胃俞,隔姜灸每穴灸 8～10 壮
	肾精亏虚	取百会、肾俞、肝俞、关元,麦粒灸每穴灸 8～10 壮
随症取穴	耳聋耳鸣	取外关,艾条灸每次 3～7 壮
	呕心呕吐	取脾俞、中脘、内关,隔姜灸每次 3～5 壮;取太溪、涌泉,隔盐灸每次 3～5 壮

5. 拔罐疗法

表 220　眩晕拔罐疗法应用

随症取穴	头晕	● 取颈百劳(双)、大杼、肩井(双)、天宗(双) ● 操作:取小口火罐置于颈百劳留罐,大口火罐置于大杼、肩井、天宗,留罐 10 分钟
	走路不稳	● 取大椎、风池(双)、太阳(双) ● 操作:取小口火罐置于太阳、风池穴闪罐,大口火罐置于大椎留罐 15 分钟

6. 穴位敷贴疗法

表 221　眩晕穴位敷贴疗法应用

随症取穴	头痛	● 取穴:单侧丰隆、曲池、太冲穴,次日轮换 ● 中药:半夏 10 g、白术 10 g、天麻 10 g、虎杖 10 g、白芥子 2 g ● 操作:将中药打粉后用醋调成膏药,混匀涂抹在无菌纱布上,药膏纱布敷贴于上述穴位并固定,时间 20～30 分钟
	失眠	● 取穴:关元、中脘、丰隆(双)、章门(双)、安眠(双) ● 中药:生半夏 60 g、夜交藤 30 g、茯神 30 g、黄连 15 g ● 操作:将中药打粉混匀涂抹在无菌纱布上,药膏纱布敷贴于上述穴位并固定,时间 30 分钟

7. 耳穴疗法

表 222　眩晕耳穴疗法应用

随症取穴	呕吐	● 耳针取贲门(耳甲 3 区)、肝(耳甲 12 区),发作时可选区域阳性反应点 ● 取颈椎(对耳轮 13 区)、神门(三角窝后 1/3 上部)、心(耳甲 15 区)用埋针法巩固治疗
	失眠	● 耳针取额(对耳屏 1 区)、风溪(耳舟 1、2 区交界处) ● 取心(耳甲 15 区)、肾(耳甲 10 区)、肝(耳甲 12 区)用埋针法巩固治疗
	心悸	● 耳针取皮质下(对耳屏 4 区)、神门(三角窝后 1/3 上部) ● 取心(耳甲 15 区)、脾(耳甲 13 区)用埋针法巩固治疗

七、病案举例

　　患者李某,男,70 岁,2022 年 7 月 10 日初诊。患者有反复眩晕病史 2 年余,眩晕发作时头重昏蒙,耳鸣,听力下降,胸闷恶心,呕吐痰涎,病情发作时常和体位变换有关,休息后有所减轻。既往外院行纯音测、声阻抗、听力学及前庭功能等相关检查,考虑"梅尼埃病",平时服用甲磺酸倍他司汀片(敏使朗)治疗,症状控制尚可。1 天前患者诉起床时突发眩晕,视物旋转,身体不稳,耳鸣,胸闷,恶心呕吐,来我院急诊就诊。当时查体:血压 135/85 mmHg,双侧瞳孔等大等圆,对光反射存在,两眼有水平眼震,听力粗测下降,生理反射存在,病理反射未引出,四肢肌力、肌张力正常,查头颅 CT 提示老年脑改变。后收入我院神经内科进一步诊治,完善生化检查,其中总胆固醇 5.11 mmol/L,低密度脂蛋白 4.22 mmol/L,甘油三酯 3.54 mmol/L。患者既往嗜食肥甘厚味,高血压病史 5 年余,血压最高 160/90 mmHg,服用马来酸左氨氯地平片,血压控制尚可;高脂血症病史 2 年余,服用瑞舒伐他汀钙;吸烟史 30 年余,平时 5 根/天,饮酒史 30 年余,平时 2 两白酒/天。刻下:眩晕,视物旋转,站立不稳,耳鸣,耳部闷塞感,胸闷,恶心呕吐,纳差,夜寐欠佳,大便黏滞不爽,小便频数,舌质淡红,边有齿痕,苔白腻,脉濡滑。

　　针对这名患者我们该如何进行中医诊断和治疗?怎样制订治疗方案并开具处方?

中医诊断:眩晕,脾胃虚弱,痰浊中阻。
西医诊断:① 梅尼埃病;② 高血压 2 级,高危;③ 高脂血症。
治则:健脾燥湿,化痰熄风。
药物处方:半夏白术天麻汤加减。
用药:半夏 12 g　　白术 15 g　　天麻 10 g　　茯苓 15 g
　　　　陈皮 6 g　　　厚朴 12 g　　砂仁 6 g　　　石菖蒲 12 g
　　　　远志 10 g　　川芎 9 g　　　葛根 15 g　　酸枣仁 15 g

第二章　眩　晕

生龙骨 15 g　灵磁石 30 g

服药方法： 14 帖，水煎服，一日 2 剂。

非药物处方

1. 针刺处方：风池、内关、太冲、翳风、听会、听宫、中渚、风府、中脘、丰隆、支沟、两侧颞后线（头针）、两侧额旁二线（头针）。

2. 刺血疗法：恶心呕吐加厉兑、隐白放血。

3. 艾灸疗法：取百会、丰隆、阴陵泉、太冲，麦粒灸每次 5～8 壮。

4. 拔罐疗法：取太阳、风池穴闪罐，5～8 分钟。

5. 耳穴疗法：取心（耳甲 15 区）、肾（耳甲 10 区）、肝（耳甲 12 区）用埋针法巩固治疗。

操作： 针刺每日 1 次，每次留针 30 分钟，10 天为一个疗程。头针平补平泻，其他穴位按辨证使用补泻手法。其余非药物治疗每周 1 次，2 周为一个疗程。

二诊： 治疗后患者眩晕缓解，无明显视物旋转，耳鸣减轻，胸闷好转，无恶心呕吐，纳尚可，夜寐欠安，大便一日一行，小便尚可，舌质淡红，苔薄白，脉滑。

药物处方： 上方加淮小麦 30 g、生牡蛎 15 g。

非药物处方： 同前。

按： 患者反复眩晕 2 年余，本次发病表现为眩晕，视物旋转，站立不稳，耳鸣，耳部闷塞感，胸闷，恶心呕吐，纳差，夜寐欠佳，大便黏滞不爽，小便频数，舌质淡红，边有齿痕，苔白腻，脉濡滑。属于眩晕病之脾胃虚弱，痰浊中阻。该患者年逾七旬，平素嗜食肥甘厚味，吸烟饮酒，久则脾胃受损，健运失司，水谷精微运化失常，水湿内停，久居生痰，痰浊中阻，清阳不升，头窍失于濡养，发为眩晕。痰浊中阻，则浊阴不降，则胸闷作恶，纳差；痰扰心神，则夜寐不安；脾胃亏虚，水谷精微运化失常，则大便黏滞不爽，小便频数。结合舌脉，提示虚实夹杂，脾胃亏虚，痰浊内阻。基本方组成中半夏燥湿化痰，降逆止呕；天麻化痰熄风止眩；白术、茯苓健脾燥湿，增强祛湿化痰之功；陈皮理气化痰；厚朴燥湿消痰，下气除满；砂仁和胃止呕；石菖蒲、远志化痰开窍；川芎、葛根升阳行气，活血通窍；酸枣仁养心安神；灵磁石、龙骨平肝潜阳，镇静安神。诸药配伍，健脾和胃，风熄痰消，眩晕自止。

非药物治疗方面，针刺法泻内关、翳风、听会、听宫、中渚以调理少阳枢机，痰随气散；加风池、风府、太冲以疏风解表，通利官窍；泻中脘、丰隆、支沟以降痰浊；耳鸣、耳部闷塞感加两侧颞后线；恶心呕吐加厉兑、隐白放血，头针加两侧额旁二线；艾灸百会、丰隆、阴陵泉、太冲治疗，补素体之虚，调和阴阳，补益脾胃之气，升清降浊；走路不稳加太阳、风池穴闪罐；夜寐欠安加心（耳甲 15 区）、肾（耳甲 10 区）、肝（耳甲 12 区）用埋针法巩固治疗。诸法合用，祛风通络，化痰降浊。

183

附　名家医案选录

医案1，颜正华"平肝潜阳，活血利水"论治眩晕案

孙某，女，63岁。

1992年3月16日初诊：患者体胖，平素易着急生气，自5年前开始，时常头晕目眩，胸闷时发憋，心悸，气短，血压180/90 mmHg左右，西医诊断为高血压，冠心病，劳力型心绞痛，心房纤颤。近期因家庭琐事与家人生气，致使诸证加重，又因连服4盒黄连上清片，致使大便溏泄，每日3～4次。刻下除见上症外，又见两颧微红，心慌，眠差，梦多，动则气短加重，腿肿，按则微凹，舌体胖，质黯红，中苔灰腻，脉结代，来往不均。既往从事高度紧张工作。辨为眩晕，肝阳上亢，气滞血瘀，心神失养，兼脾虚湿停。

处方：① 中药：天麻10 g、钩藤15 g、赤白芍各10 g、怀牛膝15 g、夜交藤30 g、丹参15 g、生牡蛎30 g、茯苓30 g、泽泻30 g、生龙骨30 g、郁金6 g、生黄芪15 g、石决明30 g、炒枣仁15 g。水煎服。② 停服黄连上清片。③ 忌食辛辣油腻刺激。

药后诸症均减，从二诊至七诊，均根据病情变化，以本方加减进剂，连服60余剂，终使头晕目眩、胸闷发热、心悸等症大减，二便正常。

9月10日八诊：除见口干口苦、乏力、心慌、眠差外，又见手心热、腹胀纳少等，舌红苔少，脉结代中带细数，血压170/75 mmHg。辨为气阴两虚，心神失养，兼脉瘀湿停，脾胃湿热，治以益气养阴，养心安神，佐以通脉利湿，健脾开胃。

处方：西洋参5 g（另煎兑服）、麦冬10 g、五味子3 g、炒枳壳6 g、茯苓30 g、丹参15 g、夜交藤30 g、生薏苡仁30 g、陈皮6 g、赤小豆30 g、炒谷芽15 g、炒枣仁15 g、生龙骨30 g、生牡蛎30 g。水煎服。

9月17日九诊：心慌已，头晕，口干口苦，气短出汗，腿肿均减，身感有力，唯余胸稍闷，纳少，纳后腹胀等，血压170/75 mmHg。原方续进10剂。

9月27日十诊：胸闷发热，口干口苦，出虚汗等基本消失，纳增，腹胀、腿肿大减，舌红苔少，脉细弦无力，血压同上，仍少力眠差。上方去枳壳、炒谷芽，五味子增至4 g，继续服用10剂，以善其后，嘱平日畅情志，勿着急生气，按时起居，适当活动，以强健身体。

按：本案多病并发，虚实互见，颜教授抓住主证，依据先去实补虚和主兼并治的原则，对其进行分部辨治。第一阶段从初诊至七诊，以去实为主，兼以补虚。初诊患者既有肝阳上亢，气滞血瘀之实，又有气虚脾弱，心神失养之虚，故在方中以天麻、钩藤、白芍、生龙牡、生石决明等平肝潜阳，熄风定眩；郁金、丹参、赤芍等理气活血；牛膝活血通脉引血下行；炒枣仁、夜交藤、茯苓合生龙牡、丹参养心安神；生黄芪、泽泻合茯苓健脾益气消肿，诸药相合，既可收平肝潜阳理气活血之功，又可显养心安神补气利湿之效。第二阶段，即八至十诊，以补虚为主，兼以祛实，经调治数月，肝阳渐

平,气血趋畅,此时气阴两虚,心神失养变为主证,兼证为湿停血瘀,脾胃虚弱,见口苦口干,手心热等,知其还有内热,故在八诊中以西洋参、麦冬、五味子益气养心清热;生龙牡、夜交藤、炒枣仁、茯苓等养心安神;丹参通脉安神;生薏苡仁、赤小豆合茯苓健脾利湿;陈皮、枳壳、炒谷芽理气开胃,诸药相合,既益气养阴、养心安神,又通脉利湿、健脾开胃,还兼清热。十诊纳增,腹胀腿肿减轻,胃气渐复,滞气渐消,去枳壳、炒谷芽再进数剂,以巩固疗效。

出自:唐先平,钟利群,潘险峰.名中医治疗眩晕医案精选[M].北京:中国纺织出版社.2017:222-225.

医案 2,新安"郑氏三针"治耳眩晕案

王某,女,42 岁。

2022 年 2 月 28 日初诊:患者因"反复发作性眩晕伴耳鸣耳闷 3 月余"就诊。患者 3 个月前无明显诱因下出现头晕,昏沉感,伴视物旋转,不能睁眼,持续半小时,休息后缓解,约 1 周后患者再发头晕,伴耳鸣,恶心欲吐,纯音测听示:双耳轻度感音神经性听觉丧失,当地中医门诊就诊,服药 2 周症状未缓解,遂来安徽中医药大学第一附属医院门诊就诊。刻下:眩晕,双耳耳鸣伴耳闷堵感,听力无损,偶有恶心欲吐,心情烦躁,纳食不香,寐欠安,小便可,大便秘结,舌质暗见散在瘀点,舌下脉络迂曲,苔薄白,脉弦涩。辨为耳眩晕,气滞血瘀证,拟益气活血,通络开窍。

针刺取穴:"开风路针",少商、商阳、合谷、少冲、少泽、中冲;"破皮针",耳尖、耳门、听宫、听会、后溪、委中、太冲、太溪、内庭;"气针",百会、印堂、水沟、风池、膻中、天枢、气海、曲池、脾俞、膈俞、风市。每周 6 次。

操作:"开风路针"浅刺捻转补泻;"破皮针"以三棱针刺血;"气针"增加留针时间。

2022 年 3 月 7 日二诊,患者眩晕减轻,无恶心欲吐,耳鸣未见加重,心情烦躁好转,纳眠改善,大便日行一次,小便正常,舌暗红苔薄白,脉弦涩。针灸取穴及针法不变。

2022 年 3 月 14 日三诊,患者已无眩晕感,无恶心欲吐,耳鸣明显减轻,纳眠可,二便常,舌红苔薄白,脉稍涩。针灸停"开风路针","破皮针"减后溪、委中、太冲、太溪、内庭,"气针"同前。

2022 年 3 月 25 日四诊,患者眩晕未发,复查纯音测听示双耳听力恢复正常。

按:本例患者为耳眩晕,证属气滞血瘀。郑氏认为该患病程日久,瘀血阻滞,经脉不通,气机不畅,清窍失养,治以益气活血,通络开窍。郑日新教授以"三针学说"为指导,依病取穴。"开风路针"取少商、商阳、少冲、少泽、合谷、中冲等井穴,配督脉穴,理肺肠之气,调和阴阳,通周身经络,祛风除热,迫邪而出;"破皮针"浅刺耳尖、耳门、听宫、听会、委中、后溪、太冲、太溪、内庭放血,针刺有血,助瘀毒外出;"气针"取百会、印堂、水沟、风池、膻中、气海,开导经络,通利气血。督脉之百会,位于人体至高,为督脉与足三阳交汇穴,针刺百会可充盈髓海,升发阳气,祛邪止眩;听宫主耳聋

如物填塞；曲池为手阳明经合穴及原穴，行气祛风；太溪、太冲分属肾肝原穴，二穴相配，潜阳平肝，补益肾脏；脾俞、膈俞助血运行；天枢乃胃之募穴，与膻中、气海合用能调节气机，升降沉浮，使上下沟通。"郑氏三针"相辅相成，相互补充，深刺与浅刺，调气与放血，立足整体，调整阴阳，特色鲜明，以达祛邪止晕之效。

出自：武艺孟，朱玲，郑日新.新安郑氏针灸特色及其在耳眩晕治疗中的应用[J].中医药临床杂志.2022,34(12)：2311－2312.

第三章 头 痛

·············· 一、概 述 ··············

1. 基本概念

头痛是指因外感六淫、内伤杂病引起的头部经脉绌急或脑络失养,以头部自觉疼痛为特征的一类疾病,可单独出现,亦见于多种疾病的过程中,或是某些疾病加重或恶化的先兆。头痛在临床上极为常见,严重者可影响正常工作生活,应予重视。根据头痛的表现,相当于西医学中偏头痛、丛集性头痛、血管性头痛、紧张性头痛、三叉神经痛、外伤、感染、肿瘤引起的头痛等。

2. 历史沿革

头痛首载于《内经》,称为"首风""脑风""头风",并奠定了头痛论治的理论基础;汉代列举了六经头痛的辨证论治;宋代明确将头痛分为外感头痛和内伤头痛,使头痛辨证论治从理论到实践,逐渐完备。

表 223 头痛的历史沿革

朝　代	医家/著作	观　　点	原　　文
春秋至战国	《内经》	● 《素问·风论》中称为"首风""脑风",描述了"首风"与"脑风"的临床特点 ● 指出外感与内伤是导致头痛发生的主要病因,此外,六经病变皆可导致头痛,奠定头痛论治理论基础	《素问·风论》:"新沐中风,则为首风""首风之状,头面多汗,恶风""风气循风府而上,则为脑风,项背怯寒,脑户极冷,以此为病。"
汉代	张仲景	把头痛按六经命名,指出头痛有太阳病、阳明病、少阳病、厥阴病之分,详细列举各经头痛的辨证论治	《伤寒论》:"干呕,吐涎沫,头痛者,吴茱萸汤主之。"

朝　代	医家/著作	观　点	原　文
金末元初	李杲	● 将头痛分为外感头痛和内伤头痛 ● 提出根据症状和病机不同分为伤寒头痛、湿热头痛、偏头痛、真头痛、气虚头痛、血虚头痛、气血俱虚头痛、厥逆头痛等，并补充了太阴头痛和少阴头痛 ● 提出根据头痛异同分经遣药	《东垣十书》："内证头痛，有时而作，有时而止；外证头痛，常常有之，直须传入里实方罢。此又内外证之不同者也""太阳膀胱脉浮紧，直至寸口，所以头痛者……然各有三阴三阳之异焉。故太阳则宜川芎，阳明则宜白芷，少阳则宜柴胡，太阴则宜苍术，少阴则宜细辛，厥阴则宜吴茱萸也。"
元代	朱丹溪	● 补充了痰厥头痛和气滞头痛 ● 提出如头痛不愈可加引经药	《丹溪心法·头痛》："如不愈各加引经药，太阳川芎，阳明白芷，少阳柴胡，太阴苍术，少阴细辛，厥阴吴茱萸。"
清代	陈士铎	提出头痛病机的"非风"论	《石室秘录》："如人病头痛者，人以为风在头，不知非风也，亦肾水不足而邪火冲于脑……法当大补肾水，而头痛头晕自除。"

二、病机分析

头痛病位在脑，常涉及肝、脾、肾诸脏。外感头痛多因六淫之邪外袭，以风邪最为常见，常兼夹寒、热、湿为患，一般起病急，痛势剧，病程短，多属实证；内伤头痛多因脏腑功能失调所致，常起病慢，痛势缓，病程长，有实证和虚证，且虚实在一定条件下相互转化。

1. 感受外邪

起居不慎，风邪外袭 $\begin{cases} 夹寒邪→寒凝血滞→络道被阻 \\ 夹热邪→风热上犯→清空被扰 \\ 夹湿邪→湿蒙清空→清阳不展 \end{cases}$ 头痛

2. 情志失调

暴怒伤肝→肝气郁结→气郁化火 $\begin{cases} 火性循经上扰清空 \\ 火盛伤阴→肝阴不足→肝阳失敛上亢 \end{cases}$ 头痛

3. 饮食不节，劳倦伤脾

● 饮食不节，嗜酒肥甘→脾失健运，聚湿生痰→痰浊上蒙清窍

● 饥饱不时
● 劳倦不当 $\Big\}$ 脾胃虚弱→气血生化乏源→不能荣养头目
● 体虚久病

$\Big\}$ 头痛

4. 肾精亏虚
- 先天不足 ⎫
- 房劳过度 ⎬ 肾精不足→脑髓空虚→清窍失养→头痛
- 久病伤肾 ⎭

5. 瘀阻脑络
- 外伤跌仆 ⎫
- 久病入络 ⎬ 瘀阻脉络→不通则痛→头痛

三、类证鉴别和鉴别诊断

1. 类证鉴别

本病应与类中风、真头痛、大头瘟进行鉴别。

（1）头痛与类中风

表 224 头痛与类中风鉴别

疾 病	共 同 点	不 同 点
头痛	均可出现头痛症状	以头痛为主症,因外感与内伤引起,多反复发作,久治不愈,时痛时止,痛止时多无其他表现
类中风		指风从内生而非外中风邪的中风病症,为风痰阻滞经络引起,多见于 45 岁以上,临床表现为眩晕反复发作,头痛突然加重,多伴有肢体偏瘫、肢体麻木、口眼歪斜、口齿不清等其他症状

（2）头痛与真头痛

表 225 头痛与真头痛鉴别

疾 病	共 同 点	不 同 点
头痛	均以头痛为主症	头痛程度较真头痛轻,积极治疗预后较好
真头痛		为头痛的一种特殊重症,本病凶险,表现为突发的剧烈头痛,持续不解,阵发加重,手足逆冷至肘膝,甚至呕吐如喷不已、肢厥、抽搐,甚则猝死

（3）头痛与大头瘟

表 226　头痛与大头瘟鉴别

疾　病	共　同　点	不　同　点
头痛	均有头部疼痛	有实证和虚证,由外感风寒湿热之邪或内伤而致
大头瘟		多因风温毒邪侵袭于三阳经而引起的瘟疫病,为实证,以起病急、身热、头面红肿且痛为特征,严重时可发生神昏、抽搐等症状,具有较强传染性

2. 鉴别诊断

本病应与神经官能症、眼部疾病（如青光眼）引起的头痛、眼耳鼻齿病变引起的牵涉性头痛、精神疾病等相鉴别。

四、诊断依据

1. 临床表现：头痛是临床常见症状，原发性头痛包括偏头痛、丛集性头痛、紧张性头痛等。其中偏头痛表现为反复发作的一侧或双侧额颞部疼痛，呈搏动性，疼痛持续时伴颈肌收缩可使症状复杂化，常有恶心、呕吐、畏光、畏声、出汗、全身不适等。丛集性头痛是较少见的一侧眼眶周围发作性剧烈疼痛，持续 15 分钟～3 小时，发作从隔天 1 次到每日 8 次，具有反复密集发作的特点，但始终以单侧头痛，并伴同侧结膜充血、流泪、流涕、前额和面部出汗等。紧张性头痛是双侧枕部或全头部紧缩性或压迫性头痛，常持续性，一般无恶心、呕吐。继发性头痛常由脑血管疾病、颅内感染、脑外伤、滥用精神类药物等引起。根据头痛部位，全头痛常见于脑肿瘤、脑出血、颅内感染、紧张性头痛等；偏侧头痛见于血管性偏头痛、鼻窦炎性头痛、牙源性头痛等；前头部痛见于后颅窝肿瘤、鼻窦炎性头痛、丛集性头痛；眼部疼痛见于高颅压性头痛、丛集性头痛、青光眼；枕部头痛见于蛛网膜下腔出血、脑膜炎、高颅压性头痛、高血压头痛等。

2. 既往病史：头痛的发生一般与遗传、饮食、内分泌、生活方式以及精神因素有关；注意询问是否有颅脑外伤史、感染史、眼耳鼻疾病等继发性头痛病因；女性患者注意头痛发作与月经周期的相关性；药物滥用性头痛一般有镇痛药滥用史；脑血管疾病引起的头痛需询问患者既往是否有脑血管病，是否有高血压、糖尿病、高脂血症等脑血管疾病的高危因素。

3. 实验室检查：血常规、血流变、血脂、血糖、凝血功能、肝肾功能、电解质等生化检查及病原学检查排除感染性疾病,必要时可行腰穿测颅内压排除高颅压或低颅压所致头痛,做脑脊液检查排除中枢系统感染疾病。

4. 影像学检查：有针对性地选择影像学检查如 CT、CTA、CTP、MRI、MRA、MRV、经颅多普勒超声及电生理检查等。

五、常见证型

头痛证型可分为外感和内伤头痛,外感头痛因风寒、风热、风湿等外感致病,内伤头痛则因肝阳、痰浊、瘀血所致,常因情志、饮食等因素引发,其中,内伤头痛肝肾阴虚和阴虚血亏头痛多属虚证。

表 227　头痛的常见证型

证　型		证　候
外感头痛	风寒头痛	头痛时作,有拘急收紧感,痛连项背,恶寒畏风,遇风犹剧,口不渴,或伴鼻塞、流清涕等症,苔薄白,脉浮或浮紧
	风热头痛	头痛而胀,甚则头胀如裂,发热恶风,面红目赤,口渴喜饮,鼻流浊涕,便秘,溲赤,舌尖红,苔薄黄,脉浮数
	风湿头痛	头痛如裹,神疲乏力,身体困重,胸闷纳呆,大便或溏,苔白腻,脉濡
内伤头痛	瘀血头痛	头痛经久不愈,痛处固定不移,痛如锥刺,或有头部外伤史,舌紫暗,或有瘀斑、瘀点,苔薄白,脉细或细涩
	肝阳头痛	头昏而眩,两侧跳痛,常波及巅顶,心烦易怒,口干口苦,夜寐不宁,舌红,脉弦有力
	痰浊头痛	头痛昏蒙,胸脘满闷,纳呆呕恶,苔白腻,脉滑或弦滑
	肾虚头痛	头痛且空,眩晕耳鸣,腰膝酸软,神疲乏力,滑精带下,舌红少苔,脉细无力
	血虚头痛	头痛目花,痛势隐隐,心悸失眠,面色少华,神疲乏力,遇劳加重,舌质淡,苔薄白,脉细弱

六、头痛的中医治疗

（一）药物辨证论治

1. 外感头痛

（1）风寒头痛

表 228　风寒头痛选方

选　方	组　成	功用/主治	随证加减
川芎茶调散 （《太平惠民和剂局方》）	川芎、荆芥各 12 g，白芷、羌活、甘草各 6 g，细辛 3 g，防风 9 g，薄荷后下 9 g，绿茶适量	● 功效：疏风止痛 ● 主治：外感风邪头痛	● 头痛，恶寒明显，加麻黄、桂枝温经散寒 ● 寒邪侵于厥阴经，见巅顶头痛，干呕，吐涎沫，四肢厥冷者，选吴茱萸汤去人参，加藁本、川芎、细辛、半夏温散寒邪，降逆止痛 ● 寒邪客于少阴经脉，见头痛，足寒，气逆，背冷者，选麻黄附子细辛汤加白芷、川芎以温经散寒止痛
	方解：川芎为血中气药，上行头目，善于祛风活血而止头痛，长于治少阳、厥阴经头痛；薄荷、荆芥轻而上行，疏风止痛，清利头目；羌活、白芷疏风止痛；细辛祛风止痛，善治少阴经头痛；防风辛散上部风邪；甘草益气和中，调和诸药		
葱白七味饮 （《外台秘要》）	葱白、葛根各 9 g，豆豉、生姜各 6 g，生地、麦冬各 12 g	● 功用：养血解表 ● 主治：阴血亏虚后，外感风寒	
	方解：方中干地黄、麦门冬养血滋阴，以资汗源；葛根、豆豉解肌宣透，发汗解表；葱白、生姜通阳发表。诸药合用，共奏养血和营，生津清热，解肌发表，辛透外邪之效		
再造散 （《伤寒六书》）	黄芪 12 g，人参、桂枝、甘草各 9 g，熟附子、细辛各 6 g，羌活、防风、川芎各 9 g，煨生姜 6 g，另枣二枚，加赤芍共煮	● 功用：散寒解表，助阳益气 ● 主治：素体阳虚，复感风寒	
	方解：黄芪、人参、附子补气助阳，既能助药势以鼓邪出，又可预防阳随汗脱；桂枝、细辛、羌活、川芎、防风疏风散寒，以解表逐邪；芍药和营；煨生姜温胃；大枣滋脾；甘草甘缓。诸药合用，扶正不留邪，发汗不伤正		

（2）风湿头痛

表 229　风湿头痛选方

选　方	组　成	功用/主治	随证加减
羌活胜湿汤 《内外伤辨》	羌活、独活、藁本、防风、炙甘草、川芎、蔓荆子各9g	● 功用：祛风胜湿止痛 ● 主治：风湿在表之头痛	● 胸闷脘痞，腹胀便溏者，加苍术、厚朴、陈皮、藿梗燥湿宽中，理气消胀 ● 恶心呕吐者，加半夏、生姜降逆止呕 ● 纳呆食少者，加麦芽、神曲健胃助运 ● 夏季暑湿内侵，见身热汗少，或身热微恶寒，汗出不畅，口渴胸闷，干呕不食者，选黄连香薷饮加藿香、佩兰、荷叶、竹茹、知母等
	方解：羌活善祛上半身风湿，独活善祛下半身风湿，二药合用，能散周身风湿，舒利关节而通痹止痛；防风祛风除湿以解表；藁本辛散温通，善治巅顶头痛；川芎上行头目，行血活血；蔓荆子辛散祛风止痛；炙甘草调和诸药，服后若微发其汗，效果更佳，能使风湿尽去，诸痛则止		
新加香薷饮 《温病条辨》	香薷6g，银花、鲜扁豆花各9g，厚朴6g，连翘9g	● 功用：祛暑解表，清热化湿 ● 主治：暑温复感寒湿之头痛	
	方解：香薷所谓夏月之麻黄，以解表散寒，祛暑化湿；厚朴行气下气，化湿除满；扁豆花健脾和中，渗湿消暑；金银花、连翘清热散寒，诸药共伍，祛暑解表化湿而止头痛		

（3）风热头痛

表 230　风热头痛选方

选　方	组　成	功用/主治	随证加减
芎芷石膏汤 《医宗金鉴》	川芎、白芷、菊花、藁本、羌活各10g，石膏20g	● 功用：疏风清热 ● 主治：外感风热头痛	● 热甚便秘者，加生大黄或黄连上清丸通腑泄热 ● 热甚伤津，舌红少津者，加石斛、芦根、天花粉生津止渴 ● 伴鼻流浊涕，鼻根或鼻旁疼痛者，加苍耳子、辛夷散风除湿清热 ● 伴咳黄痰者，加桑白皮、鱼腥草泻肺清热
	方解：石膏大寒，既清肺胃郁热，又解肌透表；川芎疏风止痛，上行头目；白芷辛香温散，祛风止痛，善治阳明头痛，三药合用，辛能止痛，温能散寒；加用菊花辛甘苦凉，透表泄热，清利头目；藁本、羌活散风胜湿止痛，可入太阳、厥阴经。诸药合用，共奏疏风清热，通络止痛		
银翘散 《温病条辨》	连翘、金银花各9g，苦桔梗、薄荷、竹叶、生甘草各6g，荆芥穗、淡豆豉、牛蒡子各12g	● 功用：辛凉解表 ● 主治：风热袭表，上扰清窍	

续 表

选 方	组 成	功用/主治	随证加减
	方解：金银花、连翘芳香清解，既轻宣透表，又清热解毒，重用为君；薄荷、牛蒡子辛凉宣散，疏散风热，清利头目；豆豉、荆芥辛而微温，透邪外出，可增强透表之力；桔梗、甘草清热解毒；竹叶、芦根清热除烦。诸药合用，疏风清热，宣散肺经之邪，使头痛得愈		

2. 内伤头痛

（1）瘀血头痛

表 231　瘀血头痛选方

选 方	组 成	功用/主治	随证加减
通窍活血汤 （《医林改错》）	赤芍、川芎、桃仁、红花、生姜各 9 g，麝香 0.15 g，老葱 6 g，大枣 5 g，黄酒 250 g	● 功用：活血化瘀，通窍活络 ● 主治：瘀血阻窍	● 久病气血不足者，加当归、熟地、黄芪、党参补益气血 ● 疼痛甚者，加蜈蚣、全蝎、地龙、五灵脂、乳香、没药行瘀通络，搜风定痉 ● 因受风寒加重者，加细辛、桂枝通经活络散寒 ● 头晕健忘、不寐者，加枸杞、熟地、酸枣仁、夜交藤等养心安神，益肾平肝
	方解：麝香辛香走窜，上行至头巅，活血化瘀，行血中之瘀滞，开经络之壅遏，以通经散结止痛，为君药；桃仁、红花、赤芍、川芎，活血化瘀止痛，为臣药；老葱、鲜姜辛温走散而上行，为佐药；红枣益气养血；黄酒活血上行，为使药。诸药合用，共行通窍活血之功		
血府逐瘀汤 （《医林改错》）	桃仁 12 g，红花、当归、生地黄、赤芍、牛膝、川芎、桔梗、柴胡、枳壳各 9 g，甘草 6 g	● 功用：行气活血，化瘀通窍 ● 主治：瘀血阻窍，气机不利	
	方解：桃仁破血行滞润燥；红花、赤芍、川芎活血祛瘀；生地、当归养血益阴；牛膝引血下行；桔梗载药上行；柴胡、枳壳疏肝解郁，理气行滞；甘草调和诸药。诸药合用，活血行气，化瘀开窍		

（2）肝阳头痛

表 232　肝阳头痛选方

选 方	组 成	功用/主治	随证加减
天麻钩藤饮 （《杂病证治新义》）	天麻 15 g，钩藤 12 g，石决明 15 g，山栀、黄芩、川牛膝各 12 g，杜仲、益母草、桑寄生各 9 g，夜交藤 15 g，朱茯神 12 g	● 功用：平肝熄风，清热活血，补益肝肾 ● 主治：肝阳上亢，肝风上扰	● 肝火旺盛，头痛剧烈者，加龙胆草、夏枯草、栀子清肝泻火

选　方	组　成	功用/主治	随证加减
	方解：天麻、钩藤平肝熄风；石决明平肝潜阳；川牛膝引血下行，活血利水；栀子、黄芩清肝泻火；益母草活血利水；杜仲、桑寄生补益肝肾；夜交藤、朱茯神安神定志。诸药合用，平肝熄风，清热活血，补益肝肾		肝肾阴虚，或肝阳亢盛久耗伤阴，出现两目干涩，腰膝酸软，舌红少津者，加生地、制首乌、枸杞、女贞子、旱莲草、怀牛膝、桑寄生滋养肝肾
镇肝熄风汤 （《医学衷中参西录》）	怀牛膝、代赭石各 30 g，生龙骨、生牡蛎、龟板、白芍、玄参、天冬各 15 g，川楝子 9 g，生麦芽、茵陈各 12 g，甘草 6 g	• 功用：滋阴潜阳，镇肝熄风 • 主治：肝阳偏亢，气血逆乱	
	方解：怀牛膝引血下行，补益肝肾；代赭石镇肝降逆；龙骨、牡蛎、龟板、白芍益阴潜阳，镇肝熄风；玄参、天冬滋阴清热；茵陈、川楝子、生麦芽疏肝清热；甘草调和药性。诸药合用，镇潜滋阴，标本兼顾		
杞菊地黄丸 （《麻疹全书》）	熟地黄 24 g，山茱萸、山药、枸杞子、白菊花各 12 g，茯苓、泽泻、牡丹皮各 9 g	• 功用：滋肾养肝明目 • 主治：肝肾阴虚证	
	方解：熟地黄滋肾养阴填精；山茱萸补养肝肾，涩精；山药补益脾阴，亦能固精，三药相配，称为"三补"；配伍泽泻利湿泄浊，防熟地滋腻恋邪；丹皮清泻相火，制山茱萸之温涩；茯苓淡渗脾湿，助山药之健运，三药称为"三泻"，渗湿浊，清虚热；枸杞、菊花滋补肝肾，清肝明目。诸药共奏滋养肝肾，清肝明目之效		
建瓴汤 （《医学衷中参西录》）	生怀山药、怀牛膝各 30 g，生赭石 24 g，生龙骨、生牡蛎、生地黄各 18 g，白芍、柏子仁各 12 g	• 功用：镇肝熄风，滋阴安神 • 主治：肝阳上亢	
	方解：怀山药、生地黄滋阴补水；白芍敛肝缓急止痛；代赭石、龙骨、牡蛎镇肝降逆；柏子仁宁心安神；牛膝引血下行。诸药共奏滋肾水以涵肝，镇逆安神之功		

（3）痰浊头痛

表 233　痰浊头痛选方

选　方	组　成	功用/主治	随证加减
半夏白术天麻汤 （《医学心悟》）	半夏、陈皮、天麻、白术、茯苓各 9 g	• 功用：祛痰熄风 • 主治：风痰上扰	• 痰湿久郁化热，口苦便秘，舌红苔黄腻，

续 表

选 方	组 成	功用/主治	随证加减
	方解：半夏燥湿化痰，降逆止呕；天麻平肝熄风；白术健脾燥湿；茯苓健脾渗湿；橘红理气化痰；生姜、大枣调和脾胃，生姜兼制半夏之毒；甘草调和诸药。诸药合用，燥湿化痰，平肝熄风		脉滑数，加黄芩、竹茹、枳实、制胆星清热化痰 ● 胸闷、呕恶明显者，加厚朴、枳壳、生姜以和中降逆 ● 脾胃虚寒，头痛伴干呕吐涎沫者，加吴茱萸、生姜温肝和胃降逆
导痰汤 （《济生方》）	天南星、枳实各 10 g，半夏、茯苓各 12 g，橘红 6 g，甘草 3 g	● 功用：燥湿祛痰，理气和中 ● 主治：痰热内蕴，扰动肝风	
	方解：南星燥湿化痰解痉；枳实理气化痰；辅以半夏、茯苓、陈皮燥湿化痰；使以甘草益气和中；诸药合用，共奏燥湿化痰，理气和中之效		
芎辛导痰汤 （《证治准绳·类方》）	川芎、细辛、南星、陈皮、茯苓各 9 g，半夏 12 g，炒枳实、甘草各 6 g	● 功用：祛风化痰 ● 主治：痰厥头痛	
	方解：川芎、细辛以祛头风；二陈汤和制南星以祛其痰；枳实以畅其中。诸药合用，为内伤痰厥头痛之良法		

（4）肾虚头痛

表 234　肾虚头痛选方

选 方	组 成	功用/主治	随证加减
大补元煎 （《景岳全书》）	人参 10 g，山药、熟地黄、杜仲、当归、山茱萸、枸杞子各 9 g，炙甘草 6 g	● 功用：益气养血，肝肾双补 ● 主治：益肾填精	● 肾阴不足，见头痛而晕、头面烘热、面颊红赤，伴汗出者，去人参，加知母、黄柏以滋阴泻火或方用知柏地黄丸 ● 肾阳不足，见头痛畏寒、面色㿠白、四肢不温，伴肢肿者，选用金匮肾气丸温补肾阳，行气化水 ● 少寐者，加茯神、酸枣仁养心安神 ● 遗精带下者，加菟丝子、芡实温阳涩精止带 ● 健忘者，加龙眼肉、远志安神益智
	方解：熟地、山茱萸、山药、枸杞滋补肝肾之阴；人参、当归气血双补；杜仲益肾健腰；甘草助补益而和诸药。诸药配合，大补真元，益气养血		
右归丸 （《景岳全书》）	熟附片、鹿角胶各 12 g，肉桂 6 g，熟地、枸杞子、山萸肉、山药各 15 g，菟丝子 12 g，杜仲、当归各 9 g	● 功用：温阳益肾，填补精血 ● 主治：肾阳不足，命门火衰	
	方解：附子、肉桂、鹿角胶温补肾阳，填精益髓；熟地黄、枸杞子、山茱萸、山药滋阴益肾，养肝补脾；菟丝子补精益肾，固精缩尿；杜仲益肝肾，强筋骨；当归养血和血，助鹿角胶以补养精血。诸药配合，共奏温补肾阳填精之功		

选 方	组 成	功用/主治	随证加减
杞菊地黄丸 (《麻疹全书》)	熟地黄 24 g,山茱萸、山药、枸杞子、白菊花各 12 g,茯苓、泽泻、牡丹皮各 9 g	● 功用:滋肾养肝明目 ● 主治:肝肾阴虚证	
	方解:熟地黄滋肾养阴填精;山茱萸补养肝肾,涩精;山药补益脾阴,亦能固精,三药相配,称为"三补";配伍泽泻利湿泄浊,防熟地滋腻恋邪,丹皮清泻相火,制山茱萸之温涩;茯苓淡渗脾湿,助山药之健运,三药称为"三泻",渗湿浊,清虚热;枸杞、菊花滋补肝肾,清肝明目。诸药共奏滋养肝肾,清肝明目之效		
麻黄附子细辛汤 (《伤寒论》)	麻黄、细辛、炮附子各 9 g	● 功用:助阳解表 ● 主治:素体阳虚,外感风寒	
	方解:方中麻黄辛温,发汗解表,开泄皮毛,逐邪于外;附子辛热,温肾助阳,振奋阳气,鼓邪外达;细辛性善走窜,通彻表里,既能助麻黄解表,又助附子温里,为少阴头痛要药。三药并用,补散兼施,使外感风寒之邪得以表散,在里之阳气得以维护		

（5）血虚头痛

表 235　血虚头痛选方

选 方	组 成	功用/主治	随证加减
加味四物汤 (《金匮翼方》)	生地黄 12 g,当归、蔓荆子、黄芩、炒白芍、川芎各 9 g,炙甘草、白菊花各 6 g	● 功用:养血熄风 ● 主治:血虚头痛	● 血不养心,心悸不寐者,加酸枣仁、柏子仁、龙眼肉、远志养心安神 ● 体倦无力,少气懒言,气虚明显者,加党参、黄芪、白术益气生血 ● 阴血亏虚,阴不敛阳,肝阳上扰加天麻、钩藤、石决明、菊花等 ● 肝血不足,肝阴亏虚,见耳鸣,少寐,头晕者,加枸杞、黄精、酸枣仁养肝安神
	方解:当归、川芎活血止痛;以白芍之敛、黄芩之清、菊花之轻平肝;蔓荆子祛风;甘草、白芍缓急止痛。诸药共伍,共奏滋阴养血祛风之效		
归脾汤 (《济生方》)	白术、茯神、黄芪、龙眼肉、酸枣仁各 30 g,人参 15 g,木香 9 g,炙甘草、当归、远志各 6 g	● 功用:益气补血,健脾养心 ● 主治:气血亏虚证	
	方解:黄芪、人参、白术补脾益气;龙眼肉补益心脾,养血安神;茯神、酸枣仁补心安神;当归滋养营血;远志交通心肾,宁心安神;木香理气醒脾;炙甘草调和诸药;生姜、大枣调和营卫。诸药合用,益气养血,养心安神		
当归补血汤 (《内外伤辨》)	黄芪 30 g,酒当归 9 g	● 功用:补气生血 ● 主治:血虚受风之头痛	
	方解:重用黄芪大补脾肺之气,以资生血之源;配以当归养血和营,则阳生阴长,气旺血生		

（二）非药物治疗

头痛的常用非药物疗法包括针刺疗法、刺血疗法、按摩疗法、艾灸疗法、拔罐疗法、穴位敷贴疗法、耳穴疗法等。

1. 针刺疗法

（1）外感头痛

表 236　外感头痛针刺疗法应用

主穴		列缺、百会、太阳、风池
随证配穴	风寒头痛	加风门、昆仑
	风湿头痛	加阴陵泉
	风热头痛	加曲池、大椎
循经取穴	阳明头痛	加印堂、攒竹、合谷、内庭
	少阳头痛	加率谷、外关、足临泣
	太阳头痛	加天柱、后溪、申脉
	厥阴头痛	加四神聪、太冲、内关
	太阴头痛	加百会或四神聪、关元、太溪
	督脉头痛	加百会、风府、大椎、天柱
随症配穴	头痛欲裂	毫针取太阳、头临泣
	头痛隐隐	毫针取三阴交、悬钟
	枕部痛	毫针取瘈脉、玉枕
	颈痛连背	毫针取承浆、后溪、颈椎夹脊
	眼部胀痛	毫针取太冲、睛明、太阳
	伴胸胁痛	毫针取翳风、太冲、足临泣
	面痛	毫针取太阳、合谷
	焦虑抑郁	毫针取百会、太冲
操作		同前（见第一章"中风"）

（2）内伤头痛

表 237　内伤头痛针刺疗法应用

主穴		百会、头维、风池
随证配穴	瘀血头痛	加血海、膈俞、内关、阿是穴
	肝阳头痛	加太冲、太溪、侠溪
	痰浊头痛	加太阳、丰隆、阴陵泉
	肾虚头痛	加肾俞、肝俞、太溪
	血虚头痛	加脾俞、血海、足三里、上星
随症配穴	眩晕	● 毫针取印堂、太冲、率谷 ● 头针取同侧颞后线
	耳鸣耳聋	● 毫针取翳风、听会、听宫、中渚 ● 头针取两侧颞后线,间歇行针
	恶心呕吐	● 毫针风府、丰隆、膻中 ● 头针取两侧额旁二线
	颈痛连背	● 毫针取天柱、后溪、颈椎夹脊 ● 头针取患侧顶旁二线
操作		同前(见第一章"中风")

2. 刺血疗法

表 238　头痛刺血疗法应用

常用方法		取印堂及大椎点刺放血,约放血 2～3 滴,每日 1 次,10 次为一个疗程。大椎穴刺血后进行拔罐,留罐 10 分钟,隔日 1 次,治疗 5 次,5 次为一个疗程
随证配穴	瘀血头痛	加阿是穴、合谷、太冲放血
	痰浊头痛	加中脘、丰隆放血

3. 按摩疗法

表 239　头痛按摩疗法应用

随证取穴	风寒头痛	按揉风门、昆仑
	风热头痛	拿捏、揉颈部斜方肌和相关督脉、膀胱经等,取天宗、风府、曲池、合谷等

随证取穴	风湿头痛	● 推摩膻中、中府、云门 ● 推揉中脘、按揉丰隆、足三里
	肝阳头痛	● 指按揉肝俞、阳陵泉、太冲、行间 ● 推桥弓(推翳风穴与缺盆穴的连线),两侧交替进行 ● 用扫散法在头两侧胆经循行部位交替操作
	血虚头痛	● 指按揉中脘、气海、关元、足三里、三阴交、膈俞 ● 直擦背部督脉,以透热为度
	痰浊头痛	● 用一指禅推法推中脘、天枢 ● 用掌摩法摩腹部
	肾虚头痛	● 指按揉肾俞、命门、腰阳关、气海、关元、太溪 ● 直擦背部督脉,横擦腰骶部,均以透热为度
	瘀血头痛	● 指按揉攒竹、太阳穴 ● 指按揉合谷、血海、太冲 ● 擦前额部,以透热为度
步骤		先放松患者的头颈背部,再重点按压治疗穴位,最后治疗穴位局部
力度		同前(见第一章"中风")
频次		同前(见第一章"中风")

4. 艾灸疗法

表 240　头痛艾灸疗法应用

常规灸法		● 取中脘、神阙、关元、足三里(双)、阳陵泉(双)、三阴交(双) ● 外感头痛多采用麦粒灸 ● 多灸头部,缓解症状
随证取穴	寒凝血瘀	取风池、率谷、百会、阿是穴、阳陵泉、足窍阴,麦粒灸每次3~7壮
随症取穴	耳鸣耳聋	取外关、合谷,麦粒灸每次5~7壮
	呕心呕吐	取双侧太阳、内关穴,隔姜灸每次3~5壮

5. 拔罐疗法

表 241　头痛拔罐疗法应用

随证取穴	瘀血头痛	● 取穴:风池(双)、大椎、大杼(双) ● 操作:消毒上穴,用梅花针均匀叩刺,至局部皮肤轻微出血,然后迅速在叩刺部位拔罐,留罐10~15分钟

随证取穴	肾虚头痛	● 选取颈百劳(双)、大椎、肩井(双)、天宗(双) ● 操作:取小口火罐置于颈百劳穴留罐,大口火罐置于大杼、肩井、天宗穴,留罐10分钟
	风寒头痛	● 取穴:风池(双)、大杼(双)、风门(双) ● 操作:取小口火罐置于风池留罐,大口火罐置于大杼、风门穴,留罐10分钟

6. 穴位敷贴疗法

表 242 头痛穴位敷贴疗法应用

随症取穴	头痛隐隐	● 取穴:关元、中脘、丰隆(双)、章门(双)、安眠(双) ● 中药:生半夏60 g,夜交藤30 g,茯神30 g,黄连15 g ● 操作:将中药打粉、混匀,涂抹在无菌纱布上,药膏纱布敷贴于上述穴位并固定,时间30分钟
	耳鸣	● 取穴:单侧丰隆、曲池、太冲 ● 中药:桃仁6 g、红花9 g、赤芍12 g、川芎9 g、延胡索9 g、细辛3 g、冰片1 g、血竭3 g ● 操作:将中药打粉后用麻油调成膏药,混匀、涂抹在无菌纱布上,药膏纱布敷贴于上述穴位并固定,时间20～30分钟

7. 耳穴疗法

表 243 头痛耳穴疗法应用

常规疗法	心(耳甲15区)、皮质下(对耳屏4区)用埋针法巩固治疗	
随症取穴	眩晕	● 耳针取脾(耳甲13区)、脑干(对耳屏3、4区之间) ● 取枕(对耳屏3区)、额(对耳屏1区)用埋针法巩固治疗
	失眠	● 耳针取心(耳甲15区)、肾(耳甲1区)、肝(耳甲12区) ● 取交感(对耳轮6区前端)、风溪(耳舟1、2区交界处)用埋针法巩固治疗
	耳鸣	● 耳针取神门(三角窝后1/3上部)、肾(耳甲10区) ● 取心(耳甲15区)、皮质下(对耳屏4区)用埋针法巩固治疗

七、病案举例

患者李某,男,37岁,2020年4月9日初诊。患者20年前读高中时因学习压力较大,经常出现头痛、疲劳,晚睡或压力状态下头痛可发作,未予检查,自行服用"散利痛、氟桂利嗪胶囊"。此次发病于2周前,晚上外出吹冷风后出现发热、头痛,以巅顶胀痛、跳痛为主,颈项部板滞感,经西医对症处理后热退,头痛仍在,以胀痛、跳痛为主,严重时可有刺痛发作。查体:血压:110/70 mmHg,心肺听诊无异常,肝脾肋下未及,神经系统查体未见明显阳性体征。血常规正常,颈部血管彩超提示:右侧椎动脉阻力指数增高。头颅CT未见异常。患者既往否认慢性疾病史。刻下:患者头部胀痛,连至颈部,自觉牵拉感、板滞感,休息后头痛略有好转,无发热,无头晕,寐欠安,大便调,舌质淡红,苔薄白,脉浮而细。

针对这名患者我们该如何进行中医诊断和治疗?怎样制订治疗方案并开具处方?

中医诊断:头痛,风寒头痛。

西医诊断:血管性头痛。

治则:祛风止痛,舒经通络。

药物处方:川芎茶调散加减。

用药: 川芎20 g   薄荷6 g   荆芥15 g   羌活15 g

       防风20 g   白芷15 g   细辛6 g   甘草5 g

       全蝎3 g   僵蚕10 g

用法:颗粒剂,5剂,绿茶水冲服,日1剂,二分服。

非药物处方:

1. 针刺处方:列缺、百会、太阳、风池、风门、昆仑、四神聪、太冲、内关、血海、膈俞、顶旁二线(头针)、颞后线(头针)。

2. 刺血疗法:巅顶跳痛加合谷、太冲放血。

3. 推拿疗法:先放松患者的头颈部;再重点按压风门、昆仑穴位,推桥弓(推翳风穴与缺盆穴的连线),两侧交替进行;最后擦前额部,以透热为度。

4. 拔罐疗法:取风池(双)、大杼(双)、风门(双),留罐10分钟。

5. 耳穴疗法:取心(耳甲15区)、皮质下(对耳屏4区)用埋针法巩固治疗。

操作:针刺每日1次,每次留针30分钟,7天为一个疗程。头针平补平泻,其他穴位按辨证使用补泻手法。其余非药物治疗每周1次,2周为一个疗程。

二诊:治疗后患者头痛明显改善,无刺痛,夜寐安,胃纳尚可,二便调,舌质淡红,苔薄白,脉细。

按:患者每逢压力、疲劳、晚睡出现头痛症状,此次发病前,遇冷后出现发热、头痛,以巅顶胀痛为主,颈项部板滞感,舌淡红苔薄白,脉浮而细。属于头痛,风寒入络。头为诸阳之会,风寒侵袭,循经上犯巅顶,阻遏清阳之气,发为头痛;风性善动,寒性收引,筋脉拘急不舒,故颈项板滞;太阳主一身之表,其经脉上引巅顶,故其病往往连及项背;风寒束表,卫阳被遏,郁而化热,则出现发热症状。川芎茶调散是治疗外感风邪头痛常用方,方中川芎为君药,性味辛温,走窜力强,上可至巅顶,下能达涌泉,外可御皮毛,旁温达四肢,兼具祛风行气、活血止痛之功效;薄荷、荆齐疏风散寒止痛,清利头目,助川芎加强疏解止痛之功;羌活、防风、白芷、细辛性味辛温,分别为太阳经、阳明经、太阴经头痛的引经药,四药共伍辛散风邪,清利头目,活血止痛;头痛自脑后至巅顶,甚至连及项背,故加大羌活、防风剂量;全蝎、僵蚕为虫类药物,具有搜风通络,解痉止痛之功,多用久病头痛,频繁发作者;甘草调和诸药为使;茶叶在方中制约其他风药温燥之性,防止辛散太过。本方不宜用煎煮法,多用中药颗粒剂、绿茶水冲服。

非药物治疗方面,针刺法平补平泻百会、四神聪、顶旁二线、颞后线,疏通脑络,调理气机;泻列缺、太阳、风池、风门、昆仑、太冲祛风通络止痛;泻内关、血海、膈俞活血祛瘀疏通脑络;巅顶跳痛加合谷、太冲放血;推拿按压风门、昆仑祛风散寒;推翳风穴和缺盆穴、擦前额部疏通局部经络;风寒头痛加风池(双)、大杼(双)、风门(双)拔罐治疗;反复头痛加心(耳甲15区)、皮质下(对耳屏4区)用埋针法巩固治疗。诸法合用,祛风散寒,活血通络,缓急止痛。

附 名家医案选录

医案1,过伟峰"养血平肝"论治偏头痛案

李某,女,28岁。

2010年6月14日初诊:患者有偏头痛病史10余年,每月发作2～5次,多于睡眠不足、疲劳状态及经前发作,发作时以颞侧搏动性跳痛及胀痛为主,甚则连及前额及眼眶部位,经服用"散利痛"及充足睡眠后头痛缓解。患者间断服用西药"氟桂利嗪胶囊"预防,因效果不显亦未坚持服用。近来因临近期末考试,经常熬夜备课、批改作业,诱发头痛发作,程度较重,经口服"散利痛"及休息后缓解不显,影响正常工作而来诊。既往体健。症见:神清,精神萎靡,形体偏瘦,头痛以颞侧、额眶为主,目珠胀痛,夜寐欠安,唇舌暗红,苔薄黄,脉小弦略数。辨为头痛,肝旺血虚,治以养血平肝、通络止痛。

处方:天麻10 g、川芎10 g、当归10 g、白芷10 g、白蒺藜10 g、钩藤(后下)15 g、生石决明(先煎)30 g、珍珠母(先煎)30 g。水煎服。

2010年6月21日二诊:患者诉服中药次日未加服"散利痛"头痛即止,唯觉胃脘隐痛,大便次数较多,粪质偏稀。自诉平素忙于工作,饮食不规律,饥饱交替,胃纳欠佳,时有腹胀腹泻,体质较差,易感冒,夜寐欠佳,面唇暗淡,苔薄,脉小弦。治以益气养血为主,以平肝熄风止痛为辅。

处方:天麻10 g、川芎10 g、当归10 g、白蒺藜10 g,钩藤(后下)15 g、炒白芍15 g、党参15 g、炙黄芪30 g、酸枣仁20 g、炙甘草6 g。嘱其调节饮食、作息规律。

患者前后调治近2个月,头痛鲜有发作,程度轻微,稍事休息均能缓解,体质亦大有改善。半年之后电话随访,患者称数月头痛未有发作。

按:此案属肝阳头痛。患者初诊时头痛以颞侧、额眶为主,目珠胀痛,夜寐欠安,唇舌暗红,苔薄黄,脉小弦略数。患者偏头痛发作与夜寐欠佳、疲劳、经期相关,情志所伤,肝气郁结,化火上扰,病程已久,火盛伤阴,发为头痛,呈颞侧搏动性跳动及胀

痛,连及前额及眼眶,休息或对症处理后症状可缓解。过伟峰认为偏头痛血虚为本,肝旺为标,以养血平肝,通络止痛为治疗法则,拟用天麻钩藤饮合四物汤,方中天麻甘平、质润、性微寒,专入肝经,为"治风之神药",功能熄风止痉,平抑肝阳,祛风通络,为治头痛之要药;当归味甘、辛,性温,入肝、心、脾经,性柔而润,甘温和血,辛温散寒,为血中气药,既能补血养血又能柔肝止痛,活血止痛,可用于治疗血虚、血瘀所致的头痛,两者共为君药,功专养血平肝,熄风止痛。钩藤、石决明、白蒺藜三药具有寒凉之性,均有清肝热,平肝风之功,用于治疗肝经有热,肝阳上亢之头痛头晕;川芎味辛性温走窜,上行头目,下行血海,中开郁结,能散肝经之风,为治少阳厥阴经头痛及血虚头痛之圣药,且川芎性温主升,天麻性凉主降,两药相反相成,升清降浊,适于诸如风冷、风痰、痰瘀所致的多种头痛;白芷性温气厚,芳香升散,能通九窍,祛风通络止痛,善治前额、眉棱骨之阳明经头痛。此外,天麻得川芎、白芷助力则祛风止痛之功力胜,且天麻镇潜之性可制川芎、白芷辛温走窜,而川芎、白芷辛散可助天麻走肌表巅顶,三者相合祛风止痛之功相得益彰。白蒺藜味甘性温,质体柔润,能滋补肝肾,封精填髓;珍珠母味咸性寒,介类潜阳,功专平肝潜阳,多用于肝阴不足,肝阳上亢之头痛眩晕,二药俱用为佐药以滋水涵木,潜阳平肝。全方共奏养血活血,平肝熄风,通络止痛之功。二诊患者头痛较前缓解,服药后肝阳上扰之表象祛除,而气血亏虚之本相凸显,故加大益气养血之力,予以炙黄芪、党参补气,去白芷、石决明、珍珠母,加酸枣仁养血安神。患者调整作息、饮食加以中药后头痛好转。

出自:张兰坤,杨小燕,徐丹,过伟峰.过伟峰论治偏头痛经验撷菁[J].中国中医基础医学杂志.2014,20(10):1419-1420。

医案2,李志道"分经论治"头痛案

患者,女,57岁。

2019年11月4日初诊:患者因"右侧头痛伴双下肢乏力1月余"就诊于天津中医药大学第一附属医院。患者1个月前因劳累、生气等因素刺激出现右侧头部隐隐作痛,时作时止,发作无规律,伴双下肢无力。近1周因天气变化较大,每次发作疼痛持续时间较之前长,精神萎靡,全身乏力,尤其双下肢明显,有踩棉感,余无不适。舌质淡红,苔白厚,脉弦滑。颅脑计算机断层扫描(CT)检查未见异常。患者既往否认高血压、糖尿病、冠心病等其他病史。刻下:右侧头部隐隐作痛,时作时止,劳累、生气时加重,精神萎靡,全身乏力,伴有双下肢无力,纳欠佳,寐安,二便调,舌质淡红,苔白厚,脉弦滑。辨为头痛肝郁气滞,风痰上扰证,拟疏肝解郁,祛风化痰。

针刺取穴:胆经四穴(曲鬓、率谷、天冲、浮白)、四神聪、百会、风池(双侧)、足三里(双侧)、悬钟(双侧)、丰隆(双侧)。

操作:使用常规消毒1.5寸规格毫针。率谷透角孙、曲鬓透角孙、四神聪透百会,进针1.0寸,患者局部有轻度酸胀感,不施手法,静置留针30分钟。每周治疗

3次。

治疗过程：患者当日针刺后头痛即有所缓解，精神转佳。连续6次治疗后，患者疼痛症状完全消失，生活恢复正常。嘱患者注意休息。随访4月，未见该病症复发。

按：本例患者为头痛，肝郁气滞，风痰上扰证。该病因内伤七情导致经脉失养，气血失调，经络血脉闭阻不通，即不荣则痛，不通则痛，治疗以舒通经络，养血调经为主。李志道教授分经论治头痛，特别选取胆经四透穴位组合，不仅加强穴位局部作用，使得经穴联系紧密，作用范围变大，而且侧头部主要以太阳和少阳经循行为主，曲鬓、率谷、天冲、浮白都是足少阳、足太阳经交会穴，其本身就有一穴通两经的作用，再将他们相串联，其疗效将倍增。李志道教授创此手法不仅加强不同经络及穴经之间的联系而且加深脏腑与经络之间的作用。百会为诸经阳气交会处，针刺可疏散阳气，调理气机，从而使气机条达，气血疏通，经络得以通畅；选用"四神聪"透百会，前顶和后顶均属督脉，具有通督调神之效；风池穴能主治"肺受风寒，及偏正头风"，其为足少阳胆经的腧穴，具有熄风止痉，潜镇安神之效，为临床治头痛之要穴；足三里为足阳明胃经合穴，合主逆气而泄，胃经多气多血，中州得健，四周安和；悬钟穴为足三阳经交会穴，故悬钟穴治头痛有一针多穴之功，同时为髓所会，髓为肾所生，通于脑，脑髓充而头目明，选用诸穴联合应用，共奏疏肝解郁，化痰祛风止痛之功。

出自：郭孝伟，耿强，李志道.李志道教授分经论治头痛临证经验采撷[J].天津中医药.2022，39(2)：153-154.

第四章 耳鸣、耳聋

一、概 述

1. 基本概念

耳鸣是一种主观感觉，周围环境并无相应声源；自觉耳内鸣响，如闻潮声，或细或暴，妨碍听觉。耳聋是指听觉系统的传音、感音功能异常所致的听觉障碍或听力减退，会妨碍交谈，影响日常生活。耳鸣与耳聋在临床上常常伴随或先后出现，其病因病机与辨证施治原则也基本相同，因此，中医历来将其视为同一种疾病。耳鸣、耳聋是常见的临床症状，见于多种疾病中，如中耳炎、颅内病变、高血压、梅尼埃病等。

2. 历史沿革

耳鸣、耳聋始载于《内经》；张仲景认为耳鸣、耳聋有内伤、外伤之别，但无不与肾虚有密切关系；元代朱丹溪提出耳鸣与热盛伤阴有关；明代张景岳提出辨别虚实耳鸣的具体方法；清代陈士铎提出交通心肾法治疗重症耳聋的方法。

表 244　耳鸣、耳聋的历史沿革

朝　代	医家/著作	观　点	原　文
春秋至战国	《内经》	● 最早记载耳鸣、耳聋 ● 耳鸣、耳聋与肾气关系密切 ● 耳鸣与髓海不足关系密切 ● 耳鸣与精气虚脱关系密切	● 《灵枢·脉度》："肾气通于耳，肾和则能闻五音矣。" ● 《灵枢·海论》："髓海不足则脑转耳鸣。" ● 《灵枢·决气》："精脱者耳聋……液脱者……耳数鸣。" ● 《灵枢·口问》："上气不足……而为之苦鸣。"
春秋至战国	左丘明	最早定义耳聋	《左传》："耳不听五声为聋。"

朝　代	医家/著作	观　　点	原　　文
晋代	皇甫谧	倡导用针灸治疗耳鸣、耳聋	《针灸甲乙经·卷十二》："耳鸣，百会及颔厌、颅息、天窗、大陵、偏历、前谷、后溪皆主之""若蝉鸣，安颊鸣，听宫主之。"
隋代	巢元方	● 提出耳鸣与耳聋的延续关系 ● 提出耳鸣、耳聋的发生机制与气血亏虚，风邪乘虚有关	《诸病源候论·卷二十九》："耳鸣不止，则变成聋""劳动经血，而血气不足，宗脉虚，风邪乘虚随脉入耳，与气相击，故为耳鸣。"
金代	刘河间	认为耳鸣主要原因是水虚火实，热气上甚	《素问病机玄病式·六气为病》："若水虚火实，而热气上甚，客其经络，冲于耳中，则鼓其听户，随其脉气微甚，而作诸音声也。"
元代	朱丹溪	认为耳鸣与热盛伤阴有关	《丹溪心法》："耳聋皆属于热……大病后耳聋，须用四物汤降火。阴虚火动耳聋者，亦用四物汤。"
明代	张景岳	提出辨别虚实耳鸣的具体方法	《景岳全书·耳证》："凡暴鸣而声大者多实，渐鸣而声细者多虚，少壮热盛者多实，中衰无火者多虚，饮酒味浓，素多痰火者多实，质清脉细，素多劳倦者多虚。"
清代	陈士铎	提出交通心肾法治疗严重耳聋的方法	《辨证录·卷三》："人有双耳聋闭，雷霆喧呼之声终不相闻……故必用补肾之药，使肾之液滋于心，即宜用补心之剂，使心之气降于肾，心肾之气既交，自然上升而通于耳矣。"

二、病机分析

耳鸣耳聋病位在耳，与肝、胆、脾、肾关系密切。病机主要分为虚实两种，实证主要为肝胆之火上扰；虚证主要为脾肾虚衰，耳失所养，以肾虚精气不足为本，风热、肝火、痰火为标。

1. 肾气亏虚

- 年老体衰
- 先天不足　} 肾气肾精亏耗→髓海空虚→不能上濡清窍→耳鸣、耳聋
- 恣情纵欲

2. 脾气不升

- 劳倦过度
- 病后失养　} 脾胃虚弱 { 气血生化乏源→经脉空虚→不能上奉于耳 } 耳鸣、耳聋
阳气不振→清气不升

3. 情志失调

- 情志抑郁→肝失疏泄→郁而化火
- 暴怒气逆→肝胆之火上扰

清窍被蒙→耳鸣、耳聋

4. 痰火壅塞

平素嗜酒,多食肥甘→痰浊内生→郁久化火→痰火上升→壅塞清窍→耳鸣、耳聋

5. 风热外袭

外感风热→郁遏不泄→循经上扰→壅蔽清道→耳鸣、耳聋

·············· 三、类证鉴别和鉴别诊断 ··············

1. 类证鉴别

本病应与耳痛、幻听、脑鸣等进行鉴别。

(1)耳鸣与耳痛

表 245　耳鸣与耳痛鉴别

疾 病	共 同 点	不 同 点
耳鸣	均为耳部病变,部分耳痛可伴耳鸣	仅有耳中鸣叫感,无耳部疼痛
耳痛		以耳道内疼痛为主,而耳鸣少见

(2)耳鸣与幻听

表 246　耳鸣与幻听鉴别

疾 病	共 同 点	不 同 点
耳鸣	均可有听觉异常	单纯性的耳中鸣叫感,无感觉内容异常
幻听		主要是能听到实际并不存在的声音内容

(3)耳鸣与脑鸣

表 247　耳鸣与脑鸣鉴别

疾 病	共 同 点	不 同 点
耳鸣	均可有听到鸣叫感	鸣叫感来自于耳,与耳部病变有关,可伴耳闷、听力下降和剧烈眩晕等症状
脑鸣		鸣叫感来自于脑,与脑病病变有关,可伴情绪低落、失眠、记忆力减退等症状

2. 鉴别诊断

本病应与聋哑、外耳道疾患、精神分裂症、情感调节障碍等疾病相鉴别。

四、诊断依据

1. 临床表现：耳鸣患者耳内可闻及鸣响声，常伴听力下降、耳闷胀、眩晕、抑郁等症状。一般可分为神经性耳鸣和血管性耳鸣。神经性耳鸣又叫主观耳鸣、非搏动性耳鸣，是耳鸣的主要类型，多由感染、缺血等导致听神经损伤所致，常表现为响铃声、嗡嗡声或咔嗒声，只有患者能感知到耳鸣，而检查者不能听到。血管性耳鸣又叫客观性耳鸣、搏动性耳鸣，主要是由耳部血流湍急造成的，耳鸣节奏通畅与心跳速度和脉搏相一致，不仅患者可以听到耳鸣，医生也可以通过听诊器听到声音。耳聋则表现为听力下降不能与人正常交流等。耳聋主要分为传导性耳聋和感音性耳聋两种，可用音叉检查进行鉴别，常用林纳试验和韦伯试验两种。林纳试验又称为气骨导对比试验，若气导大于骨导为林纳试验阳性，提示为感音性耳聋，若骨导大于气导为林纳试验阴性，提示为传导性耳聋。韦伯试验又称骨导偏向试验，若患耳骨导大于健耳，提示为传音性耳聋；若患耳骨导小于健耳，提示为感音性耳聋。

2. 既往病史：多有中耳炎、迷路炎、听神经瘤、耳内异物、先天性外耳道闭锁、鼓膜穿孔、腮腺炎、颞骨骨折等疾病史，或使用了某些耳毒性药物；需要排除因外伤、精神紧张、高血压、动脉硬化、中风、颈椎病等各种原因引起的内耳迷路供血障碍。

3. 辅助检查：外耳道检查可以了解是否有中耳炎、耳道肿瘤、耵聍等；听力测试可以用来测定患者是否存在耳聋以及确定耳聋部位、程度及性质；血常规、肝肾功能、甲状腺功能等实验室检查及头颅 CT 或 MRI、乳突 CT、血管造影、脑电图、诱发电位等影像学检查可以帮助进一步了解耳鸣、耳聋的病因等。

五、常见证型

耳鸣耳聋实证须分风、火、痰、瘀，头痛发热，耳内作痒者为风；心烦易怒，苔黄脉数者为火；形体肥胖，耳鸣重浊者为痰；面色黧黑，耳聋闭塞者为瘀。虚证宜分气、血、肝、肾，无力倦怠，面色㿠白者为气虚；头晕眼花，唇白舌淡者为血虚；伴头痛，腰酸者为肾虚；伴胁痛者病位在肝。

表 248　耳鸣、耳聋的常见证型

证 型		证 候
实证	肝胆火盛	突然耳鸣或耳聋，头痛面赤，口苦咽干，心烦易怒，怒则更甚，夜寐不安，胸胁胀闷，大便秘结，小溲短赤，舌质红，苔黄，脉多弦数

证　型		证　候
实证	痰火郁结	两耳蝉鸣,时轻时重,有时闭塞如聋,胸中烦闷,痰多,口苦,或胁痛,喜得太息,耳下胀痛,二便不畅,舌苔薄黄而腻,脉象弦滑
	风热上扰	外感热病中,出现耳鸣或耳聋,伴见头痛、眩晕、呕逆、心中烦闷,耳内作痒,或兼寒热身痛等表证,苔薄白腻,脉浮或弦数
虚证	肾精亏虚	耳鸣或耳聋,多兼见眩晕、腰酸膝软、颧赤口干、手足心热、遗精等,舌红,脉细弱或尺脉虚大
	清气不升	耳鸣、耳聋,时轻时重,休息暂减,烦劳则加,四肢困倦,劳怯神疲,昏聩食少,大便溏薄,脉细弱,苔薄白腻

六、耳鸣、耳聋的中医治疗

(一) 药物辨证论治

1. 实证

(1) 肝胆火盛证

表 249　肝胆火盛证选方

选　方	组　成	功用/主治	随证加减
龙胆泻肝汤 (《医方集解》)	龙胆草、生甘草各 6 g,黄芩、山栀子、木通、车前子各 12 g,当归 9 g,生地黄20 g,柴胡 10 g,泽泻 12 g	● 功用:清泻肝胆实火,清利肝经湿热 ● 主治:肝胆实火上炎	● 肝阳上亢,加羚羊角、石决明平肝潜阳 ● 头晕头痛者,加菊花、防风、白芷平肝祛风 ● 痰热较重者,加竹沥、胆南星、川贝清热化痰 ● 舌质紫黯或有瘀斑,加红花、桃仁、赤芍活血化瘀
	方解:龙胆草善泻肝胆之实火,并能清下焦之湿热为君;黄芩、栀子、柴胡苦寒泻火;车前子、木通、泽泻清利湿热,使湿热从小便而解,均为臣药;肝为藏血之脏,肝经有热则易伤阴血,故佐以生地、当归养血益阴;甘草调和诸药为使。诸药合用,共奏泻肝胆实火,清肝经湿热之功		
止鸣丹 (《辨证录》)	白芍、柴胡、炒栀子、生地、麦冬、菖蒲、茯苓、半夏各15 g	● 功用:清肝泻胆 ● 主治:肝胆火盛	
	方解:柴胡、栀子清泻肝胆火热;当归配伍生地、白芍、麦冬养阴柔肝;茯苓、半夏和胃化痰;菖蒲行气通窍。诸药合用,清泻肝胆实火而止耳鸣		

续　表

选　方	组　成	功用/主治	随证加减
龙荟丸 （《临床中医内科学》）	龙胆草、芦荟、栀子、黄芩、黄连、木香、麝香、当归各9 g	● 功用：清泻肝火 ● 主治：肝火上炎	
	方解：龙胆草、芦荟、栀子、黄芩苦寒直折，清泻肝火；黄连清心火，乃宗"实则泻其子"之意；木香、麝香行气通窍；当归养血柔肝，以防苦寒之品重伤肝阴，而肝火愈烈。诸药合用，清泻肝火，宣通气机而止耳鸣定息		

（2）痰火郁结证

表 250　痰火郁结证选方

选　方	组　成	功用/主治	随证加减
温胆汤 （《三因极一病证方论》）	半夏、竹茹、枳实各12 g，陈皮9 g，甘草6 g，茯苓15 g	● 功用：化痰清火，和胃降浊 ● 主治：痰火郁结，壅阻清窍	● 痰湿中阻，胸脘满闷甚者，加厚朴、枳壳、砂仁祛湿化痰 ● 目赤口苦、急躁易怒、便秘尿黄者，加龙胆草、夏枯草、大黄清热利湿 ● 头晕目涩、腰膝酸软者，加生地黄、何首乌、枸杞子益精填髓
	方解：半夏燥湿化痰，降逆和胃，为君；竹茹清胆和胃，止呕除烦，为臣；佐以枳实、陈皮理气化痰，使气顺则痰自消；茯苓健脾利湿；使以甘草益脾和中，协调诸药。诸药合用，使痰热消而胆胃和		
加味二陈汤 （《临床中医内科学》）	陈皮、半夏、黄芩、黄连、薄荷各12 g	● 功用：清热燥湿，化痰降浊 ● 主治：痰火郁结，上蒙清窍	
	方解：二陈汤化湿降浊；加黄芩、黄连清热燥湿，变其二陈温燥之剂而为清热化痰之方；薄荷轻清宣散可去蒙蔽耳窍之痰火，从而使耳窍复为清空之窍，鸣响之声得止		
清气化痰丸 （《医方考》）	胆南星15 g，黄芩、瓜蒌仁各12 g，枳实、陈皮、茯苓、杏仁、半夏各9 g	● 功用：清热化痰，行气燥湿 ● 主治：痰火郁结	
	方解：胆南星清热化痰为主药；辅以黄芩、瓜蒌仁清热化痰，以助胆南星之力；治痰当先理气，气顺则津液流行而痰无从生，故又以枳实、陈皮下气消痰；脾为生痰之源，肺为贮痰之器，故佐茯苓健脾渗湿；杏仁宣肺下气；半夏燥湿化痰。诸药相合，使气顺则火自降，热清则痰自消，痰消则火无所附，耳窍鸣响自息		

（3）风热上扰证

表 251　风热上扰证选方

选　方	组　成	功用/主治	随证加减
银翘散 （《温病条辨》）	连翘、金银花各 9 g,苦桔梗、薄荷、竹叶、生甘草各 6 g,荆芥穗、淡豆豉、牛蒡子各 12 g	● 功用：辛凉解表 ● 主治：风热袭表,上扰清窍	● 若口渴甚者,加天花粉生津止渴 ● 若项肿咽痛者,系热毒较甚,加马勃、玄参清热解毒,利咽消肿 ● 若咳嗽咳痰,加杏仁苦降肃肺,加强止咳之功 ● 若胸膈闷者,加藿香、郁金芳香化湿,辟秽祛浊
	方解：金银花、连翘芳香清解,既轻宣透表,又清热解毒,重用为君;薄荷、牛蒡子辛凉宣散,疏散风热,清利头目;豆豉、荆芥辛而微温,透邪外出,可增强透表之力;桔梗、甘草清热解毒;竹叶、芦根清热除烦。诸药合用,疏风清热,宣散肺经之邪,使耳鸣得愈		
葛荆子散 （《仁斋直指》）	蔓荆子、甘菊花、升麻、前胡、生地、赤芍、麦冬、桑白皮、木通、赤茯苓各 12 g	● 功用：疏风清热,散邪通窍 ● 主治：风热上扰	
	方解：蔓荆子、甘菊花、升麻、前胡辛凉散邪,疏风清热;生地、赤芍、麦冬凉血清热;木通、赤茯苓、桑白皮清热利水。诸药合用,专于疏风清热,散邪通窍		

2. 虚证

（1）肾精亏虚证

表 252　肾精亏虚证选方

选　方	组　成	功用/主治	随证加减
耳聋左慈丸 （《小儿药证直诀》）	熟地黄 24 g,山茱萸、山药各 12 g,牡丹皮、泽泻、茯苓各 9 g,磁石 15 g,柴胡 12 g	● 功用：滋肾降火,收敛精气 ● 主治：肾精亏虚	● 畏寒肢冷、腰膝酸软等肾阳虚证明显者,加仙茅、淫羊藿、鹿角霜温阳补肾 ● 腰膝酸软,舌光无苔,阴虚甚者,加二至丸或黄精、石斛、玉竹滋阴填精
	方解：熟地黄补肾阴,益精髓为君;山萸肉补肝肾,敛虚火;干山药既可补肾,又可健脾,共为臣药;阴虚则火旺,故配丹皮凉血清热,以泻肝肾虚火;肾虚则水湿不能渗利,故用茯苓、泽泻以利水湿。全方"三补"与"三泻"并用,但以"补"为主,以"泻"为辅。此为六味地黄丸,加用磁石震慑,五味子敛精		
益水平火汤 （《辨证录》）	生地、熟地、玄参、麦冬、菖蒲各 15 g	● 功用：滋补肾阴 ● 主治：肾精亏虚	
	方解：生地、熟地滋补肾阴为主;玄参、麦冬滋阴生津为辅;菖蒲走窜通窍为佐使。诸药合用,滋补肾阴,药专力宏		

续　表

选　方	组　成	功用/主治	随证加减
定喧汤 （《辨证录》）	玄参、生地、贝母各 15 g	● 功用：滋补肾阴，滋阴降火 ● 主治：肾阴不足，虚火上炎	
	方解：玄参、生地补肾养阴；佐以贝母化痰清热降火。对于肾阴不足，虚火上炎者尤为适用		

（2）清气不升证

表 253　清气不升证选方

选　方	组　成	功用/主治	随证加减
益气聪明汤 （《证治准绳》）	黄芪 30 g，党参 15 g，升麻 12 g，葛根 30 g，蔓荆子 10 g，白芍 12 g，黄柏、炙甘草各 6 g	● 功用：益气升清 ● 主治：脾气虚弱，阳气不能上奉清窍	● 若四肢困倦，加用人参、五味子补气涩津 ● 若昏聩食少、腹胀不适，加用青皮、木香、益智仁理气暖脾 ● 若大便溏薄，加茯苓、苍术健脾渗湿
	方解：人参、黄芪补益中气；升麻、葛根升举清气；蔓荆子升清通窍；黄柏、芍药，反佐和降，以清阴火。诸药合用，补益脾气，升举阳气		
补中益气汤 （《内外伤辨惑论》）	黄芪 30 g，甘草 9 g，人参、升麻、柴胡、陈皮、当归身各 12 g	● 功用：补中益气，升阳举陷 ● 主治：清气不升，清窍失养	
	方解：重用黄芪益气升阳，故为君药；人参、炙甘草补脾益气，助黄芪益气和中；佐以白术补脾，当归养血，陈皮理气；使以柴胡、升麻升举清阳，配合主药提升下陷之阳气。诸药合用，使清气上举，润养耳窍		

（二）非药物治疗

　　耳鸣、耳聋的常用非药物疗法包括针刺疗法、刺血疗法、按摩疗法、艾灸疗法、拔罐疗法、穴位敷贴疗法、耳穴疗法等。

　　1. 针刺疗法

表 254　耳鸣、耳聋针刺疗法应用

主穴	翳风、听会、侠溪、中渚	
随证配穴	外感风邪	加外关、合谷

随证配穴	风热袭扰	加行间、侠溪、太溪
	肝胆火盛	加太冲、丘墟
	痰火郁结	加丰隆、阴陵泉
	气血瘀滞	加膈俞、血海
	瘀血阻窍	加中脘、丰隆、百劳
	肾精不足	加太溪、照海
	气血亏虚	加足三里、气海、脾俞
随症配穴	眩晕	● 毫针取印堂、太冲、百会、头维 ● 头针取同侧颞后线
	走路不稳	● 毫针取双侧风池、内关、三阴交 ● 头针取患侧枕下旁线
	心悸	● 毫针取厥阴俞、心俞、神门、郄门 ● 毫针刺法,按补虚泻实操作手法
	头痛	● 毫针取太阳、丰隆、阴陵泉 ● 头针取巅顶区额中线;偏头痛颞前线、颞后线;后头痛枕下旁线
	失眠	● 毫针取神门、内关、三阴交 ● 头针取额中线、额旁 1 线
	神疲乏力	● 毫针取脾俞、足三里 ● 头针取额旁 1 线
操作		同前(见第一章"中风")

2. 刺血疗法

表 255　耳鸣、耳聋刺血疗法应用

常用方法		取耳尖点刺放血,约放血 2～3 滴,每次取单侧,双耳交替使用,每日 1 次,10 次为一个疗程
随证配穴	肝阳上亢	加百会、太冲放血
	痰浊中阻	加头维、印堂、厉兑、隐白放血
随症配穴	头痛	加耳尖、太阳放血
	耳内胀痛	加双侧关冲、百会刺络放血

3. 按摩疗法

表 256 耳鸣、耳聋按摩疗法应用

随证取穴	风热袭扰	<ul><li>推摩行间、曲池、太溪</li><li>按揉丰隆、足三里</li></ul>
	肝胆火盛	<ul><li>推揉中脘、章门、期门、云门</li><li>推患者膝关节屈起,拿承山</li></ul>
	肾失所养	<ul><li>推太冲,按揉翳风</li><li>重推肾俞、命门,按揉大肠俞,拿承山</li></ul>
	气血不足	<ul><li>推中脘,摩腹</li><li>推足三里、脾俞、气海</li></ul>
	肝肾阴虚	<ul><li>揉肾俞、太溪、三阴交、太冲</li><li>揉按双肾俞</li></ul>
步骤		先放松患者的头颈背部,再重点按压治疗穴位,最后治疗穴位局部
力度		同前(见第一章"中风")
频次		同前(见第一章"中风")

4. 艾灸疗法

表 257 耳鸣、耳聋艾灸疗法应用

常规灸法		<ul><li>取听会、听宫、肾俞、中渚、翳风、命门、太冲</li><li>急性期多采用艾条灸</li><li>缓解期多采用麦粒灸</li><li>多灸双耳部,缓解症状</li></ul>
随症取穴	暴聋	取听会、听宫、翳风、太冲,艾条灸每次 3～7 壮
随证取穴	风火上扰	取听会、太冲、翳风、中渚、侠溪,麦粒灸每次 5～8 壮

5. 拔罐疗法

表 258 耳鸣、耳聋拔罐疗法应用

随症取穴	头痛	<ul><li>取颈百劳(双)、大杼、肩井(双)、天宗(双)</li><li>操作:取小口火罐置于颈百劳留罐,大口火罐置于大杼、肩井、天宗留罐 10 分钟</li></ul>
	眩晕	<ul><li>选取风池、内关、百劳</li><li>操作:取小口火罐置面部穴位闪罐,局部微红为度,不留罐</li></ul>

6. 穴位敷贴疗法

表 259　耳鸣、耳聋穴位敷贴疗法应用

常规疗法		<ul><li>取穴：双侧涌泉穴</li><li>中药：吴茱萸 6 g、乌头尖 6 g、大黄 6 g</li><li>操作：将中药打粉后用温开水调和，混匀涂抹在无菌纱布上，药膏纱布敷贴于上述穴位固定，时间 20～30 分钟</li></ul>
随症取穴	失眠	<ul><li>取穴：关元、中脘、丰隆（双）、章门（双）、安眠（双）</li><li>中药：生半夏 60 g、夜交藤 30 g、茯神 30 g、黄连 15 g</li><li>操作：将中药打粉、混匀，涂抹在无菌纱布上，药膏纱布敷贴于上述穴位并固定，时间 30 分钟</li></ul>

7. 耳穴疗法

表 260　耳鸣、耳聋耳穴疗法应用

常规疗法		取肾（耳甲 10 区）用埋针法巩固治疗
随症取穴	头痛	<ul><li>耳针取额（对耳屏 1 区）、颞（对耳屏 2 区）、枕（对耳屏 3 区）</li><li>取肝（耳甲 12 区）、肾（耳甲 10 区）用埋针法巩固治疗</li></ul>
	眩晕	<ul><li>耳针取脾（耳甲 13 区）、脑干（对耳屏 3、4 区之间），急性期可选取区域阳性反应点</li><li>取肝（耳甲 12 区）、胃（耳甲 4 区）、食道（耳甲 2 区）、枕（对耳屏 3 区）用埋针法巩固治疗</li></ul>

七、病案举例

　　患者高某，女，40 岁，2020 年 9 月 14 日初诊。患者 9 月 10 日与家属发生矛盾后，突发头晕头痛，伴左耳耳鸣，耳中胀痛，听力减退，为求诊治来我院神经科就诊。当时查体：神清，气平，血压 130/85 mmHg，左耳听力减退，余颅神经（一），颈软，心率 85 次/分，律齐，二肺呼吸音清，未及干湿啰音，腹软无压痛，四肢肌力 5 级，肌张力无亢进，双侧肢体深浅感觉正常，共济运动正常，双侧病理征（一）。查血常规、肝肾功能、电解质等基本正常；查头颅 CT、心电图等未见明显异常；电测听提示左耳神经传导功能下降。否认高血压、糖尿病、脑卒中、肿瘤等病史。否认抽烟饮酒史。经期基本正常，经量偏多。适龄结婚，育有 1 女，其配偶及子女体健。刻下：患者耳鸣耳胀，兼头晕头胀、口苦咽干、面红目赤、大便秘结、小便黄赤、夜寐难安，舌红苔黄腻，脉弦数。

　　针对这名患者我们该如何进行中医诊断和治疗？怎样制订治疗方案并开具处方？

中医诊断：耳鸣，肝胆火盛证。

西医诊断：神经性耳鸣。

治则：清肝泻火，通利耳窍。

药物处方：龙胆泻肝汤加减。

用药：

龙胆草 6 g	山栀子 9 g	黄芩 12 g	车前草 9 g
泽泻 12 g	白木通 6 g	当归 12 g	生地黄 12 g
赤芍 12 g	柴胡 12 g	薄荷 5 g	芦荟 5 g
生龙骨 15 g	生牡蛎 15 g	生甘草 6 g	

服药方法：14 帖，水煎服，一日 2 剂。

非药物处方

1. 针刺处方：翳风、听会、侠溪、中渚、太冲、丘墟、印堂、百会、头维、同侧颞后线（头针）、风府、丰隆、膻中、神门、内关、三阴交、额中线（头针）、额旁 1 线（头针）。

2. 刺血疗法：头晕头胀加耳尖、太阳放血。

3. 穴位敷贴疗法：将中药吴茱萸 6 g、乌头尖 6 g、大黄 6 g，打粉后用温开水调和，混匀涂抹在无菌纱布上，药膏纱布敷贴于双侧涌泉穴位并固定，时间 40 分钟。

4. 耳穴疗法：取肝（耳甲 12 区）、肾（耳甲 10 区）用埋针法巩固治疗。

操作：针刺每日 1 次，每次留针 30 分钟，10 天为一个疗程。头针平补平泻，其他穴位按辨证使用补泻手法。其余非药物治疗每周 1 次，3 周为一个疗程。

二诊：耳鸣耳闷及头胀头晕好转，大便仍干结难下，寐稍差，舌红，苔薄黄，脉弦数。

药物处方：上方加大黄后下 10 g、酸枣仁 15 g，14 帖。

非药物处方：针刺处方：加天枢、大横，余治疗同前。

三诊：耳鸣耳闷及头胀头晕明显好转，二便畅，寐可，舌淡红，苔薄黄，脉弦。

药物处方：同前。

非药物处方：同前。

按：本案患者与家属发生矛盾后，突发头晕头痛，伴左耳耳鸣，耳中胀痛，听力减退，为求诊治来我院神经科就诊。患者耳鸣耳胀，兼头晕头胀、口苦咽干、面红目赤、大便秘结、小便黄赤、夜寐难安，舌红苔黄腻，脉弦数。属中医耳鸣之肝胆火盛证。耳鸣、耳聋病位在耳，肾开窍于耳，少阳经入耳中，故本病与肝、胆、脾、肾关系密切。火热或精亏致耳部脉络不通或失于濡养均可导致耳鸣、耳聋的发生。耳鸣、耳聋多为虚证，也有实证或虚实夹杂之证。此患者平素性情急躁，本次有情绪激动史，暴怒伤肝，肝火不泄，循少阳经上扰，故耳鸣耳胀，兼头晕头胀，口苦咽干，面红目赤；肝火内扰心神，则夜寐难安；肝火灼津，肠道枯燥，故大便秘结、小便黄赤。舌红苔黄腻、脉弦数，皆是肝胆火盛之证。治宜清肝泻火以通耳窍，方用龙肝泻肝汤加减。方中龙胆草、山栀子、黄芩清泻肝火；车前草、泽泻、白木通导热下行；生地黄、当归、赤芍养血柔肝；薄荷、柴胡疏肝解郁兼做引药；生大黄、芦荟泄火润肠通便；生龙骨、生牡蛎、酸枣仁安神助眠；甘草调和诸药。诸药合用，清肝泻火，通利耳窍。

非药物治疗方面，针刺法平补平泻翳风、听会、侠溪、中渚、头维，刺激穴下的耳颞神经和颞浅动脉,疏通耳络,调畅气血;泻太冲、丘墟,疏肝理气,清肝泻火;耳疾必求之于脑,督脉为入脑之门户,故平补平泻印堂、百会、同侧颞后线、额中线、额旁1线以上连脑络下通耳窍;头晕头胀泻法加风府、丰隆,刺血疗法加耳尖、太阳放血,取肝(耳甲12区)、肾(耳甲10区)用埋针法治疗;夜寐不安加膻中、神门、内关、三阴交;以穴位敷贴法疏肝潜阳,疏通耳窍。诸法合用,通调耳窍,清肝泻火,疏通耳络。

附　名家医案选录

医案1,杜雨茂"温肾平肝,化瘀通络"治耳鸣案

王某,男,63岁。

1980年6月11日初诊:耳鸣如蝉两年,加重半月。患者原有冠心病,脑动脉硬化及原发性高血压,两年前又出现耳鸣,初时尚轻,自未在意,后症状进行性加重,渐觉心情不宁,即行中西医治疗,病情不能控制。半月来,诸症陡剧,终日耳鸣不绝,调高声噪,心烦不宁,两耳听力下降,又增双下肢水肿。迭进中西药物,竟无寸效,专赴咸阳求治。现症:两耳如蝉噪不绝,异常刺耳,心烦不宁,听力减退,须高声询问始可应答。头痛头晕,心情紧张,触事易惊,午后尤甚。月余来双下肢浮肿明显,行动则沉困难举,胸痛胸闷,时作时止。舌质暗红,苔薄白,脉弦细。脑血流图提示流入时间延长,血管弹性尚可,供血量均低于正常。辨为耳鸣,肾虚水停兼肝风内动,瘀血阻络。

处方:生地黄15g、何首乌12g、山茱萸9g、茯苓12g、牡丹皮9g、泽泻10g、桑寄生15g、天麻10g、钩藤15g、附片6g、桂枝9g、陈皮9g、丹参15g、红花12g、川芎10g。水煎服。

6月27日二诊:药后两下肢浮肿消失,头晕明显减轻,头痛已甚轻微,然耳鸣等症仍无变化,睡眠多梦,舌淡红苔薄白,脉细。宜转为滋养肝肾,熄风通络。

处方:生地黄15g、山茱萸9g、牡丹皮9g、泽泻10g、茯苓15g、女贞子12g、龙齿20g、磁石20g、菊花9g、桑寄生15g、丹参18g、川芎10g、天冬9g、麦冬9g。水煎服。

服药后耳鸣减轻,听力略增,睡眠好,下肢未再肿,拟上方加石菖蒲9g、天麻10g。继服30剂后,耳鸣已止,听力恢复,头痛止,胸闷胸痛未作,余证悉除而愈。查脑血流图示流入时间未见明显延长,血流量大致对称。1985年元月随访,患者体健,各症未见复发。

按:本例患者为脑动脉硬化并发耳鸣,耳鸣呈持续性,长达两年之久,曾多方治疗无效。半月来,听力减退,心烦不宁,耳鸣更加剧。观此案患者年事已高,肾虚必然,肾阴亏虚,水不涵木,肝阳夹内风上扰,肾窍不利而致耳鸣耳聋。治未得法,迁延日久,阴损及阳,阳虚不化,水湿不运,加原有胸痹,心阳亦弱,阳不化气,发为水肿。

肾阳不足,清阳不升,头晕头痛即作。综合观之,此案病机较为复杂,除肾阴阳两虚之外,尚有肝经风阳上扰,心脉血瘀及水湿不行。治疗当分清标本缓急,其本为肾阴阳两虚,但治本亦须有所侧重,如首重温肾扶阳行水兼益阴,方选金匮肾气丸改汤,佐首乌、天麻、钩藤、桑寄生滋阴补肾,平肝熄风;丹参、川芎、红花、陈皮化瘀通络,宽胸养心。待水肿消,胸痛止,余症减轻,证明肾阳已复,心脉已畅之后,遂转机以滋养肝肾之阴为主,佐以熄风通络宣窍,方选耳聋左慈丸改为汤剂,加女贞子增滋养肝肾之力;入菊花、桑寄生合丹参、川芎以养心化瘀,故获捷效。假若开始即侧重滋阴熄风宣窍,则肾阳必更虚,水湿留滞阳亦难复,病情将更缠绵。

出自:杜雨茂.奇难病临证指南[M].西安:陕西科学技术出版社.1993,212-213.

医案 2,林国华"疏解少阳,通耳开窍"案

患儿,女,10 岁。

2018 年 5 月 30 日初诊:患儿因"左耳听力下降 13 天"就诊。患儿 20 天前患感冒,自行服药后症状缓解,13 天前出现左耳突发性听力下降,伴内耳刺痛感、耳鸣,至汕头大学第一附属医院耳鼻喉科住院。查纯音测听示:左耳极重度聋,右耳中度感音神经性聋,经治疗,患儿听力无明显好转。5 月 29 日复测纯音测听示:右耳纯音平均听阈 22 dB,左耳纯音平均听阈 62 dB,右耳听力大致正常,左侧中重度感音神经性聋,为求进一步治疗,转至广州中医药大学第一附属医院针灸科。刻下:左耳听力下降,伴耳胀痛,时有耳鸣,纳寐可,小便偏黄,大便干结,舌稍红、苔薄黄,脉弦。辨为暴聋,少阳失枢,肾气不足,拟疏解少阳,补肾培元,以发蒙针法,启窍治聋为主。

针刺取穴:患侧听宫、翳风、角孙、下关、百会、上星、外关、日月、复溜、关元、关冲、足窍阴、厉兑、商阳。隔日 1 次,1 周为 1 个疗程。

操作:听宫张口取穴,1.5 寸毫针紧贴下颌骨后缘直刺 38 mm,以患儿自觉有突破感和酸胀感,且针感传入内耳为佳。然后采用发蒙针法,患儿即目睛湿润,患耳突然有如雷鸣般轰隆声响,但不能分辨具体内容。嘱患儿张口,将针退出听宫 10 mm后留针。翳风、角孙及外关行泻法;百会、上星、日月、复溜、关元行补法。下关闭口取穴,岭南火针烧至白亮,用直径 0.65 mm 中火针迅速直刺下关穴约 30 mm,停留 2秒后拔出,用棉球按压针眼。关冲、足窍阴、厉兑、商阳用直径 0.5 mm 细火针以 180次/分的速度频频浅刺 5 次,不留针。

治疗 1 次后,患儿述耳内雷鸣般声响持续,当日复查听力示:左耳纯音平均听阈46 dB,言语测听 70%;右耳纯音平均听阈 10 dB,言语测听 93%。深刺下关 1 次,余治疗隔日 1 次。

2018 年 6 月 4 日复诊:复查听力示左右耳均正常,临床治愈。1 年后随访未见复发。

按:本例患儿为暴聋兼耳痛,属少阳失枢,肾气不足。林国华教授认为本病因少阳经闭塞所致。此患儿系感冒后风邪袭耳，少阳失枢，郁而化热，治以疏利少阳气机为主，兼清热止痛。林教授临证经验丰富，穴位深浅、操作手法等皆有量化规定。患儿听力受损严重，听宫为手足少阳、手太阳经交会穴，予发蒙针法，针感传至内耳，气血随之上涌，通达耳目，气至病所，配合翳风、角孙、外关达疏解少阳、启窍通耳之功；肾气通于耳，患儿肾气不足，取复溜、关元、日月、百会、上星培补肾元，伸引元气，升清通窍；内有郁热则见疼痛，故取火针加阳明经穴下关、关冲、足窍阴、厉兑、商阳清热止痛。林教授谨守"少阳暴厥"之病机，谨遵"疏解少阳，通耳开窍"之法，必用听宫，主取少阳，配阳明，强调辨经论治，灵活运用多种手法，诸穴共用，诸法相合，标本兼治，共奏通耳复聪之效。

出自：韦永政，钟沛丽，林诗雨，等.林国华针灸治疗难治性突发性耳聋经验撷要[J].中国针灸.2021,41(3)：323-324.

第五章 痫 证

··· 一、概 述 ·································

1. 基本概念

痫证,又称为"癫痫",是以发作性神情恍惚,甚则突然仆倒、昏不知人、口吐涎沫、两目上视、肢体抽搐,或口中怪叫、移时苏醒、一如常人为主要临床表现的一种病证。发作前可伴眩晕、胸闷等先兆,发作后常有疲倦乏力等症状。西医学的癫痫与痫证的临床表现基本相同,无论大发作、小发作,还是局限性发作或精神运动性发作等。

2. 历史沿革

"癫痫"或"痫"始见于《备急千金要方》,隋唐时期及以前,主要是对痫证的症状开始认识;宋金元时期则开始探讨痫证的病因病机;明清时期则进一步完善痫证的理法方药。

表 261 痫证的历史沿革

朝 代	医家/著作	观 点	原 文
春秋至战国	《内经》	● 中风理论起源,认识到痫证发病与先天因素有关,属"胎病" ● 发作时有先肌肉僵直后脊背痛的临床表现	● 《素问·奇病论》:"人生而有病癫疾者……病名为胎病,此得之在母腹中时,其母有所大惊,气上而不下,精气并居,故令子发为癫疾也。" ● 《灵枢·癫狂》:"癫疾始作,先反僵,因而脊痛。"
隋代	巢元方	● 按不同病因分为风痫、惊痫、食痫等 ● 对本病临床症状描述详细,指出其有反复发作的特点	● 《诸病源候论·痫候》:"痫者,……口眼相引,而目睛上摇,或手足掣纵,或背脊强直,或颈项反折,诸方说痫,名证不同,大体其发之源,皆因三种。三种者,风痫、惊痫、食痫是也。" ● 《诸病源候论·癫狂候》:"卒发仆也,吐涎沫、口喎、目急、手足缭戾,无所觉知,良久乃苏。"

朝　代	医家/著作	观　　点	原　　文
唐代	孙思邈	● 首次提出"癫痫"或"痫"病名 ● 明确了阳痫和阴痫的发作先兆、症状、病位和预后	《备急千金要方·惊痫第三》:"病先身热,掣惊啼叫唤而后发痫。脉浮者为阳痫,病在六腑,外在肌肤,犹易治也。病先身冷,不惊掣,不啼呼,而病发时,脉沉者,为阴痫,病在五脏,内在骨髓,极难治。"
宋代	严用和	对痫证按五脏分类	《济生方·癫痫论治》:"此五痫应乎五畜,五畜应乎五脏者也。"
元代	朱丹溪	重视痰邪在痫证发病中的作用	《丹溪心法·痫》:"无非痰涎壅塞,迷闷孔窍。"
明代	王肯堂	将癫狂痫三者加以区别	《证治准绳·癫狂痫总论》:"癫者,或狂或愚,或歌或笑……""狂者,病之发时,猖狂刚暴,如伤寒阳明大实发狂,骂詈不避亲疏……""痫病,发则昏不知人,眩仆倒地,不省高下……"
清代	程国彭	创制治疗痫证的代表方剂定痫丸	《医学心悟·癫狂痫》:"男、妇、小儿痫症,并皆治之。"
清代	叶天士	主张从虚实论治痫证	《临证指南医案·癫痫》:"虚者当补助气血,调摄阴阳,养营汤、河车丸之类主之。"
清代	王清任	● 提出"抽风不是风",而是由"气虚"所致 ● 创立"可保立苏汤"治疗抽风症 ● 创立"龙马自来丹"和"黄芪赤风汤"痫证治疗名方	● 《医林改错·下卷·论抽风不是风》:"夫抽风一症……古人不止论病立方误人,立病名曰抽风,风之一字,尤其误人""则抽风之症,气虚无疑""此方治小儿……口肢抽搐、项背后反、两目天吊、口流涎沫、昏沉不省人事,皆效。" ● 《医林改错·下卷·癫症有瘀血说》:"治癫症……每晚先服黄芪赤风汤一付,临卧服丸药一付……可保除根。"

二、病机分析

　　痫证病位在脑,与心、肝、脾、肾等脏密切相关,病理性质属虚实夹杂。早期以实为主,后期因病情迁延,正气损伤,多为虚实夹杂。基本病机为积痰内伏,经风火触动,痰瘀互结,上蒙清窍而发病。

1. 禀赋异常
- 母体多病、过度劳累、服药不当→胎气受损→发育异常
- 母亲突受惊恐　　　　　　　→气机逆乱→精伤肾亏　痫证
- 父母患有痫证　　　　　　　→脏气不平→禀赋异常

2．情志失调

突受惊恐→气机逆乱→损伤脏腑 $\begin{cases} \text{肝肾受损,阴不敛阳→化热生风} \\ \text{脾气受损,精微不布→痰浊内聚} \end{cases}$ 痰浊随气逆或风

动→蒙蔽心窍、流窜经络→痫证

3．脑窍损伤

- 跌仆撞击
- 出生难产 $\Big\}$ 颅脑损伤,瘀血内留→筋脉失养→络脉失和→痫证
- 患有他病

三、类证鉴别和鉴别诊断

1．类证鉴别

本病应与中风、厥证、痉证等进行鉴别。

（1）痫证与中风

表262　痫证与中风鉴别

疾　病	共　同　点	不　同　点
痫证	均起病急骤，突然昏仆	昏仆倒地时口中如作猪羊叫声,四肢抽搐,口吐白沫,短暂昏迷后醒后一如常人,无后遗症出现,每次发作症状相似
中风		也可不经昏仆,仅有口眼㖞斜,半身不遂,语言謇涩,多不伴肢体抽搐、口吐白沫等

（2）痫证与厥证

表263　痫证与厥证鉴别

疾　病	共　同　点	不　同　点
痫证	均有突然昏倒，不省人事的症状	伴口中如作猪羊叫声,四肢抽搐,口吐白沫等症状,醒后如常人
厥证		伴面色苍白,四肢厥冷,无肢体抽搐、口眼㖞斜、半身不遂、语言謇涩等

（3）痫证与痉证

表264　痫证与痉证鉴别

疾　病	共　同　点	不　同　点
痫证	都有时发时止、四肢抽搐拘急的症状	多兼有口吐涎沫、口中怪叫、醒后如常人，多无发热
痉证		多见身体强直、角弓反张，不能自止，常伴发热，多有原发疾病的存在

2. 鉴别诊断

本病应与晕厥、抽动症、短暂性大脑缺血性发作、癔症等疾病相鉴别。

四、诊断依据

1. 临床表现

（1）全身强直-阵挛发作（大发作）：突然意识丧失，继之先强直后阵挛性痉挛，常伴尖叫、面色青紫、尿失禁、舌咬伤、口吐白沫或血沫、瞳孔散大、持续数十秒或数分钟后痉挛发作自然停止，进入昏睡状态，醒后有短时间的头昏、烦躁、疲乏，对发作过程不能回忆，若发作持续不断，一直处于昏迷状态者称大发作持续状态，常危及生命。

（2）失神发作（小发作）：突发性精神活动中断，意识丧失，可伴肌阵挛或自动症，一次发作数秒至十余秒，脑电图出现 3 次/秒棘慢或尖慢波综合。

（3）单纯部分性发作：某一局部或一侧肢体的强直，阵挛性发作，或感觉异常发作，历时短暂，意识清楚，若发作范围沿运动区扩及其他肢体或全身时可伴意识丧失，称杰克森发作，发作后患肢可有暂时性瘫痪。

（4）复杂部分性发作（精神运动性发作）：精神感觉性，精神运动性及混合性发作，多有不同程度的意识障碍及明显的思维、知觉、情感和精神运动障碍，可有神游症，夜游症等自动症表现，有时在幻觉、妄想的支配下可发生伤人、自伤等暴力行为。

（5）自主神经性发作（间脑性）：可有头痛型、腹痛型、肢痛型、晕厥型或心血管性发作。

2. 既往病史：小儿患者可有早产、难产、脑瘫或高热惊厥史；成年人可有脑中风、脑肿瘤、脑炎、脑外伤等病史；部分患者有癫痫家族史，每因惊恐、劳累、情志过极等诱发。

3. 辅助检查：脑电图是诊断痫证最主要的辅助检查方法，若检测到棘波、尖波、棘-慢波或尖-慢波等癫痫波，即可确诊，如未检测到癫痫波也不能除外癫痫，必要时可行长程视频脑电监测,可提高癫痫检出率。颅脑 CT、MRI 或 PET/CT 检查,可帮助明确癫痫患者有无脑肿瘤、脑中风、脑外伤、代谢性脑病等病因,帮助查找癫痫灶。血常规、肝肾功能、血糖、电解质、甲状腺功能、免疫指标等血检指标可帮助明确癫痫病因并排除其他假性痫性发作,并监测抗癫痫药物的不良反应。

五、常见证型

痫证发作多属实证,由风痰闭阻、痰火或瘀热扰动神明所致;间歇期多虚证,或虚中夹实,常由心脾两虚、肝肾阴虚、夹风夹痰瘀所致,当分而治之。

表 265 痫证的常见证型

证　型		证　候
发作期	阳痫	突然昏仆,不省人事,面色潮红、紫红,继之转为青紫或苍白,口唇青紫,牙关紧闭,两目上视,项背强直,四肢抽搐,口吐涎沫,或喉中痰鸣,或发怪叫,甚则二便自遗,移时苏醒;病发前多有眩晕,头痛而胀,胸闷乏力,喜欠伸等先兆症状;平素多有情绪急躁、心烦失眠、口苦咽干、便秘尿黄等症,舌质红,苔白腻或黄腻,脉弦数或弦滑
	阴痫	突然昏仆,不省人事,面色晦暗青灰而黄,手足清冷,双眼半开半合,肢体拘急,或抽搐时作,口吐涎沫,一般口不啼叫,或声音微小,醒后周身疲乏,或如常人;或仅表现为一过性呆木无知,不闻不见,不动不语,数秒至数分钟即可恢复,恢复后对上述症状全然不知,多则一日数次或十数次发作;平素多见神疲乏力、恶心泛呕、胸闷咳痰、纳差便溏等症,舌质淡,苔白腻,脉多沉细或沉迟
休止期	肝火痰热	平时急躁易怒,面红目赤,心烦失眠,咳痰不爽,口苦咽干,便秘溲黄;发作时昏仆抽搐,吐涎,或有吼叫,舌红,苔黄腻,脉弦滑而数
	脾虚痰盛	平素神疲乏力,少气懒言,胸脘痞闷,纳差便溏;发作时面色晦滞或白,四肢不温,蜷卧拘急,呕吐涎沫,叫声低怯,舌质淡,苔白腻,脉濡滑或弦细滑
	肝肾阴虚	痫证频发,神思恍惚,面色晦暗,头晕目眩,伴两目干涩、耳轮焦枯不泽、健忘失眠、腰膝酸软、大便干燥,舌红,苔薄白或薄黄少津,脉沉细数
	瘀阻脑络	平素头晕头痛,痛有定处,常伴单侧肢体抽搐,或一侧面部抽动,颜面口唇青紫,舌质暗红或有瘀斑,舌苔薄白,脉涩或弦。多继发于中风、颅脑外伤、产伤、颅内感染性疾患后

六、痫证的中医治疗

（一）药物辨证论治

1. 发作期

（1）阳痫

表 266　阳痫选方

选　　方	组　　成	功用/主治	随证加减
黄连解毒汤（《外台秘药》）	黄连、黄芩、黄柏、栀子各 9 g	● 功用：清热解毒，通泄三焦之火 ● 主治：火热夹痰，上蒙清窍	● 烦躁不安，有热象者，加黄芩、栀子清热除烦 ● 大便秘结，加生大黄、芒硝、枳实、厚朴通泄大便 ● 头晕头痛者，加菊花、防风、白芷平肝祛风 ● 痰热较重者，加竹沥、胆南星、川贝清热化痰 ● 情绪急躁者，加用柴胡、郁金、龙胆草清肝泻火
	方解：黄芩泻肺火于上焦；黄连泻脾火于中焦；黄柏泻肾火于下焦；栀子通泻三焦之火，从膀胱而出。诸药合用，清泻火毒，开窍醒神		
安宫牛黄丸（《温病条辨》）	牛黄、郁金、犀角（水牛角代）、黄连、朱砂、山栀、雄黄、黄芩各 30 g，梅片、麝香各 7.5 g，珍珠 15 g	● 功用：邪热内陷 ● 主治：清热解毒，豁痰开窍	
	方解：牛黄、犀角、麝香三药相配，清心开窍，凉血解毒，共为君药；黄连、黄芩、山栀，以增牛黄、犀角清解心包热毒之力，共为臣药；冰片、郁金相伍，芳香辟秽，化浊通窍，以增麝香开窍醒神之功；雄黄劫痰解毒，助牛黄辟秽解毒；朱砂镇心安神，兼清心热；珍珠清心肝之热，镇惊坠痰，共助镇心安神之功，以除烦躁不安；以金箔为衣，取其重镇安神之效；炼蜜为丸，和胃调中。诸药合用，清热解毒，豁痰开窍		
定痫丸（《医学心悟》）	明天麻、川贝母、姜半夏、茯苓、茯神各 12 g，胆南星、石菖蒲、全蝎、僵蚕、琥珀各 9 g，陈皮、远志各 9 g，丹参、麦冬各 12 g，辰砂 3 g	● 功用：涤痰熄风 ● 主治：痰热上扰，蒙蔽清窍	
	方解：竹沥清热化痰，镇惊利窍；配以胆南星清火化痰，镇惊定痫；半夏、陈皮、贝母、茯苓、麦冬祛痰降逆而开痰气之结；全蝎、僵蚕、天麻熄风定搐而解癫痫之痉；丹参、菖蒲、远志开心利窍；琥珀、辰砂、茯神镇惊安神，皆有助醒神与定痫之功；甘草调和诸药；用生姜少许，开痰而通神明。综合全方，共奏豁痰开窍，熄风定痫之效		

（2）阴痫

表 267 阴痫选方

选 方	组 成	功用/主治	随 证 加 减
苏合香丸 （《太平惠民和剂局方》）	苏合香、龙脑各 30 g，麝香、安息香、木香、香附、檀香、丁香、沉香、荜茇各 60 g，乳香 30 g，白术、诃子肉、朱砂各 60 g，水牛角 60 g	● 功用：芳香开窍，行气温中 ● 主治：寒邪或秽浊、气郁闭阻，蒙蔽清窍，扰乱神明	● 面色苍白，汗出肢冷，鼻鼾息微，脉微欲绝等表现，可辅以参附注射液静脉滴注 ● 偏阴虚者，见面红身热、躁动不安、息粗痰鸣、呕吐频频等表现，可辅以参麦注射液静脉滴注 ● 抽搐甚者，可予紫雪丹，或配合针灸疗法，促其苏醒
	方解：苏合香、麝香、冰片、安息香芳香开窍；木香、檀香、沉香、乳香、丁香、香附行气解郁，散寒止痛，辟秽化浊；荜茇温中散寒；白术、诃子肉补气收敛；水牛角清心解毒；朱砂重镇安神。诸药合用，行气解郁，辟秽化浊，温中止痛		
五生丸 （《证治准绳》）	生南星、生半夏、生白附子、川乌各 30 g，黑豆 7.5 g	● 功用：温阳散寒化痰 ● 主治：寒痰凝滞气机	
	方解：生南星清火化痰，镇惊定痫；半夏祛痰降逆；白附子祛痰降逆；川乌温阳散结；黑豆温阳补肾。诸药合用，温肾补阳，开窍散结		
二陈汤 （《太平惠民合剂局方》）	制半夏、橘红各 15 g，茯苓 20 g，炙甘草 9 g，生姜 7 片，乌梅 1 个	● 功用：燥湿化痰，理气和中 ● 主治：痰涎壅盛	
	方解：半夏燥湿化痰；橘红理气化痰；茯苓健脾利湿；甘草和中补土；乌梅以收敛肺气；生姜以降逆化饮。诸药合用，降逆化痰，理气和中		

2. 休止期

（1）肝火痰热证

表 268 肝火痰热证选方

选 方	组 成	功用/主治	随 证 加 减
龙胆泻肝汤 （《医方集解》）	龙胆草、生甘草各 6 g，黄芩、山栀子、木通、车前子各 12 g，当归 9 g，生地黄 20 g，柴胡 10 g，泽泻 12 g	● 功用：泻肝胆实火，清肝经湿热 ● 主治：肝胆火盛，痰热互结	● 有肝火动风之势者，加天麻、钩藤、地龙、全蝎平肝熄风 ● 大便秘结者，加大黄、芒硝泻热通便

续　表

选　方	组　成	功用/主治	随 证 加 减
	方解：龙胆草善泻肝胆之实火,并能清下焦之湿热为君;黄芩、栀子、柴胡苦寒泻火;车前子、木通、泽泻清利湿热,使湿热从小便而解,均为臣药;肝为藏血之脏,肝经有热则易伤阴血,故佐以生地、当归养血益阴;甘草调和诸药为使。诸药合用,共奏泻肝胆实火,清肝经湿热之功		● 彻夜难寐者,加酸枣仁、柏子仁、五味子宁心安神
涤痰汤 (《奇效良方》)	制南星、半夏各 12 g,枳实、茯苓、橘红各 10 g,石菖蒲、人参各 9 g,竹茹、甘草各 6 g,生姜 6 g,大枣 6 枚	● 功用：涤痰开窍 ● 主治：痰浊内闭心包	
	方解：制南星燥湿化痰,兼以祛风为君药;半夏燥湿化痰,助君祛痰为臣药;枳实破气除痞;橘红理气化痰,二者共用,使气行而湿化;茯苓渗湿健脾;人参健脾益气;石菖蒲祛痰开窍;竹茹化痰止呕;甘草调和诸药。诸药合用,豁痰开窍		

(2) 脾虚痰盛证

表 269　脾虚痰盛证选方

选　方	组　成	功用/主治	随 证 加 减
六君子汤 (《医学正传》)	人参、白术、茯苓、炙甘草各 9 g,陈皮、半夏各 12 g	● 功用：益气健脾,燥湿化痰 ● 主治：脾胃虚弱,气逆痰滞	● 痰浊盛,呕吐痰涎者,加胆南星、瓜蒌、旋覆花燥湿化痰降气 ● 便溏者,加薏苡仁、炒扁豆、炮姜等健脾化湿 ● 脘腹胀满、饮食难下者,加神曲、谷芽、麦芽消食健脾 ● 兼见心脾气血两虚者,合归脾汤加减补益心脾 ● 精神不振者,久而不复,宜服河车大造丸
	方解：人参为君,甘温益气,健脾养胃;白术为臣,健脾燥湿,加强益气助运之力;佐以茯苓,健脾渗湿,苓术相配,则健脾祛湿之功显著;使以炙甘草,益气和中,调和诸药。四君子汤加用半夏、陈皮,降逆和胃止呕,燥湿化痰		
参苓白术散 (《太平惠民和剂局方》)	茯苓、人参、甘草、白术、山药各 20 g,莲子肉、薏苡仁、砂仁、桔梗各 10 g,白扁豆 15 g	● 功用：健脾益气 ● 主治：脾胃亏虚证	
	方解：人参、白术、茯苓益气健脾渗湿为君药;山药、莲子肉助人参以健脾益气,兼能止泻,并用白扁豆、薏苡仁助白术、茯苓以健脾渗湿;佐以砂仁醒脾和胃,行气化滞;桔梗宣肺利气,通调水道,载药上行,以益肺气;炒甘草健脾和中,调和诸药。诸药合用,补中气,渗湿浊,行气滞,使脾气健运,湿邪得去		

（3）肝肾阴虚证

表 270　肝肾阴虚证选方

选　方	组　成	功用/主治	随证加减
大补元煎 （《景岳全书》）	人参 10 g，山药、熟地黄、杜仲、当归、山茱萸、枸杞子各 12 g，炙甘草 6 g	● 功用：益气养血，肝肾双补 ● 主治：益肾填精	● 若神思恍惚，持续时间长者，可合酸枣仁汤加阿胶、龙眼肉宁心安神 ● 恐惧、焦虑、忧郁者，可合甘麦大枣汤 ● 若水不制火，心肾不交者，合交泰丸交通心肾 ● 大便干燥者，加玄参、肉苁蓉、火麻仁润肠通便
	方解：熟地、山茱萸、山药、枸杞滋补肝肾之阴；人参、当归气血双补；杜仲益肾健腰；甘草助补益而和诸药。诸药配合，大补真元，益气养血		
六味地黄丸 （《小儿药证直诀》）	熟地黄 24 g，山萸肉、山药各 12 g，泽泻、茯苓、丹皮各 9 g	● 功用：滋补肝肾 ● 主治：肝肾阴虚	
	方解：熟地黄滋阴补肾，填精益髓，为君药；山萸肉补养肝肾，并能涩精；山药补益脾阴，亦能固精，共为臣药。三药相配，滋养肝脾肾，称为"三补"。泽泻利湿泄浊，并防熟地黄之滋腻恋邪；牡丹皮清泻相火，并制山萸肉之温涩；茯苓淡渗脾湿，并助山药之健运。三药为"三泻"。六味合用，补养肝肾，滋阴填精		

（4）瘀阻脑络证

表 271　瘀阻脑络证选方

选　方	组　成	功用/主治	随证加减
通窍活血汤 （《医林改错》）	赤芍、川芎、桃仁、红花、生姜各 9 g，麝香 0.15 g，老葱 6 g，大枣 5 g，黄酒 250 g	● 功用：活血化瘀，通窍活络 ● 主治：瘀血阻窍	● 肝阳上亢者，加钩藤、石决明、白芍平肝潜阳 ● 痰涎偏盛者，加半夏、胆南星、竹茹祛痰开窍 ● 纳差乏力、少气懒言、肢体瘫软者，加黄芪、党参、白术补气行血
	方解：麝香辛香走窜，上行至头巅，活血化瘀，行血中之瘀滞，开经络之壅遏，以通经散结止痛，为君药；桃仁、红花、赤芍、川芎，活血化瘀止痛，为臣药；老葱、鲜姜辛温走散而上行，为佐药；红枣益气养血；黄酒活血上行，为使药。诸药合用，共行通窍活血之功		

（二）非药物治疗

痫证的常用非药物疗法包括针刺疗法、刺血疗法、按摩疗法、艾灸疗法、拔罐疗法、穴位敷贴疗法、耳穴疗法等。

1．针刺疗法

（1）痫证发作期

表 272　痫证发作期针刺疗法应用

主穴		鸠尾、筋缩、腰奇、关元、气海、归来、天枢、间使、丰隆
随证配穴	风痰闭阻	毫针取风府、足三里、中脘、丰隆
	痰火内盛	毫针取水沟、百会、行间、合谷
随症配穴	持续性发作	● 毫针取涌泉，水沟、合谷 ● 醒神开窍法取关元、内关、水沟、三阴交
	全身性发作	醒神开窍法取人中、攒竹、合谷、内关
	一侧肢体抽动	毫针取人中、百会、四神聪
	面部抽动	毫针取颊车、承浆
	大发作	毫针取十宣或十二井
	小发作	毫针取神门、丘墟
	阵挛发作	醒脑开窍法取百会、水沟、足三里
	夜间发作	毫针取照海
	白昼发作	毫针取申脉
	发后疲乏	毫针取气海、关元、归来、天枢
	呕吐	毫针取内关、中脘
操作		毫针针刺，鸠尾、间使、丰隆施以泻法，关元、气海施以补法，余穴宜平补平泻，每次留针30 分钟，水沟向鼻中隔深刺、强刺。可用雀啄手法，以眼球湿润为度

（2）痫证缓解期实证

表 273　痫证缓解期实证针刺疗法应用

主穴		大椎、腰奇、肾俞
随证配穴	风痰内阻	加丰隆、风池、百会
	瘀血阻滞	加百会、太阳、膈俞
随症配穴	口角流涎	毫针取丰隆、隐白、天枢、解溪、公孙
	腹痛腹泻	毫针取气海、上巨虚、天枢

随症配穴	心烦失眠	● 毫针取神门、内关、三阴交 ● 头针取额中线、额旁 1 线
	神疲乏力	毫针取气海、足三里、百会
操作		选用一次性采血针快速点刺大椎、腰奇穴后拔火罐 8～10 分钟,罐内出血约 3 ml;同时用梅花针自上而下叩打督脉,至皮肤红润或微出血为度。然后取 2 根 3～5 寸芒针,先针大椎穴后针腰奇穴,施以沿皮对刺,针用捻转泻法,每隔 10 分钟捻转 1 次加强针感,使针感沿督脉上传至头颈部;肾俞穴毫针刺,补法;膈俞穴点刺放血拔罐;内庭穴点刺放血;余穴用毫针泻法,留针 40～50 分钟。每周治疗 2 次,4 周为一个疗程

（3）痫证缓解期虚证

表 274 痫证缓解期虚证针刺疗法应用

主穴	大椎、腰奇、肾俞	
随证配穴	● 气血两虚,加中脘、气海、关元、足三里 ● 肝肾阴虚,加肝俞、肾俞 ● 心脾两虚,加心俞、脾俞	
随症配穴	失神发作	火针取内关、劳宫、神门
	腹痛腹泻	毫针取气海、上巨虚、天枢
	心烦失眠	● 毫针取神门、内关、三阴交 ● 头针取额中线、额旁 1 线
	小便失禁	● 毫针取气海、中极、三阴交 ● 头针取顶中线、额旁 3 线
	大便失禁	毫针取百会、后溪
	神疲乏力	毫针取气海、足三里、百会
操作		选用 3～5 寸芒针,先针大椎穴后针腰奇穴,施以沿皮对刺,针用捻转补法,轻刺激。内关、劳宫、神门穴可选用细火针快速点刺,不留针。余穴均可先用细火针快速点刺后再用毫针刺,补法,留针 40～50 分钟。每周治疗 2 次,4 周为一个疗程

2. 刺血疗法

表 275 痫证刺血疗法应用

常用方法	取太阳、委中、曲泽、尺泽、大椎,每穴放血 1～3 滴,隔日 1 次,10 日为一个疗程	
随证配穴	痰湿中阻	加足三里、丰隆放血
	肝火上炎	加水沟、内庭放血
	瘀血阻络	加灵台、鸿尾、上星、风府放血

随症配穴	精神抑郁	加太冲、期门放血
	心情烦躁	加印堂、大椎放血

3. 按摩疗法

表 276　痫证按摩疗法应用

取穴及方法	头面部	按揉患者头面部的肌肉和四神聪、百会、印堂、太阳、阳白、角孙、风池、肩井、天柱等穴
	肩颈部	拿捏患者颈部的斜方肌及督脉、膀胱经、大肠经、三焦经等,取天柱、哑门、风池、肩井、廉泉等穴
	胸腹部	按揉患者胸腹部的肌肉和华盖、玉堂、膻中、中脘、天枢、气海等穴
	背腰部	用手指或掌跟按揉患者背腰部的竖脊肌、腰方肌、督脉、膀胱经等,按压背部华佗夹脊穴、天宗、肝俞、胆俞、膈俞、肾俞
	四肢部	用手指捏拿、按揉患侧上肢的肌肉和天府、曲泽、曲池、手三里、外关、后溪、内关、阳池、合谷等穴;捏拿、按揉患侧下肢的肌肉和阳陵泉、阴陵泉、承山、血海、伏兔、风市、解溪、足三里、委中、涌泉等穴,以轻柔补法为主
步骤		先按摩患者的肩颈部和头面部,再按背腰部,最后按四肢和胸腹部
力度		同前(见第一章"中风")
频次		同前(见第一章"中风")

4. 艾灸疗法

表 277　痫证艾灸疗法应用

常规灸法		● 取身柱、至阳、筋缩、命门、心俞、肝俞、肾俞等穴 ● 大发作期多采用麦粒灸 ● 缓解期多采用艾条灸 ● 多灸背俞穴,缓解症状
随症取穴	痰浊中阻	取百会、大椎、中脘、足三里、丰隆、脾俞、胃俞,艾条灸每次 3～7 壮
	瘀血内阻	取百会、合谷、血海、膈俞、气海、关元,艾条灸每次 5～7 壮
	气血不足	取百会、气海、脾俞、胃俞,艾条灸每次 3～5 壮
	肾精亏虚	取百会、肾俞、肝俞、关元,艾条灸每次 5 壮
随症取穴	神倦乏力	取关元,艾条灸每次 3～5 壮
	恶心呕吐	取脾俞、中脘、内关,隔姜灸每次 3～5 壮;取太溪、涌泉,隔盐灸每次 3～5 壮

5. 拔罐疗法

表 278 病证拔罐疗法应用

随症取穴	面部抽动	● 取地仓、合谷、颊车、阳白、四白、太阳、翳风、大迎 ● 操作：采用小口径火罐，各穴位闪罐操作 5 次，约 5～8 分钟
	肢体乏力	● 取手阳明大肠经穴和足阳明胃经穴，如手三里、曲池、丰隆 ● 操作：拔罐留置 10～15 分钟

6. 穴位敷贴疗法

表 279 病证穴位敷贴疗法应用

常规疗法		● 取穴：大椎、腰俞 ● 中药：斑蝥 1 条、麝香 2 g、白矾 3 g ● 操作：将中药打粉后用温开水调和，混匀涂抹在无菌纱布上，药膏纱布敷贴于上述穴位固定，时间 20～30 分钟
随症取穴	肢体乏力	● 取穴：手三里、足三里 ● 中药：天麻 12 g、川贝母 6 g、姜半夏 6 g、茯苓 12 g、丹参 12 g、赤芍 12 g、陈皮 12 g、远志 12 g、石菖蒲 12 g ● 操作：将中药打粉后用麻油调和，混匀涂抹在无菌纱布上，药膏纱布敷贴于上述穴位固定，时间 30 分钟

7. 耳穴疗法

表 280 病证耳穴疗法应用

随症取穴	失眠	● 耳针取额（对耳屏 1 区）、皮质下（对耳屏 4 区）、交感（对耳轮 6 区前端） ● 取心（耳甲 12 区）、垂前（耳垂 4 区）用埋针法巩固治疗
	心悸	● 耳针取交感（对耳轮 6 区前端）、皮质下（对耳屏 4 区） ● 取心（耳甲 15 区）、小肠（耳甲 6 区）用埋针法巩固治疗

七、病案举例

患者王某，男，29 岁，2021 年 8 月 12 日初诊。因"反复意识丧失伴四肢抽搐发作 6 年再发 1 次"入院。患者于本次入院 6 年前因与人冲突后突然出现意识丧失，摔倒在地，伴四肢抽搐、口吐白沫、二便失禁，症状持续约 5 分钟后症状缓解，当时未就医治疗。后每月发作 1～2 次，每次历时 1～10 分钟不等，严重时每天发作 2～3 次，发病多与劳累及情绪有关。后于当地医院神经科就诊，诊断为"癫痫"，予苯妥英钠治疗，发作较前减少。本次发病前一日患者与人争吵后再次出现癫痫发作,遂于 8 月 12 日来我院神经内科就诊。查体:神清,颅神经(一),四肢肌力 5 级,四肢深浅感觉正常,肌张力无亢进,双侧病理征阴性。头颅 CT:未见明显异常。脑电图:双侧额叶见尖波、棘波散在发放。血检正常。既往否认高血压、糖尿病、脑卒中、肿瘤等病史;平日嗜食肥甘,嗜好烟酒;有抽烟饮酒史;父母均体健;否认药物食物过敏史;否认手术及其他外伤史;否认家族史。刻下:患者急躁易怒,烦躁不安,口干苦,喉中痰阻,面黄目赤,寐差,便秘溲黄,舌红,苔黄腻,脉弦滑数。

针对这名患者我们该如何进行中医诊断和治疗?怎样制订治疗方案并开具处方?

中医诊断:痫证,休止期,肝火痰热证。

西医诊断:隐源性癫痫,全面强直阵挛发作。

治则:清肝泻火,化痰宁神。

药物处方:龙胆泻肝汤加减涤痰汤。

用药:

龙胆草 6 g	黄芩 12 g	栀子 9 g	泽泻 12 g
柴胡 12 g	木通 6 g	车前子 12 g	当归 12 g
生地 12 g	制南星 12 g	半夏 12 g	枳实 10 g
茯苓 15 g	橘红 12 g	石菖蒲 12 g	人参 6 g
竹茹 9 g	生甘草 6 g	生姜 6 g	大枣 6 枚

服药方法:14 帖,水煎服,每日 2 剂。

非药物处方

1. 针刺处方:发作期:取鸠尾、筋缩、腰奇、关元、气海、归来、天枢、间使、丰隆、水沟、百会、三里、中脘,醒神开窍法取人中、攒竹、合谷、内关穴。缓解期:大椎、腰奇、肾俞、行间、合谷、气海、足三里、百会,额中线(头针)、额旁 1 线(头针)。

2. 刺血疗法:心烦易躁加印堂、大椎放血。

3. 耳穴疗法:取心(耳甲 12 区)、垂前(耳垂 4 区)用埋针法巩固治疗。

操作:针刺每日 1 次,每次留针 30 分钟,7 天为一个疗程。毫针针刺,鸠尾、间使、丰隆施以泻法,关元、气海施以补法,其他穴位按辨证使用补泻手法,头针平补平泻。其余非药物治疗每周 1 次,2 周为一个疗程。

二诊:治疗后患者癫痫控制良好,无烦躁,可蒙眬入睡,大便畅通,仍痰多,喉中痰阻感。

药物处方:上方加茯苓 15 g、姜半夏 15 g、陈皮 15 g、川贝母 9 g,续 14 帖。

非药物处方:同前。

三诊:癫痫无发作,情绪明显好转,睡眠佳,痰少,喉中痰阻感减轻。

药物处方:上方续 2 周,以巩固疗效。

非药物处方:同前。

按:本案患者因反复意识丧失伴四肢抽搐发作 6 年再发 1 次就诊,刻诊表现为急躁易怒,烦躁不安,口干苦,喉中痰阻,面黄目赤,寐差,便秘溲黄,舌红,苔黄腻,脉弦滑数。

属痫证之肝火痰热证。《丹溪心法》指出痫证"无非痰涎壅塞,迷闷孔窍"而成,可见痰在癫痫发病中意义重大。本患者嗜食肥甘,嗜好烟酒,日久化生痰湿,肠腑积热,腑热挟痰上冲,蒙闭心神清窍而发为痫证。肝火内扰,故急躁易怒,烦躁不安;胆汁随肝火上行于口面,故口干苦,面黄目赤;痰湿不化,滞于咽喉,故喉中痰阻;痰湿不化,肠腑积热,故便秘溲黄;舌红,苔黄腻,脉弦滑数,为肝火痰热之佐证。治宜清肝泻火、化痰宁神,方选龙胆泻肝汤加减涤痰汤。龙胆泻肝汤方中龙胆草善泻肝胆之实火,并能清下焦之湿热;黄芩、栀子、柴胡苦寒泻火;车前子、木通、泽泻清利湿热,使湿热从小便而解;生地、当归养血益阴;甘草调和诸药;涤痰汤方中制南星燥湿化痰,兼以祛风;半夏燥湿化痰;枳实破气除痞;橘红理气化痰;茯苓渗湿健脾;人参健脾益气;石菖蒲祛痰开窍;竹茹化痰止呕。两方合用,清肝泻火,化痰宁神,收效显著。

非药物治疗方面,发作期针刺法泻鸠尾、筋缩、腰奇以交通阴阳,清肝泻火;泻天枢、间使、丰隆、水沟、百会、三里、中脘,理气化痰,醒神开窍;补关元、气海、归来,调肝理脾,祛生痰之源;醒神开窍法取人中、攒竹、合谷、内关穴,醒神开窍,祛痰定痫。缓解期针刺法泻大椎、腰奇、行间,使阴升阳降,阴阳交合;补肾俞、合谷、气海、足三里,祛痰安神,补固后天之本;平补平泻百会,额中线、额旁1线,镇静安神,清窍定痫。心烦易躁加印堂、大椎放血;夜寐不安加心(耳甲12区)、垂前(耳垂4区)用埋针法巩固治疗。诸法合用,清肝泻火,祛痰定痫。

附　名家医案选录

医案1,陆长卿从"痰、风、火"论治痫证案

王某,男,21岁。

2005年4月28日初诊:患者间断性抽搐10年余。10岁即被诊为癫痫,当时发病已1年,渐加重。既往数月发作1~2次,近年来大多半月发作1次,甚至1周发作数次。发作时双目斜视,牙关紧闭,流涎,四肢呈强直性抽搐,神志不清,约数秒至3分钟自行缓解,醒后头昏乏力,全身困痛,纳食、二便正常。在外院多次行脑电图检查,示中度异常。近期常心烦急躁,夜寐不安,神志时有恍惚,思想不集中,反应迟缓,舌质红,苔薄白,脉沉细。辨为痫证,痰浊蒙蔽清窍证。

处方:人工牛黄30 g、琥珀30 g、蝉蜕25 g、僵蚕25 g、钩藤25 g、天麻30 g、全虫15 g、天竺黄30 g、菖蒲20 g、黄连30 g、黄柏30 g、珍珠母60 g、龙胆草20 g、茯苓30 g、朱砂15 g,共研细末,每服6 g,日3次冲服。

5月30日二诊:1月后复诊自述发作次数渐减少,近1月仅出现阵发性头痛头胀,未再抽搐,时有心烦急躁,舌质红苔白腻,脉弦细数。辨证治则同前,上方加活血通窍之剂。

处方:人工牛黄30 g、琥珀30 g、蝉衣30 g、僵蚕30 g、钩藤30 g、天麻30 g、全虫

30 g、天竺黄 30 g、胆南星 30 g、郁金 30 g、远志 30 g、菖蒲 30 g、黄连 30 g、黄柏 30 g、珍珠母 30 g、龙胆草 30 g、茯苓 30 g、朱砂 15 g、麝香 10 g、丹参 30 g、川芎 30 g，共研细末，每服 6 g，日 3 次冲服。

服药后随访明显发作次数减少，现仍服药中。

按：此案患者间断性抽搐 10 余年，近期时有癫痫发作，双目斜视，牙关紧闭，流涎，四肢抽搐。本次初诊时伴有心烦急躁，夜寐不安，神志恍惚，思想不集中，舌质红，苔薄白，脉沉细。属中医痫证之痰浊蒙蔽清窍证。风痰是癫痫发病的主要机理。风主动摇，故肢体抽搐，双目斜视，牙关紧闭；痰蒙清窍，则神昏不清；痰涎内盛，则口角流涎；痰涎内扰，则夜寐不安，神志恍惚，思想不集中。治疗上以豁痰开窍、熄风止痉为大法，但癫痫的发作又常与火热炽盛有关。《医学正传》："癫痫之痰，因火动所作"，火热可灼液为痰，风火相搏，则扰乱神明，造成该病发作。故在豁痰开窍和熄风止痉的同时要加入清心泻火通实之药。自拟"止痫灵"，方中人工牛黄清心泻火通实；胆南星、菖蒲、郁金、远志豁痰开窍；蝉蜕、僵蚕、钩藤、全蝎、天麻、龙骨、牡蛎、珍珠母熄风止痉；琥珀、朱砂镇惊安神；黄连、黄柏清热泻火。全方共奏豁痰开窍，熄风止痉，清心泻火之功。患者二诊时症状好转，但仍时有肢体抽搐、头胀头痛，故陆老予蝉蜕、僵蚕、钩藤、全虫等加量，加强熄风止痉。另外，《宗必读》云："治风先治血，血行风自灭"，故加用丹参、川芎活血熄风。本案辨证精当，方当效显，值得我辈学习。

出自：贺兴东，翁维良，姚乃礼. 当代名老中医典型医案集[M]. 北京：人民卫生出版社. 2009：8-9.

医案 2，胡芝兰"重调肝脾"治癫痫案

李某，男，15 岁。

2016 年 3 月 21 日初诊：患者因"癫痫反复发作 6 年余，加重两月"来浙江省中山医院针灸科就诊。患者 9 岁时因高热惊风后开始出现癫痫发作，起初为突发意识丧失，行走停止或讲话停止，几秒内可恢复，一日发作数次，诊断为"癫痫小发作"。西药治疗一段时间后疗效不佳，逐渐发展为夜晚突发抽搐、手舞足蹈、偶吐白沫，发作持续几分钟，醒后不自知，白天精神不佳，食欲不振。曾就诊于浙江省第二人民医院，建议手术治疗，家属拒绝。现患儿每月夜发癫痫 10～15 次不等，面色稍白，精神不佳，胃纳不佳，舌淡苔白，脉滑缓。辨为痫证缓解期痰蒙心窍，拟调理肝脾，祛痰开窍针刺法。

针刺取穴：鸠尾、腰奇、肝俞（双）、脾俞（双），针刺得气后不留针；中脘、合谷（双）、太冲（双）、丰隆（双）、百会、四神聪、风池（双）、照海（双）。

操作：鸠尾，向下斜刺 0.5～1 寸，行小幅度提插捻转，平补平泻，得气后取针。腰奇，嘱患者俯卧床上，按法取穴，将皮肤用手提起，斜向上刺 2 寸，然后大幅度捻转，使患者自感酸麻感向上扩散至后头部后取针；肝俞、脾俞，向外斜刺 1.5 寸，行捻转手

法,平补平泻,得气后取针。中脘、合谷、太冲、丰隆、百会、四神聪、风池,行平补平泻手法得气后均留针 30 分钟。由于患者常于夜间发作,遂加双侧照海。每周治疗 3 次,持续治疗 1 个月。

治疗的第 2 个月患者夜发 3 次,治疗第 3 个月患者夜发 3 次,精神转佳,食欲尚可。后继续巩固治疗 1 个月,其间未发。半年后随访,患者半年内仅失神发作 2 次,余皆正常。

按: 患者病程较长,年幼时发病,系先天禀赋不足,外加高热惊风后脾肺气虚,痰饮内生,诱发高热惊风,上扰脑络,出现癫痫。胡教授认为癫痫的发生与肝、脾二脏功能失调导致的痰蒙心窍有关,故针灸治疗以调理肝脾,祛痰开窍为法。调理肝脾,选用脾俞、肝俞、中脘、合谷、太冲、丰隆六穴,先取鸠尾、腰奇、肝俞(双)、脾俞(双),强刺激针刺得气后不留针,达交通阴阳,调理肝脾目的。其特色取穴鸠尾配腰奇,远道取穴调理肝脾,局部取穴直达病所。腰奇是在督脉循行路线上的经外奇穴,是督、任、冲三脉交会穴;鸠尾为任脉络穴,任督两脉在上会聚于脑,督脉统领一身之阳,任脉统领一身之阴,鸠尾与腰奇相配,使元阳元阴之气上注于脑,阴升阳降,阴阳交合,补益脑髓而为脑神之用。脾俞为脾之背俞穴,有补益脾气的功效;中脘为胃之募穴,有调理脾胃之功效,与脾俞相配,为表里经俞募配穴法,共奏补固后天之本的作用。合谷、太冲开四关,可祛风开窍、镇静安神,与肝俞配伍,行疏肝养血,安神定志之功。丰隆为祛痰之要穴,治痰蒙清窍之病症每多用之。此六穴合用,达疏肝理脾、开窍安神之功效。

出自:张珊珊,王伟.胡芝兰教授针灸治疗癫痫经验撷菁[J].广州中医药大学学报.2016,19(4):38.

第六章 癫 狂

······· 一、概 述 ·······

1. 基本概念

癫狂是临床常见的精神失常疾患。癫证以精神抑郁,表情淡漠,沉默呆钝,语无伦次,静而少动为特征;狂证以精神亢奋,狂躁刚暴,喧扰不宁,毁物打骂,动而多怒为特征。二者在临床上常以症状并存,一定条件下相互转化,不能截然分开,故以癫狂并称。根据癫狂症状,相当于西医学中的精神分裂症、躁狂症、抑郁障碍、双相情感障碍等疾病。

2. 历史沿革

癫狂病名首见于《内经》,对癫狂的症状、病因病机及治疗均有较系统描述;东汉时期对本病的病机认识进一步深入,提出阴阳盛衰及气血亏虚是癫狂病的重要病因病机;金元时期提出了癫狂与"火热""痰结"的密切关系;明代将癫、狂、痫进行了详细分辨论述,为后世辨病治疗提供了正确方向;清代提出了癫狂与脑关系密切,并开创了活血祛瘀法治疗癫狂的先河。

表 281　癫狂的历史沿革

朝　代	医家/著作	观　点	原　文
春秋战国	《内经》	对癫狂的症状、病因病机及治疗均有较系统描述,明确指出了火邪扰心、情志因素、阴阳失调、先天遗传因素可致发病	● 《灵枢·癫狂》:"癫疾始生,先不乐,头重痛,视举目赤,甚作极,已而烦心""狂始发,少卧、不饥,自高贤也,自辩智也,自尊贵也,善骂詈,日夜不休。" ● 《素问·脉要精微论》:"衣被不敛,言语善恶,不避亲疏者,此神明之乱也。" ● 《素问·至真要大论》:"诸躁狂越,皆属于火。" ● 《灵枢·癫狂》:"得之忧饥""得之大恐""得之有所大喜。"

朝　代	医家/著作	观　点	原　文
春秋战国	《难经》	指出了癫和狂的病机不尽相同,提出重阴者癫、重阳者狂	《难经·二十难》:"重阴者癫""重阳者狂。"
汉代	张仲景	提出心虚而血气少,阴气病则为癫,阳气病则为狂	《金匮要略·五脏风寒积聚病脉证并治》:"邪哭使魂魄不安者,血气少也……阴气衰者为癫,阳气衰者为狂。"
金代	刘河间	提出癫狂病因火热说	● 《素问玄机原病式·五运主病》:"经注曰多喜为癫,多怒为狂,然喜为心志,故心热甚则多喜而为狂,况五志所发,皆为热,故狂者五志间发。" ● 《河间六书·狂越》:"心火旺,肾阳衰,乃失志而狂越。"
元代	朱丹溪	提出因"痰"致病理论,其"痰迷心窍"之说对临床有重要的指导意义	《丹溪心法·癫狂》:"治当镇心神,开痰结……狂病宜大吐下除之。"
明代	王肯堂	将癫、狂、痫详细分辨,为后世辨病治疗提供了正确方向	《证治准绳·癫狂痫总论》:"癫者,或狂或愚,或歌或笑,或悲或泣,如醉如痴,言语有头无尾,秽洁不知,积年累月不愈……狂者,病之发时猖狂刚暴,如伤寒阳明大实发狂,骂詈不避亲疏,甚则登高而歌、弃衣而走。"
清代	王清任	认识到癫狂与脑的密切联系,开创了以活血化瘀法治疗癫狂的先河	《医林改错·痹症有瘀血说》:"癫狂……乃气血凝滞脑气。"

二、病机分析

癫狂病位在脑,与心、肝胆、脾胃、肾关系密切,病性多虚实夹杂,本虚标实,脏腑功能失调或阴阳失去平衡产生气滞、痰结、火郁、血瘀为其基本病机。

1. 先天不足

● 禀赋异常
● 胎儿在母腹有所大惊

胎气被扰→升降失调→阴阳失衡→元神虚损→生后一有所触→气机逆乱→癫狂

2. 七情内伤

久郁、久思、大怒
- 久郁气滞→血行瘀滞→脑气凝滞→元神之府失于充养
- 思虑过度→损伤心脾→生化乏源→气血不能上荣于脑→元神失养
- 大怒伤肝→引动肝火→上冲犯脑→元神逆乱

→癫狂

3. 饮食不节

- 过食肥甘膏粱之品→损伤脾胃→酿成痰浊→心火暴张→痰随火升→蒙蔽心窍
- 贪杯好饮→素有内湿→郁而化热→充斥胃肠→腑热上冲→扰动元神

癫狂

三、类证鉴别和鉴别诊断

1. 类证鉴别

本病应与痫证、谵语、郑声、郁证、痴呆等进行鉴别。

（1）癫狂与痫证

表 282　癫狂与痫证鉴别

疾　病	共　同　点	不　同　点
癫狂	均有神志昏迷，知觉障碍的症状	是一种精神错乱疾病，多伴神情抑郁、表情淡漠或神情亢奋、狂躁易怒等精神症状
痫证		表现为一过性神志障碍，多伴突然仆倒、四肢抽搐、两目上视、口吐涎沫、口中怪叫等症状

（2）癫狂与谵语

表 283　癫狂与谵语鉴别

疾　病	共　同　点	不　同　点
狂证	均可见神志错乱，精神亢奋，声高有力	多伴狂躁易怒、打人骂物、躁扰不宁等精神症状
谵语		多伴神志不清、胡言乱语等症状，是多种危重症急性期的临床表现，常在热病过程中出现

（3）癫狂与郑声

表 284　癫狂与郑声鉴别

疾　病	共　同　点	不　同　点
癫证	均可见神志错乱，精神萎靡，声低乏力	多伴神情抑郁、表情淡漠、沉默呆钝、语无伦次或喃喃自语、静而少动等精神症状
郑声		多伴语声低怯、不能自主，断续重复而语不成句，是重病晚期的垂危征象

（4）癫狂与郁证

表 285 癫狂与郁证鉴别

疾 病	共 同 点	不 同 点
癫证	均可见心情抑郁，表情淡漠，沉闷少言	表现为精神错乱，多伴神志混乱、反应迟钝、语无伦次或喃喃自语等精神症状
郁证		神志尚清，逻辑思维正常，以心情抑郁为主，多伴胸胁胀闷、心悸失眠、喉中异物感等自我感觉异常症状

（5）癫狂与痴呆

表 286 癫狂与痴呆鉴别

疾 病	共 同 点	不 同 点
癫狂	均可出现神志错乱，记忆减退，语无伦次，行为异常	属于精神错乱、逻辑思维障碍的疾病，以沉闷寡言、情感淡漠，或喧扰不宁、烦躁不安、妄见妄闻、妄思妄行，甚至狂越等情志失常为主
痴呆		以智能低下为突出表现，表现为神情呆滞、记忆力减退、愚笨迟钝、生活能力下降等

2. 鉴别诊断

本病应与脑卒中、痴呆、癫痫、产后精神障碍、高热惊厥、脑炎、药物中毒等疾病相鉴别。

四、诊断依据

1. 临床表现：癫病类似于西医学精神分裂症抑郁型及抑郁症，临床上以美国国立卫生研究所专家共识建议的"阴性症状"为主，主要表现为意志减退、心境低落、快感缺乏、情感迟钝、社交退缩、言语贫乏、兴趣缺乏等，其中意志减退及快感缺乏是最常见的症状。狂病类似于西医学以"阳性症状"为主要表现的精神分裂症与躁狂型精神病，临床主要表现为幻觉、妄想、焦虑、躁狂、思维及行为怪异，甚至出现暴力攻击和自杀等激越症状。癫狂同时出现，类似于双相情感障碍，表现为抑郁发作和躁狂发作交替出现，时而表现为心境高涨、精力充沛和活动增多，时而表现为心境低落、精力减退、活动减少。

2. 既往史：患者可有精神疾病家族史，或暴受惊恐史，或突遭变故史，或脑外伤史，或久郁、久思病史，或药物中毒史。产后哺乳期妇女也易罹患此病。部分郁证患者有垂体功能减退、甲状腺功能减退等病史。

3. 实验室检查：遗传因素是精神分裂及抑郁躁狂等精神疾病发生的重要因素，必要时需行基因测序。神经内分泌与精神疾病关系密切，必要时需查血浆皮质醇、24 h 尿 17 - 羟皮质类固醇、脑脊液促肾上腺皮质激素释放激素、甲状腺素、生长激素、褪黑素、性激素等明确病因。并需完善血常规、肝肾功能、生化、血糖、电解质等检查以排除感染及代谢因素所致疾病。疑有中枢神经系统感染时可做腰穿行脑脊液检查。必要时还需查血尿中酒精和成瘾性药物，以排除酒精和毒品所致疾病。

4. 影像学检查：头部 CT、MRI、PET、SPECT 可以辅助查找患者脑部的结构异常，并为精神疾病患者脑内生化物质代谢异常提供证据。脑电图、诱发电位等神经电生理技术也可以为精神疾病患者诊断提供帮助。

5. 神经量表：汉密尔顿抑郁和焦虑量表、简明精神状况量表、阳性与阴性症状量表、健康问卷抑郁自评量表、韦氏成人智力量表、明尼苏达多项个性调查量表等，均可为精神疾病诊断提供帮助。

五、常见证型

癫证和狂证都是精神错乱之病证，但癫证为阴，以精神活动抑制为主，常见表情淡漠、沉默痴呆、喃喃自语、消极悲观等，病机以痰气、血少为主；狂证为阳，以精神活动兴奋为主，常见狂躁不安、狂妄自大，甚则伤人等，病机以痰火、阴伤为主。

表 287　癫狂的常见证型

证型		证候
癫证	痰气郁结	精神抑郁、表情淡漠、沉默痴呆、时时太息、言语无序，或喃喃自语、多疑多虑、喜怒无常、秽洁不分、不思饮食，舌红苔腻而白，脉弦滑
	气虚痰结	情感淡漠、不动不语，甚至呆若木鸡、目瞪如愚、傻笑自语、灵机混乱、妄闻妄见、自责自罪，面色萎黄，食少便溏，舌淡苔白腻，脉细滑或细弱
	心脾两虚	神思恍惚，魂梦颠倒，心悸易惊，善悲欲哭，肢体困乏，言语无序，面色苍白，舌淡苔薄白，脉细弱无力
狂证	痰火扰神	起病常先有性情急躁、头痛失眠、两目怒视、面红目赤，突然狂暴无知、逾垣上屋、骂詈叫号、不避亲疏，或毁物伤人，或哭笑无常，登高而歌、弃衣而走、不食不眠，舌质红绛，苔多黄腻，脉弦滑数
	火盛伤阴	狂证日久，病势较缓，时作时止，精神疲惫，情绪焦虑，烦躁不眠，形瘦面红，五心烦热，舌质红，少苔或无苔，脉细数
	痰热瘀结	癫狂日久不愈，面色晦滞而秽，情绪躁扰不安，多言无序，恼怒不休，甚至登高而歌、弃衣而走，妄见妄闻、妄思离奇，头痛，心悸而烦，舌质紫暗或有瘀斑，苔少或薄黄而干，脉弦细或细涩

六、癫狂的中医治疗

（一）药物辨证论治

1. 癫证

（1）痰气郁结证

表 288　痰气郁结证选方

选　方	组　成	功用/主治	随证加减
逍遥散合涤痰汤（《太平惠民和剂局方》《奇效良方》）	炙甘草、橘红各 6 g，当归、茯苓、芍药、白术、柴胡各 12 g，南星、半夏各 15 g，枳实、茯苓、石菖蒲、人参各 9 g，竹茹 6 g	● 功用：疏肝解郁，化痰醒神 ● 主治：痰气郁结证	● 若痰浊壅盛，胸膈满闷，口多痰涎，脉滑大有力，形体壮实者可暂用三圣散取吐，劫夺痰涎，药性猛悍，自当慎用。倘吐后形神俱乏，宜以饮食调养 ● 如神思迷惘，表情呆钝，言语错乱，目瞪不瞬，舌苔白腻，为痰迷心窍，予苏合香丸 ● 不寐易惊，烦躁不安，舌红苔黄，脉滑数者，加黄连、黄芩、栀子清热除烦 ● 病程日久，舌质紫暗或有瘀点、瘀斑，脉弦涩，加丹参、郁金、红花、川芎活血祛瘀
	方解：柴胡疏肝解郁，使肝郁得以条达；当归甘辛苦温，养血和血，且其味辛散，乃血中气药；白芍酸苦微寒，养血敛阴，柔肝缓急；以白术、茯苓、甘草健脾益气；柴胡引药入肝；人参、茯苓、甘草补心益脾而泻火；陈皮、南星、半夏利气燥湿而祛痰；菖蒲开窍通心；枳实破痰利膈；竹茹清燥开郁，使痰消火降。诸药合用，疏肝解郁，化痰开窍定神		
苏合香丸（《太平惠民和剂局方》）	苏合香、龙脑各 30 g，麝香、安息香、木香、香附、檀香、丁香、沉香、荜茇各 60 g，乳香 30 g，白术、诃子肉、朱砂各 60 g，水牛角 60 g	● 功用：芳香开窍，行气温中 ● 主治：寒邪或秽浊、气郁闭阻，蒙蔽清窍，扰乱神明	
	方解：苏合香、麝香、冰片、安息香芳香开窍；木香、檀香、沉香、乳香、丁香、香附行气解郁，散寒止痛，辟秽化浊；荜茇温中散寒；白术、诃子肉补气收敛；水牛角清心解毒；朱砂重镇安神。诸药合用，行气解郁，辟秽化浊，温中止痛		

（2）气虚痰结证

表 289　气虚痰结证选方

选　方	组　成	功用/主治	随证加减
四君子汤合涤痰汤 （《太平惠民和剂局方》《奇效良方》）	人参、白术、茯苓各 12 g,南星、半夏各 15 g,枳实、茯苓、甘草、橘红、石菖蒲各 9 g,竹茹 6 g	● 功用：益气健脾,涤痰宣窍 ● 主治：气虚痰结证	● 痰郁日久化热,加黄连、竹叶、莲子心等清心化火 ● 心悸易惊者,加龙骨、牡蛎、珍珠母等安神定志
	方解：人参甘温,能大补脾胃之气;白术健脾燥湿,与人参相须,益气补脾之力更强。脾喜燥恶湿,再以茯苓健脾渗湿,合白术互增健脾祛湿之力;炙甘草益气和中,既可加强人参、白术益气补中之功,又能调和诸药;人参、茯苓、甘草补心益脾;陈皮、南星、半夏利气燥湿祛痰;菖蒲开窍通心;枳实破痰利膈;竹茹清燥开郁。诸药合用,益气健脾,燥湿祛痰开窍		

（3）心脾两虚证

表 290　心脾两虚证选方

选　方	组　成	功用/主治	随证加减
养心汤合越鞠丸 （《仁斋直指方论》《丹溪心法》）	黄芪、白茯苓、茯神、半夏曲、当归、川芎各 15 g,远志、肉桂、柏子仁、酸枣仁、五味子、人参各 9 g,炙甘草 12 g,香附、苍术、川芎、栀子、神曲各 9 g	● 功用：健脾养心,解郁安神 ● 主治：癫证之心脾两虚证	● 畏寒蜷缩、卧姿如弓、小便清长、下利清谷者,属肾阳不足,应加补骨脂、巴戟天、肉苁蓉 ● 兼心气耗伤、营血内亏、悲伤欲哭者,仿甘麦大枣汤之意加淮小麦、大枣
	方解：黄芪、人参补脾益气;当归补血养心;茯神、茯苓养心安神;酸枣仁、柏子仁、远志、五味子养心安神定悸;半夏曲和胃消食;肉桂引火归元;川芎调肝和血,且使诸药补而不滞;煎加生姜、大枣更增加益脾和中,调和气血之功;甘草调和诸药;香附行气解郁;苍术燥湿运脾;栀子清热泻火;神曲消食和胃,以解食郁。诸药合用,健脾养心,解郁安神		

2. 狂证

(1) 痰火扰神证

表 291　痰火扰神证选方

选　　方	组　　成	功用/主治	随证加减
生铁落饮 (《医学心悟》)	天冬、麦冬、贝母各 15 g，胆南星、橘红、远志肉、石菖蒲、连翘、茯苓、茯神各 12 g，元参、钩藤、丹参各 9 g，辰砂 0.9 g 用生铁落煎熬三炷线香，取此水煎药	● 功用：镇心涤痰，清肝泻火 ● 主治：治痰火上扰之癫狂	● 痰火壅盛而舌苔黄腻垢者，加礞石、黄芩、大黄，再用安宫牛黄丸清泻痰火 ● 脉弦实，肝胆火盛者，可用当归龙荟丸泻火通便
	方解：贝母、胆南星、连翘、茯苓神、远志、橘红清心涤痰，安神定志；丹参、元参、天冬、麦冬养心血，滋心液，壮水以济火；钩藤、辰砂平肝熄风，重镇宁神；石菖蒲开心孔而通九窍，复其神明之用焉。诸药合用，清心养阴，平肝泻火，涤痰开窍		
安宫牛黄丸 (《温病条辨》)	牛黄、郁金、犀角（水牛角代）、黄连、朱砂、山栀、雄黄、黄芩各 30 g，梅片、麝香各 7.5 g，珍珠 15 g	● 功用：邪热内陷 ● 主治：清热解毒，豁痰开窍	
	方解：牛黄、犀角、麝香三药相配，清心开窍，凉血解毒，共为君药；黄连、黄芩、山栀，以增牛黄、犀角清解心包热毒之力，共为臣药；冰片、郁金相伍，芳香辟秽，化浊通窍，以增麝香开窍醒神之功；雄黄劫痰解毒，助牛黄辟秽解毒；朱砂镇心安神，兼清心热；珍珠清心肝之热，镇惊坠痰，共助镇心安神之功，以除烦躁不安；以金箔为衣，取其重镇安神之效，炼蜜为丸，和胃调中。诸药合用，清热解毒，豁痰开窍		

(2) 火盛伤阴证

表 292　火盛伤阴证选方

选　　方	组　　成	功用/主治	随证加减
二阴煎合琥珀养心丹 (《景岳全书》《证治准绳》)	生地、麦冬各 15 g，生甘草、牛黄各 3 g，玄参、茯苓、木通各 9 g，琥珀 6 g，煅龙齿 30 g，远志、石菖蒲、茯神、人参、炒酸枣仁、柏子仁、当归各 15 g，黄连、朱砂各 9 g	● 功用：滋阴降火，安神定志 ● 主治：狂证之火盛伤阴证	● 痰火未平，舌苔黄腻，质红，加胆南星、天竺黄清泻痰火 ● 睡不安稳者，加孔圣枕中丹

选　方	组　成	功用/主治	随证加减
	方解：生地滋阴补肾,凉血清热;麦冬、玄参养阴生津,滋阴凉血兼清热解毒;黄连、木通清热泻火利尿,燥湿解毒;茯苓渗湿利水,健脾安神;枣仁养肝敛阴,宁心安神;甘草清热解毒,调护中土;人参补心气以宁心;龙齿定魂魄之飞扬;枣仁、远志、茯神滋养心神,交通心肾;当归、茯神、柏子仁、琥珀养血荣心,安神定志;菖蒲开心气以通窍;牛黄凉心热以定惊;朱砂镇坠心气、安心神。诸药合用,滋阴清热,宁心安神		
朱砂安神丸 (《内外伤辨惑论》)	朱砂 1 g,甘草、黄连各10 g,当归、生地黄各9 g	● 功用：镇心安神,清热养血 ● 主治：心火亢盛,阴血不足证	
	方解：朱砂专入心经,秉寒降之性,长于镇心安神,清心降火;黄连苦寒,泻心火以除烦热;生地清热滋阴;当归养血;甘草防朱砂质重碍胃,并调药和中。诸药合用,镇心安神,清热养血		

（3）痰热瘀结证

表 293　痰热瘀结证选方

选　方	组　成	功用/主治	随证加减
癫狂梦醒汤 (《医林改错》)	桃仁 24 g,柴胡、木通、赤芍、腹皮、陈皮、桑皮各12 g,香附、青皮、半夏各9 g,苏子 12 g,甘草 15 g	● 功用：平肝散郁,祛邪除痰 ● 主治：气滞血瘀,痰热互结之癫狂	● 蕴热者,加黄连、黄芩清热利湿 ● 蓄血内结者,加服大黄䗪虫丸 ● 不饥不食者,加白金丸
	方解：桃仁、赤芍活血化瘀;香附、柴胡、青皮、陈皮疏肝理气解郁;苏子、半夏、桑皮、腹皮宽胸理气,降气消痰;木通清热利湿,一则清解气郁所化之火,二则利湿有助消痰,三则通窍;倍用甘草缓急调药。诸药合用,活血化瘀,理气除痰		

（二）非药物治疗

癫狂的常用非药物疗法包括针刺疗法、刺血疗法、按摩疗法、艾灸疗法、拔罐疗法、耳穴疗法等。

1．针刺疗法

（1）癫证

表 294　癫证针刺疗法应用

主穴		肝俞、脾俞、心俞、神门、丰隆
随证配穴	肝郁气滞	加膻中、期门
	痰气郁结	加中脘、太冲
	气虚痰凝	加中脘、足三里
	心脾两虚	加三阴交、大陵
	阴虚火旺	加肾俞、太溪、三阴交、大陵
随症配穴	不思饮食	● 毫针取足三里、中脘 ● 头针取顶中线、顶旁线
	心悸易惊	毫针取内关、中脘
	哭笑无常	● 毫针取间使、神门 ● 头针取百会、头维
	情绪低落	毫针取太冲、期门
	夜寐不安	毫针取安眠、照海
	经期发作	毫针取合谷、三阴交
	更年期发作	毫针取间使、三阴交、印堂
	言语错乱	头针取百会、四神聪
	神疲乏力	● 毫针取神庭、足三里 ● 头针取四神聪、头窍阴
操作		同前（见第一章"中风"）

（2）狂证

表 295　狂证针刺疗法应用

主穴		大椎、水沟、风池、劳宫、大陵、丰隆
随证配穴	痰火扰神	加曲池、内庭
	火盛伤阴	加行间、太溪、三阴交
	气血瘀滞	加合谷、太冲、血海、膈俞

随症配穴	心烦失眠	毫针取内关、印堂
	日夜颠倒	毫针取申脉、照海
	脾气暴躁	毫针取太冲、期门
	坐卧不安	毫针取印堂、内关
	理解力下降	头针取百会、四神聪
	妄想幻觉	毫针取印堂、内关、三阴交
	嗜睡	毫针取中脘、十宣
操作	同前(见第一章"中风")	

2. 刺血疗法

表 296　癫狂刺血疗法应用

常用方法	取内关、合谷、阳陵泉、足三里、三阴交、十宣,每穴出血 3 滴以上;取百会、四神聪、双侧太阳穴,每穴出血 1 滴以上,隔日 1 次,5 次为一个疗程	
随症配穴	肌张力增高	加四神聪、耳尖放血
	躁动不安	加人中、龈交放血
	妄想幻觉	加内关、神门放血
	坐卧不安	加印堂、人中放血

3. 按摩疗法

表 297　癫狂按摩疗法应用

取穴及方法	头面部	一指禅推法沿患者印堂至神庭、印堂至太阳、沿两眼眶横八字形分推;拇指抹法依次施于上述部位;拇指按揉于印堂、太阳、百会穴
	肩颈部	自头顶至风池来回指腹叩击、颈项施以抓法;拿肩井及双上肢阳明经穴位
	胸腹部	用拇指按揉膻中、章门、期门;沿膻中至两胁施以分推法
	背腰部	背部两侧膀胱经施以擦法;一指禅推法于心俞、厥阴俞、肝俞、脾俞穴;擦法沿心俞至脾俞等背俞穴
	四肢部	用拇指按揉法于内关、合谷等穴位

续　表

步骤	先按摩患者的肩颈部和头面部,再按背腰亏虚部,最后按四肢和胸腹部
力度	同前(见第一章"中风")
频次	同前(见第一章"中风")

4. 艾灸疗法

表 298　癫狂艾灸疗法应用

常规灸法		● 取穴为心俞、大椎、内关 ● 缓解期多采用麦粒灸 ● 多灸背部,缓解症状
随证取穴	心阳虚证	取膻中、神庭、神门,麦粒灸每次 8～10 壮
	心肾阳虚	取肾俞、命门、足三里,麦粒灸每次 5～8 壮
	痰饮内停	取膻中、神门、丰隆,麦粒灸每次 3～7 壮

5. 拔罐疗法

表 299　癫狂拔罐疗法应用

随症取穴	忧愁疑虑	● 取患侧风池、肩井、天宗、中脘 ● 操作:采用小口径火罐,各穴位闪罐操作,约 10～15 分钟
	幻觉	● 取中脘、内关、阳陵泉、天枢 ● 操作:采用中口径火罐,留罐 5～10 分钟
	焦虑不安	● 取背部督脉,膀胱经 ● 操作:在背部排罐,留罐 10～15 分钟
	躁狂不休	● 取患侧大椎、曲池、委中 ● 操作:消毒皮肤,三棱针刺入皮肤深度为 3～5 毫米,拔罐留置 8～10 分钟

6. 耳穴疗法

表 300　癫狂耳穴疗法应用

常规耳穴	狂证	● 耳针取心(耳甲 15 区)、垂前(耳垂 4 区),发作时可选区域阳性反应点 ● 取颈椎(对耳轮 13 区)、肾(耳甲 10 区),用埋针法巩固治疗
	癫证	● 耳针取心(耳甲 15 区)、皮质下(对耳屏 4 区),发作时可选区域阳性反应点 ● 取耳背肾(耳背下部)、肾(耳甲 10 区)、枕(对耳屏 3 区),用埋针法巩固治疗

七、病案举例

患者刘某,男,60 岁,2018 年 9 月 27 日初诊。患者 10 年前家庭变故后经常出现情绪低落,闷闷不乐,时常与人争吵,未曾就医。近 1 年来上述症状加重,精神亢奋,喜怒无常,时常暴怒,并经常出现打人毁物等情况,夜眠差,严重时彻夜不眠,食欲差。为求诊治,遂来我院神经内科就诊。查体:神清,精神亢奋,血压 160/96 mmHg,心率 85/分,律齐,四肢肌力、肌张力、深浅感觉均正常,病理征未引出。患者既往高血压病史 20 余年,未治疗;有吸烟史 40 余年,每天 1～2 包,饮酒史 30 余年,每天啤酒 2 瓶或白酒少许。生于原籍。无长期外地居住史。无毒物、毒品接触史。适龄结婚,育有 1 子 1 女,其配偶及子女均体健。父母均体健,无与患者类似疾病。否认家族中有传染病和遗传倾向的疾病。刻下:患者精神略亢,容易激动,言语增多,语无伦次,纳差,寐差,舌质暗红,苔薄黄腻,脉弦。

针对这名患者我们该如何进行癫狂诊断和治疗？怎样制订治疗方案并开具处方？

中医诊断:癫狂,痰热瘀结证。

西医诊断:双相情感障碍症。

治疗法则:豁痰泄火,调畅气血。

药物处方:癫狂梦醒汤加减。

具体药物:

桃仁 30 g	柴胡 15 g	赤芍 15 g	香附 15 g
陈皮 15 g	桑白皮 15 g	大腹皮 15 g	青皮 15 g
苏子 10 g	清半夏 15 g	木通 6 g	生甘草 10 g

服药方法:14 帖,水煎服,一日 2 剂。

非药物处方

1. 针刺处方:大椎、水沟、风池、劳宫、大陵、丰隆、曲池、内庭、四神聪(头针)、头窍阴(头针)、申脉、照海、太冲、期门。

2. 刺血疗法:躁动不安加人中、龈交放血。

3. 拔罐疗法:取大椎、曲池、委中,留罐 10 分钟。

4. 耳穴疗法:取颈椎(对耳轮 13 区)、肾(耳甲 10 区),用埋针法巩固治疗。

操作:针刺每日 1 次,每次留针 30 分钟,10 天为一个疗程。头针平补平泻,其他穴位按辨证使用补泻手法。其余非药物治疗每周 1 次,3 周为一个疗程。

二诊:服用上方 2 周即觉情绪稳定,但仍夜眠欠佳,纳差,舌暗,苔白,脉弦。

药物处方:上方加生龙骨、生牡蛎各 30 g,炒酸枣仁、生麦芽各 15 g,续 14 帖。

非药物处方:同前。

三诊:情绪稳定,夜眠好转,纳可,舌暗,苔白,脉弦。

药物处方:同前。

非药物处方：同前。

按：本案患者喜怒无常，时而抑郁，时而亢奋，纳差，寐差，舌质暗红，苔薄黄腻，脉弦。属癫狂之痰热瘀结证。《素问·至真要大论》曰："诸躁狂越，皆属于火"。本案患者与人争吵后，情志不遂，肝气不舒，平日又嗜酒贪杯，嗜食肥甘，素体湿盛，酿成痰浊，阻碍气机；加之病情迁延，久病入络，血脉不畅，瘀血内阻，最终导致气机不畅，痰瘀内结，一遇暴怒，心火暴涨，痰血随之上蒙清窍，扰动元神而发为癫狂。元神受扰，运作失常，故而喜怒无常；痰热中阻，脾失健运，胃失和降，故而纳差；痰热内扰，心神不安，故而寐差；患者舌质暗红，苔薄黄腻，脉弦，舌脉从证，证属痰热瘀结。治宜豁痰泄火，调畅气血，方选癫狂梦醒汤。癫狂梦醒汤是治疗神志病的重要方剂，为诸多医家所推崇。方中桃仁、赤芍行血中之滞；柴胡、香附、大腹皮、青皮宣畅气机；陈皮、半夏、苏子理气化痰；木通清心除烦；生龙骨、生牡蛎重镇安神；酸枣仁养血安神；生麦芽健脾消食。诸药合用，共奏豁痰化瘀，理气安神之功效。

非药物治疗方面，针刺法泻大椎、水沟、风池、劳宫、大陵、丰隆，化痰开窍，理气安神；泻曲池、内庭、太冲、期门，豁痰化瘀，安神定狂；平补平泻四神聪、头窍阴，醒脑通窍，镇静安神；夜寐欠安加申脉、照海；躁动不安加人中、龈交放血，加大椎、曲池、委中刺络拔罐；加颈椎（对耳轮 13 区）、肾（耳甲 10 区），用耳穴埋针治疗。诸法合用，豁痰化瘀，理气安神。

附　名家医案选录

医案 1，丁启后从"肝郁血瘀，痰迷心窍"论治案

李某，女，41 岁。

1992 年 9 月 15 日初诊：患者因胆怯幻觉、哭笑无常半月就诊。其丈夫代述因工作问题与同事不和，精神受刺激，半月前开始出现幻觉，胆怯，时哭笑无常，夜间不安静，大声吼叫。发病前很长时间忧郁叹息，曾到医院就诊，病历记录"精神分裂症"。就诊时患者眼神略显呆滞，自言自语，述其饭里有煤渣、有尿味，尚能配合诊治，舌黯红苔黄腻，脉弦细小数。辨为癫狂，肝郁血瘀，痰迷心窍。

处方：北柴胡 9 g、桃仁 12 g、丹参 15 g、郁金 12 g、石菖蒲 9 g、天竺黄 12 g、胆南星 12 g、磁石 12 g、法半夏 9 g、浙贝母 12 g、茯苓 12 g、生龙牡各 12 g。水煎服。

9 月 20 日二诊：服上方后症不减，烦躁加重，夜间吼叫，仍见苔黄腻，上方加芦荟 12 g（冲服），5 剂。

9 月 25 日三诊：服上方症状缓解明显，安静，夜间可入睡。述其服药后泻了几次泡沫状稀便，上方加党参 15 g，芦荟减至 9 g，5 剂。

9 月 30 日四诊：患者表情稍活跃，能自述病情，幻觉减，唯头顶刺痛，胸闷胀，舌苔薄黄腻，上方去芦荟加红花 12 g，5 剂。

10 月 4 日五诊：头刺痛减，偶有幻觉，上方不变，服药 2 月，症状明显控制，能坚

持上班。

按：本案患者胆怯幻觉，哭笑无常半月有余，舌黯红，苔黄腻，脉弦细小数。属癫狂之肝郁血瘀，痰迷心窍证。《证治要诀》云："癫狂由七情所郁"。本案患者因与同事争吵，致情志不遂、肝气郁结、气机不畅，日久则血瘀痰生，痰瘀上蒙清窍，发为癫狂。痰瘀蒙闭心神，则神志错乱，幻觉时现，哭笑无常，眼神呆滞；肝气郁结，则郁郁寡欢，时有叹息；痰热内扰，则夜间不宁、大声嘶吼；日久胆气受损，则胆怯怕人。丁老认为患者为癫狂之肝郁血瘀，痰迷心窍。丁老根据患者病机辨证论治，以柴胡、桃仁、丹参疏肝活血；郁金、石菖蒲化痰醒脑开窍；天竺黄、胆南星、半夏、浙贝母清热涤痰醒神；再以龙骨、牡蛎、磁石重镇安神；茯苓健脾宁心。诸药合用，疏肝活血，涤痰开窍，重镇宁神。患者舌苔黄厚腻，说明痰热较重，一诊服药后痰热未去，烦躁加重，二诊加用芦荟泻热通便，服后泻泡沫状稀便数次，使痰热之邪从大便而出，症减安静。芦荟一药中病即止，不宜久用多用免伤正气，后加用党参以扶正祛邪。本案诊断正确，辨证恰当，组方精良，效如桴鼓。

出自：贺兴东，翁维良，姚乃礼. 当代名老中医典型医案集[M].北京：人民卫生出版社.2009：21-22.

医案 2，姜玲治疗癫狂案

叶某，女，61岁。

2019 年 12 月 2 日初诊：患者因"精神分裂症 10 年，发作 2 周"就诊，患者有家族性精神疾病遗传病史，10 年前因受到强烈的精神刺激而出现精神行为异常，一度有轻生之念，情绪抑郁。曾诊断为精神分裂，严重情感性精神障碍，长期西药治疗。2 周前因工作和家庭矛盾而诱发宿疾，情绪不稳，烦躁不安，整日哭泣，不吃不喝，言语无序，激动时打骂家人，多数较安静。刻下：患者表情淡漠，少与人交往，言语错乱，夜间入睡困难，纳差，舌质红，苔黄腻，脉滑数。辨为癫证，痰火扰神证，治疗以疏肝清热、理气化痰、解郁安神为主。

针刺取穴：心俞（双侧）、肝俞（双侧）、脾俞（双侧）、丰隆（双侧）、神门（双侧）、太冲（双侧）。操作：上穴均用平补平泻法，留针 20 分钟，每日 1 次，治疗 20 次。

二诊：治疗后，患者情绪明显好转，可进饮食。对答言语正确，但睡眠较差，多梦，舌苔薄白，脉弦。继续上述治疗。

三诊：患者经治疗后，神志恢复正常，睡眠饮食尚可，仍有自汗神疲乏力。治以扶正固本，补益心脾。取穴：膈俞（血会）、膻中（气会）、中脘（腑会）予穴位注射，药液选用丹红注射液 2 ml 合黄芪注射液 1 ml，每穴 0.5 ml，每日 1 次，治疗 5 次。

四诊：患者经治疗后，体质恢复良好，癫证消失。嘱其自我精神调养，避免情志刺激，以免复发。

按：患者有家族精神疾病遗传史，10 余年前因受精神刺激，情志不畅，肝木乘土,致运化失调,湿聚痰生,闭塞清窍,导致表情淡漠,言语错乱。痰气郁结化火上扰神明,见入睡困难,精神不安。姜教授注重背俞穴及原络配穴、八会穴的使用,治以疏肝解郁,化痰开窍。背俞穴肝俞配太冲以条达肝木,疏理肝气之郁结;丰隆为足阳明胃经络穴,神门为手少阴心经原穴,原络配穴以化痰祛浊;心俞、脾俞均为背俞穴,心俞"心主神志",安神宁心,脾俞,健脾化痰,诸穴合用,豁然开窍,宁神定志。内关为手厥阴心包经络穴,与阴维脉相通,可治胃、心、胸疾患,用之可加强镇静、豁痰、安神作用。穴位注射以补气活血药物注射于八会穴气血所会膈俞、膻中,及腑会中脘,以扶正固本,补益心脾,巩固病情。诸穴合用,共奏疏肝清热、理气化痰、解郁安神之效。

　　　　出自:蒋家旭,罗丽丹.姜玲运用针灸治疗癫狂的验案[J].光明中医.2006,21(11):38.

第七章　痴　呆

一、概　述

1. 基本概念

痴呆是老年人群中的常见病，以呆傻愚笨为主要表现，轻者可见神志淡漠、寡言少语、迟钝、健忘等症；重则表现为终日不语、闭门独居、喃喃自语、言词颠倒、举动不规，或忽笑忽哭、不欲饮食、不知饥饿等。因智能受损（如认知、定向、记忆、思维、理解、语言、学习能力等），患者生活受到不同程度影响，甚至无法自理。根据痴呆的表现，相当于西医学中阿尔茨海默病、血管性痴呆、混合性痴呆、代谢性脑病、中毒性脑病等。

2. 历史沿革

古代并无与"痴呆"对应的病名，对于"痴""呆""愚"等字眼的记载与现代医学所指的"痴呆"之意不尽相同，《左传》中称之为"白痴"，汉代华佗称之为"痴呆"，后世尚有"呆病""呆痴""文痴""武痴"等称谓，明代始有"癫狂痴呆"专论，对其病因病机及证候有较详细记载。

表 301　痴呆的历史沿革

朝　代	医家/著作	观　点	原　文
先秦时期	《左传》	早期对类似痴呆症状的记载	《左·成公十八年》："周子有兄而无慧，不能辨菽麦，不知分家犬。"
	《内经》	● 认识到脑与精神活动相关，支配着感官与智能 ● 认识到年龄与痴呆的发病存在一定的关联	● 《素问·脉要精微论》："头者，精明之府，头倾视深，精神将夺矣。" ● 《灵枢·海论》："髓海有余，则轻劲多力，自过其度，髓海不足，则脑转耳鸣，胫痠眩冒，目无所见，懈怠安卧。" ● 《灵枢·天年》："八十岁，肺气衰，魂魄离散，故言善误。"

朝　代	医家/著作	观　　点	原　　文
唐代	孙思邈	● "痴呆"作为医学名词首见《华佗神医秘·华佗治痴呆神方》 ● 丰富了对老年痴呆病相关症状的描述	《备急千金翼方·养性》："人年五十以上，阳气日衰，损与日至，心力渐退，忘前失后，兴居急惰，计授皆不称心""万事零落，心无聊赖，健忘嗔怒，情性变异，食饮无味，寝处不安，子孙不能识其情。"
明代	张景岳	提出"痴呆"病名，并著成"癫狂痴呆"专论，详述了痴呆症状、病因病机分析及治法方药	● 《景岳全书·杂证谟·癫狂痴呆》："痴呆证，凡平素无痰，而或以郁结，或以不遂，或以思虑，或以疑贰，或以惊恐，而渐至痴呆。" ● 《景岳全书·杂证谟·癫狂痴呆》："言辞颠倒，举动不经……此其逆气在心或肝胆二经，气有不清而然……然此证有可愈者，有不可愈者，亦在乎胃气元气之强弱，待时而复，非可急也。凡此诸证，若以大惊猝恐一时偶伤心胆，而致失神昏乱者，此当以速扶正气为主，宜七福饮或大补元煎主之。"
清代	陈士铎	创立"呆病门"，认为呆病的发病与情志相关，肝郁克土，痰结不化，神明不清为主要病因病机，提出本病治法是"开郁逐痰，健胃通气"，立有洗心汤，转呆丹等	● 《辨证录·呆病门》："大约其始也，起于肝气之郁；肝郁则木克土，而痰不能化；胃衰则土不制水，而痰不能消，于是痰居胸中，而盘踞于心外，使神明不清而成呆病矣。" ● 《石室秘录》："故治呆无奇法，治痰即治呆也。"
清代	王清任	说明老年人脑髓失养是痴呆发病原因之一	《医林改错》："所以小儿无记性者，脑髓未满；高年无记性者，脑髓渐空。"

二、病机分析

　　痴呆病位在脑，与心、肝、脾、肾功能失调相关，病性有实有虚，或虚实夹杂，以虚为本，髓减脑消，神机失用为基本病机。

　　1. 禀赋不足，脑髓空虚

　　● 先天禀赋不足→脏气不和，脑髓未满
　　● 胎产意外受伤→脑络受损，瘀阻脑窍　｝髓海空虚→神机失用→痴呆

　　2. 年迈久病，肝脾肾不足

　　● 年老肝肾亏损→气血乏源→精血不能达脑→髓海空虚
　　● 久病脾肾亏虚→气血虚弱→脑髓不充　｝脑失荣养→神机失用→

痴呆

3. 内伤杂病,痰瘀交阻
- 情志不舒→疏泄失常→气郁血滞 ⎫
- 饮食失节→脾胃受损→聚湿生痰 ⎬痰瘀痹阻脑络→蒙蔽清窍→脑髓失荣→神
- 他病迁延不愈→痰浊内生,气滞血瘀 ⎭

机失用→痴呆

三、类证鉴别和鉴别诊断

1. 类证鉴别

本病应与癫证、郁证、狂证、痫证、健忘等病相鉴别。

（1）痴呆与癫证

表 302　痴呆与癫证鉴别

疾　病	共　同　点	不　同　点
痴呆	均可出现沉默少言、语无伦次、喃喃自语等症状	以智能障碍、呆傻愚笨为主要表现的神志疾病,老少皆可发病,早期可见善忘、智能缺损、生活失能等症,后期有烦躁不宁、妄见妄闻等形神失常表现
癫证		以沉默寡言、情感淡漠、语无伦次、静而多郁、少动为特征,成年人多见,日久可出现智能缺损,转为痴呆

（2）痴呆与郁证

表 303　痴呆与郁证鉴别

疾　病	共　同　点	不　同　点
痴呆	有部分症状相似,如神情淡漠、寡言少语、记忆力减退、注意力不集中等	以智能障碍为主要表现,老少皆可发病,无男女之别,经抗抑郁治疗无明显好转
郁证		表现为精神抑郁不畅,胸闷太息,胸胁或胸背、脘胁胀痛,痛无定处,多见于中青年女性,患者无痴呆等智能障碍症状,经抗抑郁治疗后症状可明显改善

（3）痴呆与狂证

表 304 痴呆与狂证鉴别

疾 病	共 同 点	不 同 点
痴呆	痴呆中末期与狂证有类似症状,如不识亲疏、烦躁不安、喧扰不宁、哭笑不休、妄言等表现	以善忘、智能障碍、呆傻愚笨、生活失能为主症,老少皆可发病,中末期可见类似狂证的表现
狂证		表现为狂乱无知,其性刚暴,喧扰不宁,哭笑不休,妄言声高,逾墙上屋,骂詈不避亲疏,或毁物殴人,气力过人,动而多躁,本病在青壮年男女中多见,日久可转为痴呆

（4）痴呆与痫证

表 305 痴呆与痫证鉴别

疾 病	共 同 点	不 同 点
痴呆	均属神志疾病,可见神志淡漠、口角流涎的症状	终年呈呆钝愚昧,发病呈持续性,无间作之时,不会出现意识障碍、四肢抽搐、口中发出牛羊叫声等症状
痫证		是一种发作性的神志异常疾病,小发作时可表现为一瞬间的神志恍惚、目睛直视、一时性失神等;大发作时可见突然昏倒、不省人事、四肢抽搐、口吐涎沫、两目上视、喉中发出猪羊叫声,移时苏醒,醒后如常

（5）痴呆与健忘

表 306 痴呆与健忘鉴别

疾 病	共 同 点	不 同 点
痴呆	均可出现记忆力减退	早期可有健忘、善忘的表现,呈渐进性加重,为兼伴症。此外痴呆应有智能障碍,影响生活能力,老少皆可发病
健忘		是以记忆力减退、遇事善忘,甚或言谈不知首尾、事过转瞬即忘为病变特征的独立疾病,尚无呆傻愚笨等智能障碍,思维逻辑不受影响,健忘程度一般不会呈渐进性加重,多见于中老年患者,日久可转为痴呆

2. 鉴别诊断

本病应与抑郁症、精神分裂症等精神类疾病及脑卒中后遗症、癫痫、健忘等病相鉴别。

四、诊断依据

1. 临床表现：痴呆是以呆傻愚笨为主要表现的神志疾病，起病隐匿，病程缓慢且长，症状呈渐进性加重，常以健忘为最早症状，轻者可见记忆力减退、寡言少语、反应迟钝等症；重则表现为终日不语、闭门独居、喃喃自语、言词颠倒，或忽笑忽哭、不识亲友、不知饥饿、生活无法自理。需排除可引起智能缺损的精神类疾病，如精神分裂症、抑郁症等。

2. 既往病史：痴呆发生多有家族遗传史，或继发于其他神经系统疾病如中、癫痫、帕金森等；或曾有颅脑外伤、中毒史、精神类疾病史，如抑郁症、躁郁症、妄想症等。

3. 神经心理学量表检查：简易精神状态检查、蒙特利尔认知评估、Mattis 痴呆评估量表、阿尔茨海默病评估量表认知部分、血管性痴呆评估量表、临床痴呆评定量表、Hachinski 缺血量表、汉密尔顿抑郁和焦虑量表、生活能力评估量表等可帮助诊断及评估病情严重程度。

4. 其他：头颅 CT、头颅 MRI、分子生物学检查（如 APOE 基因测定、tau 蛋白测定、PS-1、PS-2 测定等）、脑电图及脑地形图、SPECT 局部脑血流检查、PET 脑血流检查、脑脊液、生化代谢等有助于痴呆的诊断及鉴别诊断。

五、常见证型

痴呆病因虽有不同，但不外虚实两类，由先天禀赋不足、精血亏虚所致者，多属虚证，由情志失调、痰浊阻窍、瘀阻脑府所致者，则属实证。

表 307　痴呆的常见证型

证　型	证　候
禀赋不足	多伴囟门迟闭、头颅偏小、眼裂较窄、舌大而强、吐词不清等发育畸形，成年后智力水平较低，常神情呆滞、反应迟钝、说话词不达意，生活无法自理，舌体淡胖，质黯，舌苔薄白或腻，脉细缓或滑，尺部细弱
肾精亏虚	常见于老年人，表现为记忆力明显减退、神情呆滞、行动缓慢、言语迟钝、说话颠倒、行为幼稚，喜独居，忧郁悲观，忽哭忽笑，伴见头晕目花、耳鸣耳聋、发稀齿少、腰酸膝软、气短无力，舌质暗淡，苔薄白，脉弦细无力，两尺脉细弱
痰浊阻窍	表情呆滞、静而少言，或默默不语，或喃喃自语，不欲见人，头重如裹，哭笑无常，脘腹胀满，不思纳谷，口多痰涎，面色苍白，气短乏力，舌质淡，舌苔白腻，脉沉滑
瘀血阻窍	神情淡漠、反应迟钝、寡言少语、时有头痛、健忘善怒、睡中易惊，或少寐多梦、肌肤甲错，舌质紫暗，或见瘀点瘀斑，舌苔薄白，脉细涩或沉迟

六、痴呆的中医治疗

（一）药物辨证论治

1. 禀赋不足证

表 308　禀赋不足证选方

选　　方	组　　成	功用/主治	随症/证加减
七福饮 （《景岳全书》）	人参 6 g,熟地、当归各 9 g,炒白术 6 g,枣仁 6 g,制远志 6 g,炙甘草 3 g	● 功用:滋补肝肾,生髓养脑 ● 主治:气血亏虚,心神不安	● 心烦溲赤、舌红少苔、脉细弦数者,可用知柏地黄丸加丹参、莲子心、菖蒲等滋阴降火,清心宣窍 ● 头晕耳鸣、目眩或视物不清者,加天麻、钩藤、珍珠母、煅牡蛎、菊花、枸杞平肝熄风,清肝明目 ● 若腰膝酸软、头晕耳鸣者,去人参、白术、紫河车、鹿角胶,加怀牛膝、生地、枸杞子、制首乌补肝肾,强筋骨 ● 若面白无华、形寒肢冷、舌淡者,加熟附片、巴戟天、淫羊藿、肉苁蓉温阳补肾
七福饮 （《景岳全书》）	方解:熟地滋阴补肾;人参、白术、炙甘草益气健脾;当归养血补肝;远志安神益智,宣窍化痰。诸药合用,益气血,养心神		
河车大造丸 （《活人方》）	紫河车 2 具 120 g,熟地 240 g,人参、白术、当归、枸杞、茯苓、砂仁、芍药、牛膝各 120 g,黄芪、天冬、麦冬、黄柏、川芎、杜仲、山药、甘草各 90 g,肉桂 30 g	● 功用:滋补肝肾,益精养血 ● 主治:虚损劳伤,精血亏虚	
河车大造丸 （《活人方》）	方解:紫河车峻补精血,养血固精;天冬、麦冬、熟地养阴清热;黄柏清泻相火;杜仲、牛膝补肝肾、强筋骨;人参补益元气;砂仁、茯苓化湿醒脾。诸药合用,滋阴填精,补养肺肾		
龟鹿二仙胶 （《医便》）	鹿角胶 15 g,龟板胶 25 g,生晒参 15 g,枸杞 25 g	● 功用:滋阴填精,益气壮阳 ● 主治:真元虚损,精血不足	
龟鹿二仙胶 （《医便》）	方解:鹿角胶温肾壮阳,益精养血,龟板胶填精益髓,滋阴养血,俱为血肉有情之品,两药峻补阴阳以生气血精髓,共为君药;人参大补元气,枸杞滋阴补肾,脾肾双补,均为臣药。诸药合用,共奏填精益髓,脾肾双补之效		

2. 精气亏虚证

表309　精气亏虚证选方

选　方	组　成	功用/主治	随症/证加减
还少丹 （《洪氏集验方》）	熟地黄20 g，山药、牛膝各15 g，枸杞子、山萸肉、茯苓、杜仲、巴戟天、肉苁蓉各12 g，石菖蒲、远志、五味子、楮实子、小茴香各9 g	● 功用：补肾健脾，益阴温阳 ● 主治：脾肾两虚	● 肌肉萎缩、气短乏力、懒言少动者，加黄芪、紫河车、阿胶等补气养血 ● 颧红盗汗、耳鸣如蝉、舌红少苔、脉沉弦数者，改用知柏地黄丸，加百合、莲子、灵磁石清相火，滋肾阴，养心神 ● 呃逆不食、口角流涎者，加佩兰、益智仁、鸡内金、炒麦芽等化湿醒脾摄唾 ● 夜尿频多者，加金樱子、覆盆子固精缩尿 ● 二便失禁者，加益智仁、桑螵蛸温肾固精
	方解：熟地、枸杞、山茱萸滋阴补肾；肉苁蓉、巴戟天、小茴香温补肾阳，助命门之火；杜仲、牛膝、褚实子补益肝肾；茯苓、山药益气健脾，补益后天之本；远志、石菖蒲、五味子养心安神，交通心肾。诸药合用，填精益肾，健脾醒脑		
无比山药丸 （《太平惠民和剂局方》）	山药60 g，肉苁蓉120 g，五味子180 g，菟丝子、杜仲各90 g，牛膝、泽泻、干地黄、山茱萸、茯神、巴戟天、赤石脂各30 g	● 功用：健脾补肾，温阳益精 ● 主治：脾肾两虚	
	方解：山药益肾健脾；地黄、山茱萸、五味子培补真阴；肉苁蓉、菟丝子、杜仲、巴戟天温补肾阳；赤石脂涩精止遗；泽泻、茯苓泄肾浊，利水湿。诸药合用，阴阳并补，补中有运，补而不滞		
地黄饮子 （《黄帝素问宣明论方》）	熟地、巴戟天、山茱萸、肉苁蓉各30 g，附子、石斛、五味子、白茯苓各15 g，肉桂6 g，麦冬、远志、菖蒲各15 g	● 功用：滋肾阴，补肾阳，开窍化痰 ● 主治：下元虚衰，虚阳上浮，痰浊阻窍	
	方解：熟地、山茱萸补肾填精；肉苁蓉、巴戟天温肾壮阳；附子、肉桂温养下元，引火归元；石斛、麦冬、五味子滋阴敛液；石菖蒲、远志、茯苓化痰开窍，交通心肾。诸药合用，下元得养，浮阳得摄，水火相济，化痰开窍		
金匮肾气丸 （《金匮要略》）	干地黄24 g，山茱萸、山药各20 g，泽泻、茯苓、丹皮各12 g，桂枝、附子各9 g	● 功用：补肾助阳，化生肾气 ● 主治：肾阳不足	
	方解：桂枝、附子温肾助阳；熟地黄、山茱萸、淮山药滋补肝、脾、肾三脏之阴，阴阳相生；泽泻、茯苓利水渗湿；牡丹皮调血分之滞。诸药合用，共奏温补肾阳，填精益髓之效		

3. 痰浊阻窍证

表 310　痰浊阻窍证选方

选　方	组　成	功用/主治	随症/证加减
洗心汤 （《辨证录》）	人参 9 g,茯神 15 g,半夏、陈皮、神曲各 12 g,甘草、附子、菖蒲各 9 g,生枣仁 15 g	● 功用：益气健脾,化痰开郁 ● 主治：痰浊蒙窍之痴呆	
	方解：人参、甘草补益脾胃之气;半夏、陈皮理气化痰;附子温阳化气,阳气健旺则痰浊可消;菖蒲豁痰开窍;枣仁、茯神宁心安神;神曲和胃。诸药合用,益气健脾,豁痰开窍		
涤痰汤 （《奇效良方》）	制南星、半夏各 12 g,枳实、茯苓、橘红各 10 g,石菖蒲、人参各 9 g,竹茹、甘草各 6 g,生姜 6 g,大枣 6 枚	● 功用：涤痰开窍 ● 主治：痰浊内闭心包	
	方解：制南星燥湿化痰,兼以祛风为君药;半夏燥湿化痰,助君祛痰为臣药;枳实破气除痞;橘红理气化痰,二者共用,使气行而湿化;茯苓渗湿健脾;人参健脾益气;石菖蒲祛痰开窍;竹茹化痰止呕;甘草调和诸药。诸药合用,豁痰开窍		● 肝郁明显者,加柴胡、白芍疏肝解郁 ● 抽搐者,加全蝎、僵蚕熄风止痉 ● 喉间痰鸣者,加天南星、桔梗燥湿理气化痰 ● 舌强不能语,加远志、石菖蒲开窍化痰 ● 心悸者,加龙骨、牡蛎、人参益气养心,重镇安神 ● 大便溏薄者,加白术、茯苓健脾渗湿止泻
温胆汤 （《三因极一病证方论》）	半夏、竹茹、枳实各 12 g,陈皮 9 g,甘草 6 g,茯苓 15 g	● 功用：化痰清火,和胃降浊 ● 主治：痰火郁结,壅阻清窍	
	方解：半夏燥湿化痰,降逆和胃,为君;竹茹清胆和胃,止呕除烦,为臣;佐以枳实、陈皮理气化痰,使气顺则痰自消;茯苓健脾利湿;使以甘草益脾和中,协调诸药。诸药合用,使痰热消而胆胃和		
指迷汤 （《辨证录》）	人参 9 g,白术、半夏、神曲各 12 g,制南星、甘草各 9 g,陈皮、菖蒲各 15 g,附子、肉豆蔻各 9 g	● 功用：健脾化痰,开窍醒脑 ● 主治：脾胃气虚,痰浊蒙窍	
	方解：人参、白术、甘草益气补脾健脑;半夏、制南星、陈皮燥湿理气化痰;神曲健脾和中;石菖蒲开窍醒脑;附子助阳化气;肉豆蔻温中行气。诸药合同,健脾益气,醒神益智		
转呆丹 （《辨证录》）	人参 15 g,当归 12 g,半夏、石菖蒲、生枣仁、茯神各 12 g,柴胡、白芍各 15 g,天花粉、附子各 9 g,神曲、柏子仁各 15 g	● 功用：大补气血,养肝安神,祛痰开窍 ● 主治：肝郁化火,痰浊蒙窍	
	方解：人参大补元气,安神益智;当归、白芍补血养肝;神曲、石菖蒲化痰开窍,醒神益智;枣仁、茯神、柏子仁补肝宁心安神;柴胡疏肝;天花粉滋阴生津;附子助阳,增补益之力		

4. 瘀血阻窍证

表 311　瘀血阻窍证选方

选　方	组　成	功用/主治	随症/证加减
通窍活血汤 （《医林改错》）	赤芍、川芎、桃仁、红花、生姜各 9 g，麝香 0.15 g，老葱 6 g，大枣 5 g，黄酒 250 g	● 功用：活血化瘀，通窍活络 ● 主治：瘀血阻窍	● 通血络非虫蚁所不能，常加全蝎、蜈蚣等虫类药助通络化瘀之力 ● 病久气血不足者，加当归、党参、黄芪等补气生血 ● 久病血瘀日久化热，常致肝胃火逆，加钩藤、菊花、夏枯草、竹茹等清肝和胃 ● 血虚明显者，重用熟地，以鸡血藤、阿胶、紫河车、首乌等滋阴养血 ● 肝郁气滞者，加柴胡、枳实、香附疏肝理气行血
	方解：麝香辛香走窜，上行至头巅，活血化瘀，行血中之瘀滞，开经络之壅遏，以通经散结止痛，为君药；桃仁、红花、赤芍、川芎，活血化瘀止痛，为臣药；老葱、鲜姜辛温走散而上行，为佐药；红枣益气养血；黄酒活血上行，为使药。诸药合用，共行通窍活血之功		
血府逐瘀汤 （《医林改错》）	桃仁 12 g，红花、当归、生地黄、赤芍、牛膝、川芎、桔梗各 9 g，柴胡、枳壳各 9 g，甘草 6 g	● 功用：行气活血，化瘀通窍 ● 主治：瘀血阻窍，气机不利	
	方解：桃仁破血行滞润燥；红花、赤芍、川芎活血祛瘀；生地、当归养血益阴；牛膝引血下行；桔梗载药上行；柴胡、枳壳疏肝解郁，理气行滞；甘草调和诸药。诸药合用，活血行气，化瘀开窍		
补阳还五汤 （《医林改错》）	黄芪 30～120 g，当归尾、赤芍、地龙各 9 g，川芎、桃仁、红花各 12 g	● 功用：补气活血通络 ● 主治：气不行血，脉络瘀阻	
	方解：重用黄芪，大补脾胃元气，令气旺血行；当归尾活血化瘀；川芎、赤芍、桃仁、红花活血祛瘀；地龙通经活络。诸药合用，气旺血行，活血不伤正		

（二）非药物治疗

痴呆的常用非药物疗法包括针刺疗法、刺血疗法、按摩疗法、艾灸疗法、拔罐疗法、穴位敷贴疗法等。

1. 针刺疗法

表 312　痴呆针刺疗法应用

主穴		百会、四神聪、印堂、后溪、太溪、悬钟
随证配穴	痰浊阻窍	加丰隆、中脘
	瘀血阻络	加内关、膈俞
	精气亏虚	加足三里、气海、血海
	禀赋不足	加肝俞、肾俞
随症配穴	神情淡漠	● 毫针取百会、四神聪、印堂、神庭 ● 头针取顶中线、顶颞前斜线、顶颞后斜线
	寡言少语	● 毫针取神庭、神门、通里、灵道、金津、玉液 ● 头针取顶中线、额中线
	迟钝善忘	● 毫针取百会、印堂、悬钟、神门、太溪 ● 头针取额中线、顶中线、顶旁 1 线、顶旁 2 线、颞前线
	反应迟钝	毫针取四神聪、神庭、足三里、悬钟、神门
	食欲不振	毫针取中脘、丰隆、足三里
	喜怒无常	毫针取后溪、风府、肝俞、肾俞、太冲、太溪
	步态不稳	● 毫针取足三里、承山、委中、丘墟、解溪 ● 电针取承山、足三里，采用断续波或疏密波
	二便失禁	● 毫针取气海、关元、中极、秩边、次髎 ● 头针顶中线、取额旁 3 线
操作		同前（见第一章"中风"）

2. 刺血疗法

表 313　痴呆刺血疗法应用

常规疗法		取十宣（双侧手足十指尖）、十二井穴、膈俞、内庭、涌泉。每次取 2～3 处穴位，每穴出血 3～5 滴，隔日 1 次，5 次为一个疗程
随症配穴	喜怒无常	加太冲放血
	寡言少语	加人中、金津、玉液放血

3. 艾灸疗法

表 314　痴呆艾灸疗法应用

常规灸法	● 取百会、神阙、气海、足三里等穴位 ● 实证多采用麦粒灸 ● 虚症多采用隔盐灸或隔附子饼灸	
随证取穴	痰浊阻窍	取丰隆、阴陵泉、三阴交,麦粒灸每次灸 5～7 壮
	瘀血阻络	取膈俞、血海穴,麦粒灸每次灸 5～8 壮
	精气亏虚	取神阙、气海、石门穴,隔附子饼灸每次灸 8～10 壮
	禀赋不足	取百会、关元、足三里、肝俞、肾俞,隔盐灸每次灸 8～10 壮

4. 拔罐疗法

表 315　痴呆拔罐疗法应用

常规疗法	● 取穴:第 7 颈椎至骶尾部督脉及其两侧足太阳膀胱经循行的背俞穴 ● 操作:按督脉-左侧-右侧顺序反复走罐拔吸,至局部皮肤出现潮红为度,最后将罐拔吸在大椎和两侧肾俞,留罐 10～15 分钟	
随症取穴	二便失禁	● 取手阳明大肠经穴和足阳明胃经穴,如合谷、手三里、曲池、丰隆、上巨虚 ● 操作:留罐 10 分钟

5. 穴位敷贴疗法

表 316　痴呆穴位敷贴疗法应用

随症取穴	腰膝酸软	● 取穴:肾俞、大肠俞、委中、涌泉、悬钟 ● 中药:山茱萸 9 g、枸杞子 9 g、益智仁 9 g、补骨脂 9 g、黄精 9 g ● 操作:将中药打粉后用蜂蜜调成膏药,混匀涂抹在无菌纱布上,药膏纱布敷贴于上述穴位并固定,每次 30 分钟
	心烦失眠	● 取穴:百会、四神聪、内关、神门、阴陵泉、照海 ● 中药:山茱萸 9 g、知母 10 g、柏子仁 9 g、酸枣仁 6 g ● 操作:将中药打粉混匀涂抹在无菌纱布上,药膏纱布敷贴于上述穴位并固定,每次 20～30 分钟
	食欲不振	● 取穴:脾俞、胃俞、中脘、神阙、丰隆、足三里 ● 中药:五味子 12 g、益智仁 12 g、神曲 6 g、杜仲 12 g、砂仁 6 g ● 操作:将中药打粉后用陈醋调成膏药,混匀涂抹在无菌纱布上,药膏纱布敷贴于上述穴位并固定,每次 15～20 分钟

七、病案举例

患者沈某,男,83 岁,2022 年 8 月末初诊。患者 3 月前,发生新冠疫情后与家属同住期间,出现记忆力减退,对答时有不切题,言语欠逻辑,词不达意,反应迟钝,性格偏执较前明显,沟通费力,上肢颤动明显,不识钟表,曾多次独自外出采购时遗忘目的地,可识归家路。遂至医院就诊,当时查蒙特利尔认知评估量表(MoCA)6 分,简易智能精神状态检查量表(MMSE)5 分。患者否认既往冠心病、高血压、糖尿病等慢性疾病史;入院后多次不同时间测得血压大于 140/80 mmHg,动态血压监测不配合,目前未服用降压药物;否认脑血管意外病史;否认外伤史;家中姐姐记忆力减退明显,认知功能障碍,具体情况不详。刻下:患者反应迟钝,记忆力减退,言辞颠倒,形体消瘦,面色黯红,皮肤干枯,口干欲饮,发稀齿少,听力下降,言语声高,胃纳正常,大便干结,夜寐可,小便如常,舌质暗红,有裂纹,舌下青紫,苔少,脉细弦沉。

针对这名患者我们该如何进行中医诊断和治疗？ 怎样制订治疗方案并开具处方？

中医诊断:痴呆,精气亏虚,瘀血阻窍。

西医诊断:阿尔茨海默病。

治则:补肾健脾,活血通窍。

药物处方:还少丹合血府逐瘀汤加减。

用药:

熟地 20 g	山药 15 g	怀牛膝 15 g	枸杞 15 g
山茱萸 15 g	制首乌 15 g	茯苓 15 g	巴戟天 15 g
肉苁蓉 15 g	石菖蒲 12 g	远志 9 g	桃仁 12 g
红花 12 g	当归 9 g	川芎 12 g	桔梗 9 g
柴胡 12 g	枳壳 12 g	火麻仁 20 g	玉竹 12 g
石斛 12 g			

服药方法:14 帖,水煎服,一日 2 剂。

非药物处方

1. 针刺处方:百会、四神聪、印堂、后溪、太溪、悬钟、足三里、气海、血海、顶中线(头针)、顶颞前斜线(头针)、顶颞后斜线(头针)、神庭。

2. 艾灸疗法:取灸神阙、气海、石门穴,隔附子饼灸每次灸 8～10 壮。

3. 拔罐疗法:取第 7 颈椎至骶尾部督脉及其两侧足太阳膀胱经循行的背俞穴,留罐 10～15 分钟。

4. 透药疗法:将中药怀牛膝 30 g、生地 30 g、枸杞子 10 g、女贞子 10 g、制首乌 10 g、远志 20 g、石菖蒲 30 g、当归 10 g、肉苁蓉 10 g 磨成粉,与适量蜂蜜调和制成药饼,贴于大椎、神阙、神道、命门、肾俞、气海、关元穴,使用透药治疗仪治疗。

操作：针刺每日 1 次,每次留针 30 分钟,14 天为一个疗程。头针平补平泻,其他穴位按辨证使用补泻手法。其余非药物治疗每周 1 次,2 周为一个疗程。

二诊：治疗后患者反应迟钝、记忆力减退有所好转,形体消瘦,听力好转,胃纳正常,大便时有干结,夜寐可,小便如常,舌质暗红,舌下紫暗,苔少,脉细弦。

按：患者 3 个月来出现记忆力减退,理解、表达等认知能力下降,表现有反应迟钝,生活能力受影响,面色黧红,皮肤干枯,口干欲饮,听力减退,言语声高,大便干结,舌质暗红,有裂纹,舌下青紫,苔少,脉细弦沉。属于痴呆之精气亏虚,瘀血阻窍证。《千金翼方》中指出"人五十以上阳气始衰,损与日至,心力渐退,忘失前后,兴居怠惰"。清代王清任在《医林改错》中云"高年无记性者,脑髓渐空"。患者为耄耋老人,年老体弱,肝肾不足,肾精亏虚,髓减脑消;阴精不足日久,津液耗损,炼血成瘀,瘀血阻窍,脑络失养,脑神衰弱,发为本病。肾精不足,瘀血阻窍,脑髓渐空,神机失灵则反应迟钝、记忆力减退、言辞颠倒;肾精亏虚,精血不足,阴液耗伤,则皮肤干枯,面色黧红,口干欲饮,大便干结。结合舌脉,提示虚实夹杂,肾虚日久,精血亏耗为本虚,瘀血痹阻,脑络不通为标实。基本方中,熟地、山药、枸杞、山茱萸、制首乌滋阴养血,补益肝肾;巴戟天、肉苁蓉温补肾阳,阳中求阴,充髓健脑;牛膝补益肝肾,引瘀血下行;石菖蒲、远志化痰开窍,宁心安神益智;桃仁、红花、川芎、当归活血化瘀,通络醒神;桔梗开宣肺气,载药上行;柴胡、枳壳疏肝解郁,升达清阳;玉竹、石斛滋阴养胃,生津润燥;火麻仁润肠通便。诸药共伍,标本同治,益精充髓,滋阴养血,祛瘀开窍,可获得较好疗效。

非药物治疗方面,针刺法平补平泻百会、四神聪、印堂、后溪以补气活血,醒脑开窍;平补平泻顶中线、顶颞前斜线、顶颞后斜线、神庭以开窍启闭,健脑宁神;补太溪、悬钟、足三里以健脾益肾,滋阴生髓;补气海、血海以补气活血,上充脑络;灸取神阙、气海、石门穴,隔附子饼灸,补益气血,滋养脑络;根据症状予拔罐、药透治疗,调畅经络,充养脑络。诸法合用,健脾益肾,补气活血,健脑宁神。

附　名家医案选录

医案 1,张琪"滋阴壮阳,化瘀涤痰,开窍醒神"治痴呆案

患者,男,73 岁。

2002 年 10 月 31 日初诊:家属代述记忆力逐年下降,遗忘明显,性格改变,疑心较大,行为异常,经常担心家中失窃,于午夜时分拨打"110"电话报警,家人为此尴尬不堪。同时出现轻度智力障碍,反应迟钝,语言表达欠清,时有词不达意。头颅 CT 示:脑萎缩。西医诊断为:老年痴呆阿尔茨海默型、脑萎缩。经多方治疗无明显效果,求治于中医。刻诊代述,头晕头痛,失眠健忘,时有幻觉,近来脱发明显,形体消瘦,语言表达失常,须发皆白,颜面及双手有较多老年斑,舌质紫暗,舌苔白微厚腻,脉沉迟。辨为痴呆,心肾两虚,痰瘀痹阻脑络,脑髓失养。治以补肾健脑养心,填精

益髓,同时佐以活血通络。

处方:熟地黄 20 g、山萸肉 20 g、石斛 15 g、肉苁蓉 15 g、五味子 15 g、石菖蒲 15 g、远志 15 g、益智仁 20 g、巴戟天 15 g、肉桂 5 g、附子 5 g、鹿角胶 15 g、丹参 20 g、川芎 15 g、地龙 20 g、葛根 20 g、红花 15 g、赤芍 20 g、胆南星 15 g、甘草 15 g。水煎服。

二诊:服药 30 剂,语言表达基本清楚,夜间睡眠良好,服药期间情绪稳定。前方加龟板 15 g,加强滋阴之力。

三诊:服药 60 剂,被窃妄想感消失,疑心减轻,精神轻松,饮食睡眠良好,嘱其停药观察。家属恐其前症复作,不同意停药。又自行令患者服药 30 剂,精神状态已如常人,面色红润,双手及颜面老年斑明显减少,须发稀少皆有改善。自服药后再生之须发均为黑色,且有浓密光泽,家人大喜,随访半年,状态稳定,无复发。

按:此案属痴呆心肾两虚,痰瘀痹阻证。本病其位在脑,其根在肾,病机关键为阴阳两虚,气血亏虚,痰瘀交阻,精髓失养,脑络不利。治宜滋阴与扶阳兼顾,扶正与驱邪并举,故张琪大师选用了地黄饮子,意在调补阴阳,以平为期。方中熟地黄滋补肾阴;肉苁蓉、肉桂、巴戟天、附子温壮肾阳;石斛、麦冬、五味子滋阴敛液,使阴阳相配;菖蒲、远志、茯苓交通心神,开窍化痰。全方滋阴壮阳,填精益肾,生髓充脑。然患者年高体衰,气血阴阳亏虚,复加病邪久恋,精气耗散,必致下元虚衰,故在方中又配用了鹿角胶、益智仁,鹿角胶性温归经肝肾,为血肉有情之品,可补血生精,温补下元;益智仁性温归经脾肾,能温肾助阳,补益命门,敛摄肾气,二者配伍,补敛相合,阴阳同调,因痰瘀内滞,脑络不利,故配用丹参、川芎、地龙、红花、赤芍、胆南星活血化瘀,涤痰散结,顺通脑络,畅利清窍;脑为元神之府,赖肾中真阴真阳化生之精而充之,赖脾胃升降枢纽以布之,故配用葛根、甘草,轻扬升浮,入脾胃以升清气,鼓舞清气上行以布精津。诸药相伍,可使阴阳平,气血盈,精髓盛,脑窍充,痰瘀祛,脑络通,清窍利。

出自:孙元莹,吴深涛,王暴魁.张琪教授治疗老年痴呆经验介绍[J].甘肃中医.2007,20(9):15-16.

医案 2,韩景献"益气调血,扶本培元"针法治血管性痴呆案

杨某,男,79 岁。

2019 年 8 月 16 日初诊:家属代诉患者因记忆力下降伴行为异常 1 年余就诊。刻下:面色㿠白,神情呆钝,静而少动,倦怠懒言,近事记忆及远事记忆均减退,失认,失算,反应迟钝,时有胸闷,畏寒肢冷,双下肢轻度浮肿,两腿活动无力,行走困难,食纳尚可,寐欠安,夜尿频数,二便不能自控,大便完谷不化,舌黯胖大,苔厚腻,脉沉缓,有幻觉、如厕不提裤子等异常行为。简易智能量表(MMSE)10 分,Hachinski 缺血量表 10 分,日常生活能力量表(ADL)63 分。辨为痴呆,脾肾阳虚,痰瘀互结,拟疏调三焦,行气活血,蠲化痰浊。

针刺取穴：膻中、中脘、气海、血海(双)、足三里(双)、外关(双)。

操作：膻中针尖向上斜刺0.2～0.5寸，施小幅度高频率捻转补法30秒，中脘直刺1.5寸，施小幅度高频率捻转补法30秒；气海直刺0.8～1.0寸，施小幅度高频率捻转补法30秒；血海直刺1.0～1.5寸，施大幅度低频率捻转泻法30秒；足三里直刺0.5～1.0寸，施小幅度高频率捻转补法30秒；外关直刺0.5～1.0寸，施平补平泻捻转手法30秒，待得气后留针20～30分钟。每周治疗5次，连续6个疗程。

8月30日二诊：近事记忆较前好转，但反应仍较慢，双下肢轻度水肿，自觉双腿较前有力，需他人搀扶行走，夜尿频等症状无明显变化。考虑为肝肾不足，肾虚水泛所致，加刺三阴交、昆仑、关元、中极。

9月14日三诊：患者精神较前明显好转，MMSE 21分，ADL 40分，可主动与家人交流，对答切题较前迅速，尿频好转，大便自控，异常行为未出现，自理能力好转。

按：本案患者为痴呆，脾肾阳虚，痰瘀互结证。中焦阳气虚衰，运化失职，故见大便完谷不化；下焦虚寒，膀胱气化不利，故夜尿频；温化无权，则畏寒肢冷；水泛肌肤，故面色㿠白，下肢水肿；下焦肾火不能上济于心，上焦心阳不振，血行不畅而瘀滞，则出现胸闷，舌色黯淡胖，脉沉缓，均为阳虚失于温运，水湿内停之征。综上可知，本病虽病位在脑，但三焦皆受累，气化失司，阴阳失调，拟疏调三焦，行气活血，蠲化痰浊，采用"益气调血，扶本培元"针法，以任脉三穴膻中、中脘、气海通调上中下三焦之气，关元是任脉与足三阴交会穴，可助气海扶本培元；三焦经之外关可疏通气血，畅通经络，调理三焦；血海、足三里为足阳明胃经之穴，配合胃之募穴中脘，共调中焦脾胃，补后天以养先天，血海兼行气活血，蠲化痰浊；三阴交为足太阴、足少阴及足厥阴经的交会穴，通调肝脾肾三脏，昆仑为足太阳膀胱经经穴，两穴合用补肝肾，强腰膝；中极为任脉穴亦为膀胱募穴，针之可复膀胱气化之职；诸穴齐用，先后天兼顾而重调中焦枢机，使道既通，诸气生化得其所，升降畅达至其位，实为"以通为补"之法，如此则三焦气机畅达，气血津液升降出入之路通畅，气化守常，气血生化、运行及输布正常，脑神得养，智能得复。

出自：李涓，成海燕，于建春，等."益气调血，扶本培元"针法治疗血管性痴呆验案1则[J].吉林中医药.2011,31(6):566-567.

第八章 颤 证

······· 一、概 述 ·······

1. 基本概念

颤证具有起病缓慢、发病机制复杂、治疗难以迅速收效、不易治愈的特点,严重影响患者生存质量,以头部或肢体摇动、颤抖,不能自制为主要临床表现,轻者仅表现在机体局部,或头摇动或手足微颤;重者头部震摇,肢体颤动不止,甚则肢节拘急,失去生活自理能力。一般中、老年患病较多,男性多于女性。根据颤证的表现,相当于西医学中某些锥体外系疾病,包括帕金森病、舞蹈病、手足徐动症等。

2. 历史沿革

颤证之名始见于明代王肯堂《证治准绳》;唐宋以前,有关颤证症状、病机的论述散见于各医家著作之中,并未归纳为一种疾病;唐宋时期,治疗颤证的方药较为丰富,为后世研究奠定了基础;唐宋以后,医家对颤证进行系统整理,从而形成完善的辨证论治体系。

表 317 颤证的历史沿革

朝 代	医家/著作	观 点	原 文
春秋至战国	《内经》	阐述了与本病相似的症状表现如肢体僵硬、震颤、肌张力高等描述,如"掉"字,即含震颤之义,基本阐明了本病以肢体摇动为主要症状,属风象,与肝、肾有关	● 《素问·至真要大论》:"诸风掉眩,皆属于肝。" ● 《素问·脉要精微论》:"骨者,髓之府,不能久立,行则振掉,骨将惫矣。"
宋代	陈元择	继承发展了颤证的发病与肝风内动有关的理论	《三因极一病症方论》:"风颤者,以风入于肝脏经络,上气不守正位,故使头招摇,而手足颤掉也。"

朝　代	医家/著作	观　点	原　文
宋代	王怀隐	指出颤证病理性质以虚为本，气血亏虚是一重要原因	《太平圣惠方》："夫脾胃者水谷之精，化为气血……脾胃气久虚，四肢无力……体虚颤掉。"
宋代	《圣济总录》	认为肾精不足与颤证密切相关，肾主骨生髓，过劳则伤肾，肾虚则髓少，髓少则骨惫，骨惫则行颤	《圣济总录》："论曰肾脏虚损，骨痿羸瘦者，盖骨属于肾，肾若虚损，则髓竭骨枯……不能久立，行则振掉，骨将惫矣，此之谓也。"
明代	楼英	● 阐明风寒、热邪、湿痰均可作为病因生风致颤，扩充了病因病机内容 ● 指出本病与瘛疭有别	● 《医学纲目》："此症多由风热相合，亦有风寒所中者，亦有风挟湿痰者，治各不同也。" ● 《医学纲目》："颤，摇也；振，动也。风火相乘，动摇之象，比之瘛疭，其势为缓。"
明代	王肯堂	● 首见颤证病名，认为本病是由肝气太过，乘土侮金，化火生风而致筋膜不能约束的风病 ● 认为头动而手足不动是因木盛生风生火上冲于头所致，若手足动而头不动则是由于内风散于四肢而使然	《证治准绳·杂病》："颤，摇也，振，动也，筋脉约束不住，而莫能任持，风之象也……肝主风，风为阳气，阳主动……亦有头动而手足不动者，盖头乃诸阳之首，木气上冲，故头独动而手足不动。散于四末，则手足动而头不动也。此皆木气太过而兼火之化也。"
明代	孙一奎	首次提出本病系精血亏虚，阴不制阳，肝火挟痰所致，其发病之基本原因在于阴血不足	《赤水玄珠·颤振门》："颤振者非寒禁鼓栗，乃木火上盛，肾阴不充，下虚上实，实为痰火，虚则肾亏，法则清上补下之。"
明代	张介宾	● 认为讨论本病之成因证治首先应从肝入手 ● 认为此类病证的发生是因肝血亏虚致筋枯无以荣养	● 《类经·疾病类》："掉，摇也……风主动摇，木之化也，故属于肝。" ● 张介宾注解："诸暴强直，皆属于风，诸风掉眩，皆属于肝。"时云："盖肝为东方之胜，其藏血，其主风，血病则无主养筋，筋病则掉眩强直之类，诸变百出，此皆肝木之化也，故云皆属于风。"
清代	张璐	● 对颤证的病因病机、辨证治疗及疾病预后有了较全面的阐述。认为本病多因风、火、痰、虚所致，导致肝之虚热或实热，脾胃虚弱，心肾虚衰，或夹痰、夹瘀，实热积滞等；将瘛疭与颤证相鉴别比较，并载列相应的治疗方药十余首 ● 对颤证的脉象和预后做了详细描述	● 《张氏医通·诸风门·颤振》："颤振与瘛疭相类，瘛疭则手足牵引，而或伸或屈，颤振则震动而不屈也，也有头摇手不动者。盖木盛则生风生火，上冲于头，故头为颤振；若散于四末，则手足动而头不动也。" ● 《张氏医通·诸风门·颤振》："诊颤振之脉，小弱缓滑者可治，虚大急疾者不治，间有沉伏涩难者，必痰湿结滞于中之象，凡久病脉虚，宜于温补；暴病脉实，宜于峻攻，若久病而脉反实大，暴病而脉反虚弱，决无收功之理也。"

朝　代	医家/著作	观　　点	原　　文
清代	高鼓峰	认为气血亏虚是颤证发病的主要原因，而以补益为本病的重要治疗法则	● 《医宗己任编·颤振》："大抵气血俱虚不能荣养筋骨，故为之振摇而不能主持也。" ● 《医宗己任编·颤振》："须大补气血，人参养荣汤或加味人参养荣汤；若身摇不得眠者，十味温胆汤倍加人参，或加味温胆汤。"
清代	唐容川	认为颤证发病总以从肝论治为第一要务	《血证论》："肝主筋，肝病则惊骇、筋挛，今且不必缕分，总以治肝为主。"
清代	何梦瑶	认为肾水亏虚，肝风内盛，脾伤痰聚是本病病因病机之主要发展脉络	《医碥·颤振》："颤，摇也；振，动也。亦风火摇撼之象，由水虚而然。风木盛则脾土虚，脾为四肢之本，四肢乃脾之末，故曰风淫末疾。风火盛而脾虚，则不能行其津液，而痰湿亦停聚，当兼去痰。"
近现代		多数学者认为，本病病在筋脉，与肝、脾、肾等脏密切相关。多因脏腑、气血俱衰，不能荣养筋脉；或气血损伤，伤及肝肾、脑髓，导致气血虚则血瘀、生痰，痰浊瘀阻经脉，筋脉失养；肝肾阴虚生内热，动风；邪恋日久，瘀血、痰热，内风互相裹结，形成死血、顽痰，导致颤证	

二、病机分析

颤证病位在筋脉，涉及肝、脾、肾，病性为本虚标实，气血、阴阳亏虚，肝、脾、肾受损为病之本；痰热阻络，阳亢化风为病之标。

1. 肝肾不足

● 年老体衰
● 劳欲太过 } 肝肾亏虚 { 肝肾精血耗伤→筋脉失却濡养
　　　　　　　　　　　　肾水亏虚→肝木失养→阳亢风动 } 颤证

2. 气血两虚

● 久病失养
● 思虑内伤 } 心脾受损→气虚血少→四末不荣→筋脉失养→颤证
● 劳倦过度

3. 阳亢化风

● 五志过极→化火伤阴→阴亏阳盛→肝阳化风 } 风阳入络→扰动筋脉→颤证
● 郁怒伤肝→肝气不舒→郁而化热→热极生风

4. 痰热风动

* 饮食不节→损伤脾胃→聚湿生痰 $\begin{cases}痰浊阻滞→血行不畅→经络失养 \\ 积痰化热→痰热生风→筋脉失于约束\end{cases}$ 颤证

.... **三、类证鉴别和鉴别诊断** ....

1. 类证鉴别

本病应与瘛疭、痉证进行鉴别。

(1) 颤证与瘛疭

表 318　颤证与瘛疭鉴别

疾　病	共　同　点	不　同　点
颤证	均可见肢体的摇动、颤抖，不能自制	属于慢性疾病，《医学纲目》云："比之瘛疭，其势为缓"，症见头颈、手足颤动，振摇，无抽搐牵引，无发热，无角弓反张，无神昏等神志改变
瘛疭		见于急性热病，或在某些慢性疾病过程中急性发作，多由热盛伤阴化风、风火、风痰所致，症见手足屈伸牵引，弛纵交替，常伴有发热、神昏、两目上视等

(2) 颤证与痉证

表 319　颤证与痉证鉴别

疾　病	共　同　点	不　同　点
颤证	均可见肢体摇动，不能自制	多因风气内动、筋脉失养所致，以老年人发病为多，以虚证或虚实夹杂证为多，多以头部或肢体颤抖、摇动为主要表现，病程延绵，逐渐加重难以治愈
痉证		可因感受外邪、出汗过多、热盛伤阴、气血亏虚而发病，以儿童多见，以实证为多，以项背强急、四肢抽搐甚至角弓反张为特征，四肢抽搐幅度较大，力量较猛，即使意识障碍也抽动不止，病情较重，但治疗得当亦可痉愈

2. 鉴别诊断

本病应与癫痫、脑膜炎、脑炎、脑血管意外、脑肿瘤、脑寄生虫病及高热惊厥、肝昏迷、尿毒症等相鉴别。

四、诊断依据

1. 临床表现：颤证包括帕金森病、舞蹈病、手足徐动等锥体外系疾病。

（1）帕金森病的表现包括运动症状和非运动症状，运动症状有静止性震颤、肌强直、运动迟缓、姿势障碍；非运动症状有感觉障碍、便秘、多汗、溢脂性皮炎等自主神经功能障碍，以及焦虑、抑郁等精神障碍；主要表现为运动迟缓，静止性震颤，肌强直，姿势步态异常。

（2）舞蹈病早期可出现肢体动作笨拙，字迹歪斜，手中持物经常跌落等，继而出现舞蹈样动作，即极快的、不规则的、无目的和不自主的运动，起于一侧面部或一肢，再蔓延至对侧，面部有皱额、弄眉、眨眼、伸舌等怪异表情；并且可有明显的肌张力减低和肌无力，以及焦虑、抑郁等精神障碍。

（3）手足徐动以手足指趾不能保持固定位置且不停地非自主运动为主要表现，可出现缓慢的如蚯蚓爬行的扭转样蠕动。

2. 既往病史：颤证多为中老年原发疾病，部分受遗传因素影响，亦可继发于脑血管意外、颅内感染、药物、脑瘫、高位颈髓病变、风湿热等。

3. 实验室检查：本病临床上缺乏客观的实验室指标，主要依据典型的临床症状和体检加以诊断。眼底角膜色素环检查，血、尿铜的测定，甲状腺机能、肝肾功能等检查，有助于中毒或代谢因素引起颤证的诊断。

4. 影像学检查：结合头颅 CT、MRI、PET 等脑部影像学检查，有助于排除由脑部占位疾病、颅内感染及脑缺血意外引起的颤证。

五、常见证型

颤证以肝肾阴虚，气血不足为之虚，以风、火、痰为之实，然而病久，往往虚实夹杂，需要辨别。一般病程短，震颤剧，肢体僵硬，伴有头胀头痛、面红目赤、急躁易怒、烦躁不宁，苔腻者，多为实证；病久颤抖无力，缠绵难愈，腰膝酸软，体瘦眩晕，遇劳加重，舌光红或舌淡胖者，多为虚证。

表 320 颤证的常见证型

证 型	证 候
风阳内动	肢体震颤较重，不能自制，情绪波动时加重，头目胀痛，眩晕耳鸣，颜面潮红，急躁易怒，口苦，失眠多梦，尿赤，大便干，舌质红、苔黄，脉弦

续　表

证　型	证　候
痰热动风	头摇,肢麻震颤,头重如裹,胸脘痞闷,纳呆,发热口渴,甚则口吐痰涎,舌质红、苔黄腻,脉弦滑数
气血亏虚	头摇肢颤,面色无华,表情淡漠,精神不振,肢体乏力,动则气短,心悸健忘,眩晕,舌质淡红、苔薄白滑,脉沉细弱
肝肾亏虚	手足颤动,持物不稳,头晕目眩,耳鸣,健忘,腰膝酸软,肢体麻木,失眠多梦,舌体瘦,舌质暗红、苔少,脉弦细
阳气亏虚	头摇肢颤,筋脉拘急,畏寒肢冷,心悸懒言,动则气短,自汗,小便清长或自遗,大便溏薄,舌质淡、苔薄白,脉沉迟无力

六、颤证的中医治疗

（一）药物辨证论治

1. 风阳内动证

表 321　风阳内动证选方

选　方	组　成	功用/主治	随症/证加减
天麻钩藤饮 (《杂病诊治新义》)	天麻15 g,钩藤12 g,石决明15 g,山栀、黄芩、川牛膝各12 g,杜仲、益母草、桑寄生各9 g,夜交藤15 g,朱茯神12 g	● 功用:平肝熄风,清热活血,补益肝肾 ● 主治:肝阳上亢,肝风上扰	● 肝火偏盛,焦虑、心烦,加龙胆草、炒山栀清泻肝火 ● 痰多者加竹沥、天竺黄、浙贝母以清热化痰 ● 颤动甚者,加僵蚕、全蝎、蜈蚣增强熄风活络止颤之力
	方解:天麻、钩藤平肝熄风;石决明平肝潜阳;川牛膝引血下行,活血利水;栀子、黄芩清肝泻火;益母草活血利水;杜仲、桑寄生补益肝肾;夜交藤、朱茯神安神定志。诸药合用,平肝熄风,清热活血,补益肝肾		
镇肝熄风汤 (《医学衷中参西录》)	怀牛膝、代赭石各30 g,生龙骨、生牡蛎、龟板、白芍、玄参、天冬各15 g,川楝子9 g,生麦芽、茵陈各12 g,甘草6 g	● 功用:滋阴潜阳,镇肝熄风 ● 主治:肝阳偏亢,气血逆乱	● 热盛伤阴者,加玄参、龟板清热滋阴潜阳 ● 五心烦热者,加知母、黄柏滋阴泻火 ● 眩晕耳鸣甚者,加灵磁石镇静安神,聪耳明目 ● 心烦失眠者,加炒枣仁、夜交藤养心安神
	方解:怀牛膝引血下行,补益肝肾;代赭石镇肝降逆;龙骨、牡蛎、龟板、白芍益阴潜阳,镇肝熄风;玄参、天冬滋阴清热;茵陈、川楝子、生麦芽疏肝清热;甘草调和药性。诸药合用,镇潜滋阴,标本兼顾		

2. 痰热动风证

表 322　痰热动风证选方

选　　方	组　　成	功用/主治	随症/证加减
导痰汤 (《济生方》)	天南星、枳实各 10 g,半夏、茯苓各 12 g,橘红 6 g,甘草 3 g	● 功用:燥湿祛痰,理气和中 ● 主治:痰热内蕴,扰动肝风	● 震颤较重,酌加珍珠母、全蝎、地龙、蜈蚣熄风止颤 ● 心烦易怒者,酌加知母、黄连、山栀清心泻火除烦 ● 胸闷脘痞,加瓜蒌皮、桔梗理气宽胸 ● 肌肤麻木不仁,加地龙、丝瓜络祛风通络 ● 痰湿内聚者,症见胸闷恶心、咯吐痰涎,加半夏、浙贝母、白芥子以燥湿豁痰
	方解:南星燥湿化痰解痉;枳实理气化痰;辅以半夏、茯苓、陈皮燥湿化痰;使以甘草益气和中。诸药合用,共奏燥湿化痰,理气和中之效		
羚角钩藤汤 (《通俗伤寒论》)	羚羊角片 6 g,钩藤 12 g,桑叶、菊花各 9 g,生地、白芍各 12 g,川贝、竹茹、茯神各 9 g,甘草 6 g	● 功用:凉肝熄风,增液舒筋 ● 主治:肝风内动,热盛动风	
	方解:羚羊角、钩藤清肝熄风;桑叶、菊花辛凉疏泄,清热平肝;生地、白芍滋阴增液,柔肝舒筋;川贝、竹茹清热化痰;茯神宁心安神;甘草调和药性。诸药合用,共奏凉肝熄风,滋阴化痰之功		

3. 气血亏虚证

表 323　气血亏虚证选方

选　　方	组　　成	功用/主治	随症/证加减
人参养荣汤 (《太平惠民和剂局方》)	人参 9 g,白术、茯苓各 12 g,甘草 5 g,当归、芍药、熟地各 9 g,黄芪 15 g,肉桂 3 g,生姜 6 g,大枣 15 g,远志、五味子、陈皮各 9 g	● 功用:益气养血,补益心脾 ● 主治:脾肺气虚,荣血不足,亦治发汗过多,头身颤摇,筋惕肉瞤	● 气虚运化无力,湿聚成痰,可酌加化痰通络止颤之品,如半夏、白芥子、南星等 ● 心悸失眠者,加党参、枣仁、龙眼肉、茯神养心安神
	方解:人参、白术、茯苓、甘草益气健脾,以补气之虚;当归、白芍、熟地养血滋阴,以荣血之枯,二者相伍,双补气血;黄芪补气升阳,固表止汗;肉桂温里助阳,通行气血,合生姜、大枣同用,温养脾胃;远志宁心安神,五味子敛肺滋肾,陈皮理气健脾。诸药合用,心神筋脉得养,震颤得除		
秘方定心丸 (《赤水玄珠》)	白术、黄芪各 30 g,熟地、生地、当归、川芎、芍药各 30 g,天麻、秦艽各 15 g,全蝎 6 g,细辛 3 g,防风、荆芥各 9 g,威灵仙 15 g	● 功用:益气养血,祛风定颤 ● 主治:气血两虚,风气外袭所致颤震	

续　表

选　方	组　成	功用/主治	随症/证加减
	方解：黄芪、白术、熟地黄、生地黄、白芍、川芎益气养血,养阴柔筋;天麻、全蝎、防风熄风止颤;秦艽、细辛、荆芥、威灵仙祛风温经通络。诸药合同,共奏益气养血,熄风通络之效		

4. 肝肾亏虚证

表 324　肝肾亏虚证选方

选　方	组　成	功用/主治	随症/证加减
龟鹿二仙胶 (《医便》)	鹿角胶 15 g,龟板胶 25 g,生晒参 15 g,枸杞 25 g	● 功用：滋阴填精,益气壮阳 ● 主治：真元虚损,精血不足	● 肝风甚,肢体颤抖、眩晕较甚者,加天麻、钩藤、石决明、全蝎 ● 阴虚火旺,肢体酸软,颤抖不止,五心烦热,夜间盗汗者,加知母、黄柏滋阴泻热 ● 肢体麻木、拘急较甚者,重用白芍、甘草以舒筋缓急 ● 健忘、二便不知、痴呆傻语者,可加用补肾填精益髓之品,或改用龟鹿二仙胶加减
	方解：鹿角胶温肾壮阳,益精养血,龟板胶填精益髓,滋阴养血,俱为血肉有情之品,两药峻补阴阳以生气血精髓,共为君药;人参大补元气,枸杞滋阴补肾,脾肾双补,均为臣药。诸药合用,共奏填精益髓,脾肾双补之效		
大定风珠 (《温病条辨》)	鸡子黄 2 个,阿胶 9 g,生龟板、生牡蛎、生鳖甲各 12 g,生白芍、生地黄各 18 g,麦冬 12 g,五味子 9 g,炙甘草、麻仁各 12 g	● 功用：滋肾养肝,育阴熄风 ● 主治：热盛耗伤阴津,或肝肾阴虚,筋脉失养之虚风内动	
	方解：鸡子黄、阿胶滋阴熄风;生牡蛎、龟板、鳖甲育阴潜阳,平肝熄风;地黄、白芍、麦冬滋阴增液,养血柔肝;五味子酸甘敛阴,麻仁养阴润燥;甘草调和诸药,配合白芍舒筋缓急。诸药合用共奏滋阴养液,柔肝熄风之功		

5. 阳气亏虚证

表 325　阳气亏虚证选方

选　方	组　成	功用/主治	随症/证加减
真武汤 (《伤寒论》)	附子 5 g,白术 6 g,茯苓、白芍各 9 g,生姜 9 g	● 功用：温阳利水,补肾助阳,温煦筋脉 ● 主治：肾阳衰微,筋脉拘急	● 大便稀溏者,加干姜、山药、炒扁豆 ● 畏寒肢冷者,加桂枝、细辛温经通络

续 表

选　方	组　成	功用/主治	随症/证加减
	方解:附子辛热以壮肾阳,使水有所主;白术健脾燥湿,使水有所制;茯苓补中健脾;白芍敛阴缓急以止颤;生姜辛散,佐附子以补助阳气。诸药合用共奏温阳利水,补肾助阳之功		
地黄饮子 (《黄帝素问宣明论方》)	熟地、巴戟天、山茱萸、肉苁蓉各 30 g,附子、石斛、五味子、白茯苓各 15 g,肉桂 6 g,麦冬、远志、菖蒲各 15 g	● 功用:滋肾阴,补肾阳,开窍化痰 ● 主治:下元虚衰,虚阳上浮,痰浊阻窍	● 心悸失眠者,加远志、酸枣仁、柏子仁 ● 气短、自汗者,加黄芪、人参、白术
	方解:熟地、山茱萸补肾填精;肉苁蓉、巴戟天温肾壮阳;附子、肉桂温养下元,引火归元;石斛、麦冬、五味子滋阴敛液;石菖蒲、远志、茯苓化痰开窍,交通心肾。诸药合用,下元得养,浮阳得摄,水火相济,化痰开窍		
右归丸 (《景岳全书》)	熟附片、鹿角胶各 12 g,肉桂 6 g,熟地、枸杞子、山萸肉、山药各 15 g,菟丝子 12 g,杜仲、当归各 9 g	● 功用:温阳益肾,填补精血 ● 主治:肾阳不足,命门火衰	
	方解:附子、肉桂、鹿角胶温补肾阳,填精益髓;熟地黄、枸杞子、山茱萸、山药滋阴益肾,养肝补脾;菟丝子补精益肾,固精缩尿;杜仲益肝肾,强筋骨;当归养血和血,助鹿角胶以补养精血。诸药配合,共奏温补肾阳填精之功		

(二)非药物治疗

颤证的常用非药物疗法包括针刺疗法、刺血疗法、按摩疗法、艾灸疗法、拔罐疗法、透药疗法、穴位敷贴疗法、中药泡洗疗法等。

1. 针刺疗法

表 326 颤证针刺疗法应用

主穴		百会、印堂、人中、风池、合谷、阳陵泉、太冲
随证配穴	风阳内动	加大椎、风府、太溪
	痰热风动	加丰隆、中脘、内庭
	髓海不足	加足三里、三阴交、太溪
	气血亏虚	加足三里、气海、关元

随证配穴	肝肾亏虚	加肝俞、肾俞
	阳气亏虚	加关元、肾俞
随症配穴	肌肉强直	● 毫针取肺俞、脾俞、肾俞 ● 头针取对侧顶颞前斜线上 3/5、对侧顶颞后斜线上 3/5
	动作迟缓	● 毫针取绝骨、大椎、命门、委中 ● 头针取对侧顶颞前斜线上 1/5、顶旁 1 线、顶旁 2 线
	姿势平衡障碍	毫针取外关、足临泣、玉枕
	吞咽困难	● 毫针取神根(位于舌底舌下系带根部凹陷中)、廉泉、天柱 ● 头针取对侧顶颞前斜线下 2/5、颞前线
	便秘	毫针取天枢、腹结、大横、支正
	多汗	毫针取肺俞、心俞
	眩晕耳鸣	● 毫针取听宫、听会、期门、太溪 ● 头针取额中线、颞后线
	瘛疭颠倒	● 毫针取劳宫、四神聪、内关、神门、申脉、照海 ● 头针取额中线、顶中线
	二便不利	● 毫针取关元、中极、秩边、阳陵泉、支正 ● 头针取顶中线、额旁 3 线
操作		同前(见第一章"中风")

2. 刺血疗法

表 327　颤证刺血疗法应用

常用方法		取曲泽、委中、大椎、太阳、风市、解溪、太冲、涌泉穴,每次 2～3 处穴位,每穴出血 3～4 滴,隔日 1 次,5 次为一个疗程
随症配穴	肌张力增高	加臂臑、合谷、委中、承山放血
	口角流涎	加地仓、颊车放血
	小便不利	加次髎、秩边放血
	头晕头胀	加风池、太阳、太冲放血

3. 按摩疗法

表 328　颤证按摩疗法应用

取穴及方法	头面部	指按揉百会、四神聪、神庭、印堂、太阳、鱼腰、角孙等穴位;五指拿法前额发际线处至风池穴处
	肩颈部	揉法和一指禅推法作用于患者颈、肩部肌肉;用拇指按揉法作用于颈部、肩背部,重点按揉风池、风府、颈夹脊、大椎、肩井、天宗、阿是穴
	胸腹部	一指禅推法作用于中脘、气海、天枢、大横穴
	背腰部	一指禅推法作用于背部脊柱两旁膀胱经第 1 侧线,从肝俞至三焦俞;拇指弹拨脾俞、胃俞等穴位
	四肢部	用拇指点揉曲池、手三里、尺泽、少海、合谷穴;拿法延伸腕肌;点揉鹤顶、内外膝眼、阳陵泉、血海、梁丘、血海、风市、伏兔、足三里、解溪、太冲等穴位
步骤		先按摩患者的头面部和肩颈部,再按腰背部,最后按胸腹部和四肢
力度		同前(见第一章"中风")
频次		同前(见第一章"中风")

4. 艾灸疗法

表 329　颤证艾灸疗法应用

常规灸法		● 取腰阳关、命门、身柱、悬枢、至阳、大椎、风府、百会 ● 多灸患肢,促血行,濡筋脉
随证取穴	气血亏虚	取神阙、气海、关元,麦粒灸每次 5～8 壮
	肝肾亏虚	取肝俞、肾俞、太溪、涌泉,隔附子饼灸每次 5～9 壮
	气虚络瘀	取百会、气海、膈俞、血海、关元,隔姜灸,艾条灸每次 3～5 壮
	阳气亏虚	取神阙、关元、气海、石门,隔附子饼灸,艾条灸每次 5～7 壮
随症取穴	姿势不稳	取关元、双侧悬钟,艾条灸每次 5～6 壮
	便秘	取天枢、大横、足三里、阳陵泉,艾条灸每次 3～5 壮
	腰背酸痛	取肾俞、大肠腧、关元,隔姜灸每次 7～9 壮
	耳鸣	取听宫、翳风、完骨,粒灸每次 5～8 壮

5. 拔罐疗法

表 330　颤证拔罐疗法应用

随症取穴	口角流涎	● 取地仓、颊车、四白、太阳 ● 操作：采用小口径火罐，各穴闪罐操作 5 次，约 10～15 分钟
	肢体麻木	● 取肩髎、臂臑、曲池、阳池、环跳、风市、伏兔、阳陵泉 ● 操作：留罐 8～10 分钟
	失眠	● 以背俞穴为主 ● 操作：留罐 10 分钟
	腰痛	● 取腰阳关、肾俞、大肠腧、次髎、阿是穴 ● 操作：留罐 10～15 分钟

6. 透药疗法

表 331　颤证透药疗法应用

随症取穴	失眠	● 取穴：神门、安眠、三阴交、申脉、照海 ● 中药：黄芪 60 g、当归 30 g、赤芍 30 g、川芎 30 g、葛根 40 g、天麻 20 g、黄连 20 g、酸枣仁 40 g、合欢花 20 g ● 操作：将中药磨成粉，与适量蜂蜜调和，制成药饼，使用透药仪治疗
	半身不遂	● 取穴：患侧上肢肩髎、外关、手三里；下肢风市、丰隆及足三里 ● 中药：适量姜汁加入桃仁 9 g、红花 9 g ● 操作：拌匀后呈现为膏状，涂抹在无菌纱布上，将药膏纱布敷贴于上述穴位并固定，使用透药治疗仪治疗
	便秘	● 取穴：神阙、中脘、天枢 ● 中药：吴茱萸 20 g、干姜 20 g、肉桂 20 g、莱菔子 20 g、当归 20 g ● 操作：将中药磨成粉，与适量蜂蜜调和，制成药饼，使用透药治疗仪治疗
	腰痛	● 取穴：腰阳关、命门、肾俞、大肠腧、关元俞、委中 ● 中药：红花 60 g、莪术 60 g、艾叶 30 g、制草乌 40 g ● 操作：拌匀后呈现为膏状，涂抹在无菌纱布上，将药膏纱布敷贴于上述穴位并固定，使用透药治疗仪治疗

7. 穴位敷贴疗法

表 332　颤证穴位敷贴疗法应用

随症取穴	动作迟缓	● 取穴：大椎、肾俞、神阙、足三里 ● 中药：伸筋草 30 g、黄芪 30 g、透骨草 15 g、桃仁 15 g、红花 15 g ● 操作：将中药打粉后用姜汁调成膏药，混匀涂抹在无菌纱布上，药膏纱布敷贴于上述穴位并固定，时间 2～3 小时

续　表

随症取穴	便秘	● 取穴：神阙、关元、气海、天枢 ● 中药：穿山甲 9 g、生乌头 30 g、红海蛤 20 g、三七粉 20 g ● 操作：将中药打粉混匀涂抹在无菌纱布上，药膏纱布敷贴于上述穴位并固定，时间 20～30 分钟
	遗尿	● 取穴：关元、神阙、水道、肺俞、脾俞、肾俞 ● 中药：五味子 12 g、益智仁 12 g、肉桂 9 g、丁香 6 g、砂仁 6 g ● 操作：将中药打粉后用陈醋调成膏药，混匀涂抹在无菌纱布上，药膏纱布敷贴于上述穴位并固定，每次 30 分钟

8. 中药泡洗疗法

表 333　颤证中药泡洗疗法应用

随症取穴	肢体麻木	● 取穴：患侧手三里、合谷、外关、曲池、涌泉、悬钟 ● 中药：伸筋草 30 g、透骨草 20 g、川芎 90 g、赤芍 30 g、桂枝 10 g、艾叶 40 g、桃仁 9 g、红花 10 g ● 操作：中药加水煮开后放入容器中，待温度为 40℃ 左右时将患者肢体浸泡入药汤；中药没过上述穴位，每次 30～40 分钟
	肌肉强直	● 取穴：患侧八风、合谷、手三里、曲池、肩髎、风市、足三里、环跳、委中 ● 中药：透骨草 15 g、防己 15 g、片姜黄 15 g、三棱 15 g、莪术 15 g、桂枝 30 g ● 操作：中药加清水 1 500 ml，煎煮 30 分钟后，将药汁倒入盆中，待药液降温至 40℃ 左右进行泡洗；中药没过上述穴位，每次 40 分钟
	动作迟缓	● 取穴：膈俞、气海、足三里、悬钟、阿是穴 ● 中药：牛膝 30 g、桑寄生 20 g、当归 15 g、桃仁 15 g、红花 15 g、郁金 20 g、香附 20 g、石菖蒲 30 g ● 操作：中药加清水 1 500 ml，煎煮 30 分钟后，将药汁倒入盆中，待药液降温至 40℃ 左右进行泡洗；中药没过上述穴位，每次 30～40 分钟

七、病案举例

　　患者，周某，男，78 岁，2022 年 7 月 17 日初诊。患者 2022 年 7 月 17 日因"静止性震颤 6 年余，加重伴行走不稳 1 年余"入院。患者 2016 年开始无明显诱因下出现右手静止性震颤，呈搓丸样，继而发展至双上肢震颤，反应迟钝，记忆力下降，行动迟缓，转身翻身困难，呈进行性加重，多次于外院行头颅 MRI 检查，未见新发脑梗死，未予系统性治疗。近 1 年来家属发现患者行走不稳，懒言，时有头晕，胸闷心慌，无一过性黑矇，无二便失禁，无意识丧失，无半身不遂，症状呈渐进性加重，2022 年 6 月至外院就诊，查头颅 MRI 示：双侧基底节、半卵圆中心及皮层下腔隙灶，老年脑改变，予阿司匹林抗血小板聚集，银杏叶片活血化瘀等治疗后症情无明显缓解，遂来我院门诊就诊。当时查体：神清气平，表情淡漠，言语清,双上肢静止性震颤,四肢肌张力略增高,行走时摆臂消失,慌张步态,拟"帕金森病"收入神经内科病房继续治疗。患者既往有窦性心动过速史5年,口服倍他乐克控制心率;有前列腺增生病史10年,口服保列治。有吸烟史50年,每天20根;有饮酒史5年,每天饮用白酒10 ml。刻下:患者双上肢静止性震颤,行走不稳,反应迟钝,头晕头胀,时有胸闷心慌,口苦口干,胃纳一般,寐欠安,小便量少次频,大便干结,2日一行,舌体胖大有齿痕,质红,苔黄腻,脉弦滑数。

针对这名患者我们该如何进行中医诊断和治疗?怎样制订治疗方案并开具处方?

中医诊断: 颤病,痰热动风证。

西医诊断: ① 帕金森病;② 腔隙性脑梗死;③ 窦性心动过速;④ 前列腺增生。

治则: 清热化痰,平肝熄风。

药物处方: 导痰汤合天麻钩藤饮加减。

用药:

天麻 15 g	钩藤 30 g	山栀 10 g	炒黄芩 12 g
制半夏 12 g	陈皮 12 g	枳实 10 g	竹茹 12 g
胆南星 10 g	珍珠母 30 g	地龙 10 g	全瓜蒌 15 g
茯苓 12 g	甘草 6 g		

服药方法: 7帖,水煎服,一日2剂。

非药物处方

1. **针刺处方:** 百会、印堂、人中、风池、合谷、丰隆、曲池、阳陵泉、太冲、绝骨、太溪、照海、血海、膈俞、顶颞前斜线上1/5(头针)、顶旁1线(头针)、顶旁2线(头针)。

2. **刺血疗法:** 取臂臑、合谷、委中、承山放血。

3. **拔罐疗法:** 取两侧足太阳膀胱经循行的背俞穴,留罐10分钟。

4. **透药疗法:** 将中药吴茱萸20 g、干姜20 g、肉桂20 g、莱菔子20 g、当归20 g磨成粉,与适量蜂蜜调和制成药饼,贴于神阙、中脘、天枢穴,使用透药治疗仪治疗。

操作: 针刺每日1次,每次留针30分钟,14天为一个疗程。头针平补平泻,其他穴位按辨证使用补泻手法。其余非药物治疗每周1次,2周为一个疗程。

二诊: 治疗后双上肢静止性震颤频率降低,头晕心慌有所好转,时有口苦,胃纳可,小便量可,大便常,每日一行,舌体胖大有齿痕,苔黄,脉弦滑。

药物处方: 同前。

非药物处方: 同前。

按: 患者主要表现为双上肢静止性震颤,行走不稳,反应迟钝,头晕头胀,时有胸闷心慌,口苦口干,寐欠安,小便量少次频,大便干结,舌体胖大有齿痕,质红,苔黄腻,脉弦滑数。属于颤证之痰热动风证。《赤水玄珠·颤振门》曰:"颤振者非寒禁鼓栗,乃木火上盛,肾阴不充,下虚上实,实为痰火,虚则肾亏,法则清上补下之。"该患者年老,脾胃虚损,运化功能减退,不能化气行水,加之长期嗜烟饮酒,损伤脾胃,痰湿内生,痰浊阻滞,血运不畅,闭阻经络,筋脉失养,故致肢体震颤,行走不稳,发为本病。积痰内盛,痰热中阻,清阳不升,故有反应迟钝,头晕头胀;痰湿日久化热,痰热互结,故见口苦,口气较重,便秘;痰浊中阻,中焦气机闭阻,故见胸闷心慌;结合舌脉为痰热之征象。方中天麻、钩藤平肝熄风;南星燥湿化痰解痉;栀子、黄芩清肝泻火;地龙清热熄风,通经活络;珍珠母平肝潜阳;半夏、茯苓、陈皮燥湿化痰;全瓜蒌清热化痰、宽胸散结;枳实理气化痰;使以甘草益气和中,共奏清热化痰,平肝熄风之功。

非药物治疗方面,针刺法泻风池、合谷、太冲,清肝泻火;泻丰隆、曲池,清热化痰;补阳陵泉、绝骨、太溪、照海,平肝熄风,疏通筋脉;平补平泻血海、膈俞,以合"治风先治血,血行风自灭"之意;平补平泻百会、印堂、人中、顶颞前斜线上1/5、顶旁1线、顶旁2线,疏通脑络,熄风潜阳;刺血疗法取臂臑、合谷、委中、承山放血降低肌张力,平肝熄风,通经活络;夜寐欠安加两侧足太阳膀胱经循行的背俞穴拔罐;便秘加透药疗法治疗。诸法合用,清热化痰,平肝熄风。

附 名家医案选录

医案 1,伍炳彩从肝肾论治颤证案

宋某,女,39 岁。

2018 年 9 月 28 日初诊:患者因"右侧上、下肢不自主抖动 1 月余"前来就诊。1月余前无明显诱因出现右侧上、下肢不自主抖动,伴肩关节酸痛,当右手用力或睡觉时抖动可控制,稍有鼻塞,双目畏光,平素皮肤干燥,易疲劳,性急易烦,自觉燥热,易出汗、以上半身为主,畏热不畏寒,晨起口黏,无口干、口苦,易上火,唇干,纳寐可,大便日行 1~2 次,质干难解,小便黄、泡沫多。舌质红,苔黄腻,舌中少苔,右脉软,左脉弦,左寸浮。形体偏瘦,幼稚子宫,子宫后置,闭经。既往甲亢、糖尿病病史 13 年,血糖控制良好。辨为颤证,肝肾阴虚、阳亢化风证,治宜滋阴潜阳熄风,方用大定风珠加味。

处方:龟板 15 g、生牡蛎 15 g、鳖甲 15 g、木瓜 15 g、生地 10 g、白芍 10 g、麦冬10 g、党参 10 g、阿胶 10 g、炙甘草 9 g、火麻仁 6 g、五味子 6 g、鸡子黄 1 个。水煎服。

2018 年 10 月 12 日二诊:患者右侧上、下肢抖动减轻,鼻塞除,双目畏光、疲劳感、燥热感仍在,食欲一般,稍多食则觉胃胀,予加用鸡内金消食运脾。

处方:龟板 15 g、生牡蛎 15 g、鳖甲 15 g、木瓜 15 g、生地 10 g、白芍 10 g、麦冬10 g、党参 10 g、阿胶 10 g、炙甘草 9 g、火麻仁 6 g、五味子 6 g、鸡子黄 1 个、鸡内金10 g。水煎服。

15 剂后复诊,患者症状好转,继予上方 40 余剂治疗后上、下肢抖动除。1 年后回访患者诉上下肢抖动未复发,体重较前增加。

按:此案属颤证之肝肾阴虚,阳亢化风证。患者甲亢、糖尿病病史 13 年,形体偏瘦,皮肤干燥,易疲劳,性急易烦,说明平素体质为肝肾阴虚之体。本次发病,出现右

侧上下肢抖动,皮肤干燥,唇干,燥热,畏热不畏寒,舌质红,苔黄腻,舌中少苔,右脉软,左脉弦,左寸浮,此为颤证,国医大师伍炳彩辨为肝肾阴虚,阳亢化风。肝肾阴虚,不荣肌体,则唇干,皮肤干燥,形体偏瘦;阴虚内热而出现燥热,易上火,畏热不畏寒;肝开窍于目,肝阴不足,则目畏光;肾主五液而司二便,若肾阴不足,则肠道失润,大便不通,阴虚内热,而小便黄;肾为气之根,肺为气之主,肾虚影响肺气,故患者有鼻塞之症。治疗用大定风珠加味以滋阴熄风。方中生地黄、麦冬、阿胶、鸡子黄、麻子仁、鳖甲、龟板、牡蛎培育真阴,使肝系得濡而风自止;炙甘草、白芍酸甘化阴,增强柔肝养阴熄风之效;患者有疲倦,汗多,口干,脉软等症状,故佐用党参、麦冬、五味子而成生脉饮之意以增加养阴益气生津之效;肩关节酸痛,苔腻,以木瓜化湿。二诊,患者肢体抖动减轻,鼻塞除,食欲一般,稍多食则觉胃胀,恐大定风珠滋腻碍脾,遂加鸡内金消食运脾,症状好转。续大定风珠加味调治,1年后抖动未复发,体重较前增加,说明方药对证,取得满意疗效。

出自:曾清,伍建光,王睦歌.国医大师伍炳彩治疗颤证验案2则[J].江西中医药大学学报.2022,34(4):23-27.

医案2,王志光运用头皮针治疗颤证案

张某,男,55岁。

2020年3月18日初诊:患者因"头部不自主震颤3年余"就诊,3年前因劳累加受寒出现头部不自主颤动,发作无规律,外院查颅脑核磁未见明显异常,经多方治疗(不详)症状无明显缓解。近两月症状加重,现头部持续不自主颤动为主,劳累、情绪激动时症状加重,双手时有颤动,语言欠流利,反应稍迟钝,无头痛头晕,四肢活动灵活,双上肢偶有麻木,舌淡,苔白腻,脉细弱。辨为颤证,肝肾不足证。

针刺取穴:以舞蹈震颤区、运动区、额中线、枕下旁线、四神聪、风池、完骨、天柱、印堂、上星、内关、合谷、太冲、后溪、申脉为主穴,依据辨证分型选取太溪、三阴交。

操作:选取1.5寸毫针,头皮针均用平刺法,可交替使用,间隔1寸施针1枚,采取小幅度高频率捻转手法;内关直刺进针0.8~1寸,行捻转泻法1分钟;人中穴朝鼻中隔方向斜刺0.2~0.3寸,行雀啄泻法,以眼球湿润为度;风池穴朝鼻尖方向斜刺1.2~1.5寸,施以捻转补法1分钟;上星、百会、四神聪平刺施以捻转补法;印堂向下斜刺0.5寸,行捻转补法;合谷、太冲、后溪、申脉均施以捻转泻法;配穴行针刺补法。针刺得气后,留针30分钟,14次为1个疗程。

针刺一个疗程后,头部震颤症状明显缓解,双手颤动基本消失。依据前法,连续针刺治疗3个疗程,震颤情况基本消除,后因患者回家探亲,病情稍有反复,继续治疗2个疗程,诸症未发。随访一年,未见复发。

按: 中医认为本病多为本虚标实,主病在肝,久则累及脾胃,继之累及肾脏,肝肾阴虚,精血俱耗,水不涵木而致肝风内动,木火上冲发为头摇身颤。中医针灸在治疗

本病中有着独到之处。《素问·脉要精微论》载:"头者,精明之府。"五脏六腑精气皆上于脑,手足三阳经皆会于巅顶,头皮针舞蹈震颤区、运动区、额中线、枕下旁线为局部取穴,具有镇静安神,补肾益脑之效,对精细动作有较好的控制作用;风池、完骨、天柱、上星、印堂有补益肝肾之功。后溪、申脉均为八脉交会穴;合谷、太冲为四关穴,合谷属多气多血之手阳明大肠经的原穴,属腑,偏于补气、泻气、活血;太冲属少气多血之足厥阴肝经的原穴,属脏,偏于补血、调血,两穴相配,一气一血,一阴一阳,一升一降,具有气血、阴阳、脏腑同调之效。通过经络系统调节肢体、脏腑及全身功能,从而达到较好的治疗效果。

出自:王志光,杨白燕.头皮针为主治疗颤症的临床体会[J].四川中医.2011,29(11):117.

第九章 痿　证

········· **一、概　述** ·········

1. 基本概念

痿证是以肢体筋脉弛缓,软弱无力,不能随意运动,或伴肌肉萎缩为特征的一种病证。临床上以下肢痿弱较常见,亦称"痿躄"。"痿"指肢体痿弱不用,"躄"指下肢软弱无力,不能行走。根据痿证的表现,相当于西医学中重症肌无力、吉兰-巴雷综合征、运动神经元疾病、脊髓病变、肌肉病变、周期性瘫痪等。

2. 历史沿革

痿证病名首见于《内经》,同时提出了"治痿者独取阳明"的基本原则;隋唐至北宋期间,痿被列入风门,较少专题讨论;直至金元,把风、痹、厥与痿证进行了鉴别,强调"痿证无寒",提出了"泻南方,补北方"的治疗原则。

表 334　痿证的历史沿革

朝　代	医家/著作	观　点	原　文
春秋至战国	《内经》	● 首载"痿"之病名 ● 主张是由于"肺热叶焦",筋脉失润;"湿热不攘",致筋脉弛缓 ● 将痿证分为皮、脉、筋、骨、肉五痿 ● 提出"治痿者独取阳明"和"各补其荥而通其俞,调其虚实,和其逆顺"的治痿原则	● 《素问·痿论》:"肺主身之皮毛,心主身之血脉,肝主身之筋膜,脾主身之肌肉,肾主身之骨髓。" ● 《素问·痿论》:"五脏因肺热叶焦,发为痿躄。" ● 《素问·生气通天论》:"因于湿,首如裹,湿热不攘,大筋软短,小筋弛长,软短为拘,弛长为痿。" ● 《素问·痿论》:"治痿者,独取阳明……各补其荥而通其俞,调其虚实,和其逆顺,筋、脉、骨、肉各以其时受月,则病已矣。"

朝 代	医家/著作	观 点	原 文
金代	张子和	对"风、痹、痿、厥"予以鉴别	《儒门事亲·指风痹痿厥近世差玄说》:"夫四末之疾,动而或痉者,为风;不仁或痛者,痹;弱而不用者,为痿;逆而寒热者,为厥;此其壮未尝同也。故其本源,又复大异。"
元代	朱丹溪	● 指出"痿"的病因"有热、湿痰、血虚、气虚",明确提出痿证"不可作风治",力纠"风痿混同"之弊 ● 提出了"泻南方,补北方"的治痿原则	《丹溪治法心要·痿》:"有热、湿痰、血虚、气虚……泻南方肺金清,而东方不实,何脾伤之有?补北方则心火降,而西方不虚,何肺伤之有?故阳明实,则宗筋润,能束骨而利机关矣。"
明代	张景岳	指出痿证并非尽是阴虚火旺、强调精血亏虚致痿	《景岳全书·痿证》:"元气败伤,则精虚不能灌溉……故当酌寒热之浅深,审虚实之缓急,以施治疗,庶得治痿之全。"
清代	叶天士	指出痿证为"肝肾肺胃四经之病",较为详细论述了痿证的病机特点,并提出相应治法	《临证指南医案·痿》:"夫痿症之旨,不外乎肝肾肺胃四经之病……肺热叶焦而成痿者,用甘寒清上热为主,邪风入络而成痿者,以解毒宣行为主,精血内夺,奇脉少气而成痿者,以填补精髓为主。"

二、病机分析

痿证病位在筋脉、肌肉,与肝、肾、肺、脾胃关系最为密切,病性为本虚标实,基本病机为感受温毒、湿热浸淫、饮食毒物所伤、久病房劳、跌仆瘀阻五端,可在一定条件下相互影响,相互转化,引起五脏受损,精津不足,气血亏耗,肌肉筋脉失养。

1. 肺热津伤,津液不布

● 感受温热毒邪,高热不退 ⎫
● 病后余热燔灼,伤津耗气 ⎭ 肺热叶焦→津伤失布→五体失养→痿证

2. 湿热浸淫,气血阻遏

● 外感湿热之邪

● 久居湿地,冒受雨露→感受寒湿之邪→郁遏化热 ⎫ 湿热浸淫经脉→气血不运→筋

● 过食肥甘→损伤脾胃→不能运化水湿→内生湿热 ⎭

脉失养→痿证

3. 脾胃受损,生化乏源

● 素体虚弱,久病成虚 ⎫
● 饮食不节,脾胃受损 ⎭ 脾失健运→气血津液生化乏源→筋骨肌肉失养→痿证

4. 肝肾亏损,髓枯筋痿

- 素体肝肾亏虚
- 劳役太过
- 五志失调→火起于内→耗灼精血
- 房劳太过→精损难复

伤及肝肾→髓枯筋痿→失于濡养→痿证

5. 瘀血阻络,筋失濡养

- 跌打损伤→瘀血阻络,新血不生→经气运行不利→脑失神明所用
- 产后恶露未尽→瘀血流注于腰膝→气血瘀阻→四肢失其濡养

痿证

三、类证鉴别和鉴别诊断

1. 类证鉴别

本病应与偏枯、痹证、风痱等进行鉴别。

(1) 痿证与偏枯

表 335　痿证与偏枯鉴别

疾　病	共 同 点	不 同 点
痿证	均可见肢体痿废不用	多为双侧肢体病变,常见筋脉弛缓不收,软弱无力,甚则瘫痪,部分患者伴有肌肉萎缩
偏枯		因中风所致,多为单侧肢体乏力瘫痪,常见筋脉拘急、张力增高,常伴有肢体麻木、语言謇涩、口舌歪斜,久则患侧肌肉萎缩

(2) 痿证与痹证

表 336　痿证与痹证鉴别

疾　病	共 同 点	不 同 点
痿证	均有肢体活动困难	无肢体关节疼痛,以肌肉软弱无力,筋脉弛缓,甚则肌肉萎缩瘫痪为特点,病变部位可见一侧或两侧,上肢或下肢,或四肢同时发病
痹证		病变部位因气血闭阻不通而产生肢体、关节、肌肉、筋脉疼痛、酸胀、屈伸不利等症状,一般无肌肉萎缩

（3）痿证与风痱

表 337　痿证与风痱鉴别

疾　病	共　同　点	不　同　点
痿证	两者均有肢体废而不用，隐袭起病，病久可痿痱并病	以肢体无力和肌肉萎缩为主症
风痱		属中风后遗症，以四肢不收，废而不用为主症，常伴舌本病变，言语不利

2. 鉴别诊断

本病应与脑卒中、脑瘤、癫痫、高热惊厥、面神经麻痹、骨关节炎等疾病相鉴别。

四、诊断依据

1. 临床表现

（1）重症肌无力以 30 岁左右的女性及 50 岁左右的男性为多见，多为缓慢或亚急性发病，可有劳累、感染、妊娠等诱因，主要表现为眼外肌、面肌、四肢肌肉等疲劳无力，多于劳累后出现或加重，有晨轻暮重的特点，严重者可因呼吸肌受累出现呼吸困难，危及生命。疲劳试验、冰敷试验或抗胆碱酯酶药物试验（新斯的明试验、滕喜龙试验）阳性可助诊断。

（2）吉兰-巴雷综合征常有前驱感染史，首发症状为肌无力，多于数日至 2 周发展至高峰，常见上升性麻痹，首先出现对称性两腿无力，典型者在数小时或短短数天后无力从下肢上升至躯干、上肢或累及脑神经，下肢较上肢更易受累，肢体呈弛缓性瘫痪，腱反射降低或消失，通常在发病早期数天内患者即出现腱反射消失，部分患者轻度肌萎缩，长期卧床可出现废用性肌萎缩。

（3）运动神经元疾病包括肌萎缩侧索硬化、进行性肌萎缩、进行性延髓麻痹及原发性侧索硬化。肌萎缩侧索硬化表现为肌无力和肌萎缩逐渐发展，肌肉僵硬，好像被冰冻住，故又称为"渐冻症"；进行性肌萎缩表现为单手或双手的小肌肉萎缩，并逐渐向两臂发展；进行性延髓麻痹表现为说话不清、声音嘶哑、吞咽困难等症状；原发性侧索硬化表现为双下肢肌肉张力增加、僵硬感，行走呈现特殊的剪刀步态。此外，进行性肌营养不良症也可引起肌肉痿弱无力等症状。

2. 既往病史

（1）重症肌无力患者多有胸腺瘤等病史，部分患者有甲状腺功能亢进或自身免疫系统疾病史，少数患者有重症肌无力家族史。

（2）约有 70％吉兰-巴雷综合征患者发病前 8 周内有前驱感染史，其中空肠弯曲菌感染最常见，此外，还可能与巨细胞病毒、EB 病毒、水痘-带状疱疹病毒、肺炎支原体、乙型肝炎病毒、人类免疫缺陷病毒感染相关。

（3）运动神经元疾病常与遗传、脊髓灰质炎病毒、肠道病毒、人类免疫缺陷病毒、金属中毒有关，此外，外伤、过度体力劳动及营养障碍也会诱发运动神经元疾病。

（4）急性型肌营养不良症患者往往有肌营养不良家族史。

3. 辅助检查

（1）重复神经电刺激为重症肌无力具有确诊价值的检查方法；单纤维肌电图反映重症肌无力患者神经-肌肉接头处的功能；骨骼肌乙酰胆碱受体抗体滴度对诊断重症肌无力具有特征性意义；胸腺 CT 或 MRI 检查可发现重症肌无力患者胸腺的增生和肥大；部分重症肌无力患者有甲状腺功能亢进和甲状腺抗体阳性。

（2）吉兰-巴雷患者脑脊液检查可发现蛋白细胞分离，部分患者脑脊液可见寡克隆区带阳性，寡克隆区带主要是反映在脑脊液中免疫球蛋白合成的情况；部分患者血检神经节苷脂抗体也可阳性，且阳性率高于脑脊液；神经肌电图检查可见运动神经传导远端潜伏期延长，传导速度减慢，提示周围神经脱髓鞘改变。

（3）肌电图呈典型的神经源性损害；脑脊液检查可见蛋白轻度升高；血检可见肌酸激酶轻度升高而同工酶正常；血检还可发现细胞免疫体液免疫异常；CT 和 MRI 可发现颈腰膨大处脊髓变细；肌肉活检可见神经源性肌萎缩病理改变。

（4）急性肌营养不良症患者血清酶学检测可见肌酸激酶、乳酸脱氢酶等升高；肌电图具有典型的肌源性损害表现；基因检测可以发现基因突变；肌肉活检可见肌肉坏死和再生；CT 可以发现骨骼肌受损范围；MRI 可见变性肌肉呈不同程度"蚕食现象"。

五、常见证型

痿证感受温热毒邪或湿热浸淫者，大多起病急，伴见发热等外感症状，属实证；若起病隐匿，经久不愈，主要病因为先天不足、遗传因素或房劳过度导致肝肾阴虚或脾胃虚弱，多属虚证，但多挟痰、挟瘀、挟热，出现虚实错杂之证。

表 338　痿证的常见证型

证　型	证　候
肺热津伤	发病急，病起发热，或热后突然出现肢体软弱无力，可较快发生肌肉瘦削，皮肤干燥，心烦口渴，咳呛少痰，咽干不利，小便黄赤或热痛，大便干燥，舌质红，苔黄，脉细数
湿热浸淫	起病较缓，逐渐出现肢体困重，痿软无力，尤以下肢或两足痿弱为甚，兼见微肿、手足麻木、扪及微热、喜凉恶热，或有发热、胸脘痞闷、小便赤涩热痛、舌质红、舌苔黄腻，脉濡数或滑数
脾胃虚弱	起病缓慢，肢体软弱无力逐渐加重，神疲肢倦，肌肉萎缩，少气懒言，纳呆便溏，面色萎黄无华，面浮，舌淡苔薄白，脉细弱

续 表

证 型	证 候
肝肾亏损	起病缓慢,渐见肢体痿软无力,尤以下肢明显,腰膝酸软,不能久立,甚至步履全废,腿胫大肉渐脱,或伴有眩晕耳鸣、舌咽干燥、遗精或遗尿,或妇女月经不调,舌红少苔,脉细数
脉络瘀阻	久病体虚,四肢痿弱,肌肉瘦削,手足麻木不仁,四肢青筋显露,可伴有肌肉活动时隐痛不适,舌痿不能伸缩,舌质暗淡或有瘀点瘀斑,脉细涩

六、痿证的中医治疗

(一) 药物辨证论治

1. 肺热津伤证

表 339　肺热津伤证选方

选　方	组　成	功用/主治	随证加减
清燥救肺汤 (《医门法律》)	桑叶、石膏各 15 g,麦门冬 12 g,胡麻仁、阿胶、枇杷叶、甘草各 9 g,人参、杏仁各 6 g	● 功用：清热润肺,濡养筋脉 ● 主治：肺热津伤证	● 若身热未退、高热、口渴有汗,可重用生石膏,加金银花、连翘、知母清热养阴 ● 咳嗽痰多,加瓜蒌、桑白皮、川贝母清热化痰 ● 咳呛少痰、咽喉干燥,加桑白皮、天花粉、芦根养阴生津 ● 身热已退,兼见食欲减退、口干咽干较甚,宜用益胃汤加石斛、薏苡仁、山药、麦芽
	方解：重用桑叶轻宣肺燥,透邪外出;以石膏、麦冬清肺经之热,调肺经之燥;杏仁、枇杷叶通利肺气,使肺气肃降有权;阿胶、胡麻仁润肺养阴;甘草、人参益气和中,培土生金。诸药相合,共奏清燥救肺之功		
沙参麦冬汤 (《温病条辨》)	沙参、麦冬各 15 g,玉竹 9 g,冬桑叶、生扁豆、天花粉各 6 g,生甘草 3 g	● 功用：清养肺胃,生津润燥 ● 主治：肺热津伤证	
	方解：沙参、麦门冬甘寒养阴,清热润燥,为君药;玉竹、花粉养阴润燥,清热生津,两药相配可加强君药养阴生津,清热润燥之功;冬桑叶滋阴润燥;生扁豆健脾胃而助运化。诸药相配,共奏清养肺胃,育阴生津之效		
麦门冬汤 (《金匮要略》)	麦门冬、半夏、人参、粳米各 9 g,甘草 6 g,大枣 12 枚	● 功用：清养肺胃,降逆下气 ● 主治：肺热津伤证	
	方解：重用麦门冬润肺养胃生津,清解虚热;辅以人参、甘草、粳米、大枣益胃气,养胃阴,使中气充盛,津液自能上归于肺;佐以半夏降逆下气,化其痰涎;使以甘草润肺利咽,调和各药。诸药相伍,生胃阴以润肺燥,下逆气以止浊唾		

2. 湿热浸淫证

表 340　湿热浸淫证选方

选　方	组　成	功用/主治	随证加减
加味二妙散 （《医略六书》）	黄柏、龟板、萆薢、知母各 20 g，苍术 10 g	● 功用：清热燥湿，通利筋脉 ● 主治：湿热浸淫证	● 若胸脘痞闷、肢重且肿，加厚朴、茯苓、枳壳、陈皮燥湿利气除满 ● 夏令季节，加藿香、佩兰健脾除湿 ● 身热肢重，小便赤涩热痛，加忍冬藤、连翘、蒲公英、赤小豆清热利湿 ● 两足焮热，心烦口干，舌质红或中剥，脉细数，可去苍术，重用龟甲，加玄参、山萸肉、生地黄 ● 若兼有瘀血阻滞者，肌肉顽痹不仁，关节活动不利或有痛感、舌质紫暗、脉涩，加丹参、鸡血藤、赤芍、当归、桃仁活血通络
	方解：苍术燥湿健脾；黄柏苦寒清热燥湿；知母清热壮水；萆薢利湿分清，导湿热从小便而出；龟板滋阴潜阳，养肾壮骨。全方合用，有清化下焦湿热，而又不伤阴之效		
四妙丸 （《成方便读》）	黄柏、薏苡仁各 24 g，苍术、怀牛膝各 12 g	● 功用：清热利湿，舒筋壮骨 ● 主治：湿热浸淫证	
	方解：黄柏苦寒，擅清下焦湿热；苍术苦温燥湿健脾；薏苡仁独入阳明，渗湿舒筋缓急；牛膝补肝肾，强筋骨，引药下行。诸药合用，共奏清热利湿，舒筋壮骨之功		

3. 脾胃亏虚证

表 341　脾胃亏虚证选方

选　方	组　成	功用/主治	随证加减
参苓白术散 （《太平惠民和剂局方》）	茯苓、人参、甘草、白术、山药各 20 g，莲子肉、薏苡仁、砂仁、桔梗各 10 g，白扁豆 15 g	● 功用：健脾益气 ● 主治：脾胃亏虚证	● 若脾胃虚者，易兼夹食积不运，佐以谷麦芽、山楂、神曲健脾消食 ● 气血虚甚者，重用黄芪、党参、当归、阿胶补益气血 ● 气血不足兼有血瘀，唇舌紫暗，脉兼涩象者，加丹参、川芎、川牛膝行气活血
	方解：人参、白术、茯苓益气健脾渗湿为君药；山药、莲子肉助人参以健脾益气，兼能止泻；并用白扁豆、薏苡仁助白术、茯苓以健脾渗湿；佐以砂仁醒脾和胃，行气化滞；桔梗宣肺利气，通调水道，载药上行，以益肺气；炒甘草健脾和中，调和诸药。诸药合用，补中气，渗湿浊，行气滞，使脾气健运，湿邪得去		
补中益气汤 （《内外伤辨惑论》）	黄芪 30 g，甘草 9 g，人参、升麻、柴胡、陈皮、当归身各 12 g	● 功用：补中益气 ● 主治：脾胃气虚证	

选　方	组　成	功用/主治	随证加减
	方解:重用黄芪益气升阳,故为君药;人参、炙甘草补脾益气,助黄芪益气和中;佐以白术补脾,当归养血,陈皮理气,使以柴胡、升麻升举清阳,配合主药提升下陷之阳气。诸药配伍,有补中益气,升阳举陷之功		
清暑益气汤(《脾胃论》)	黄芪 20 g,苍术、升麻各 15 g,人参、炒神曲、橘皮、白术各 12 g,麦冬、当归身、炙甘草各 9 g,青皮 6 g,黄柏 9 g	● 功用: 益气健脾,除湿清热 ● 主治: 脾虚湿滞	
	方解:人参、黄芪益气固表;苍术、白术健脾燥湿;黄柏、麦冬、五味子泻火生津;陈皮、青皮、泽泻理气渗湿;当归养血和阴;升麻、葛根解肌升清;甘草和中。配合成方,共奏清暑化湿,益气生津之功		

4. 肝肾亏损证

表 342　肝肾亏损证选方

选　方	组　成	功用/主治	随证加减
虎潜丸(《丹溪心法》)	熟地黄 20 g,龟甲 12 g,知母、黄柏各 9 g,虎胫 3 g,牛膝、陈皮、白芍各 15 g,锁阳、当归各 9 g,干姜 3 g	● 功用: 补益肝肾、滋阴清热 ● 主治: 肝肾亏损证	● 若兼有神疲、怯寒怕冷、阳痿早泄、尿频而清、妇女月经不调、脉沉细无力,不可过用寒凉以伐生气,去黄柏、知母,加淫羊藿、鹿角霜、紫河车、附子、肉桂温阳补肾 ● 若见面色无华或萎黄、头昏、心悸,加黄芪、党参、何首乌、龙眼肉、当归补益心脾 ● 腰脊酸软,加续断、补骨脂、狗脊补肾强腰 ● 热甚者,可去锁阳、干姜,或服用六味地黄丸加牛骨髓、鹿角胶、枸杞子 ● 阳虚畏寒,脉沉弱,加右归丸加减
	方解:虎骨(可用狗骨代)、牛膝壮筋骨利关节;锁阳温肾益精;当归、白芍养血柔肝荣筋;黄柏、知母、熟地黄、龟板滋阴补肾清热;少佐陈皮以利气,干姜以通阳。诸药合用,滋阴降火,强壮筋骨		
地黄饮子(《黄帝素问宣明论方》)	熟地、巴戟天、山茱萸、肉苁蓉各 30 g,附子、石斛、五味子、白茯苓各 15 g,肉桂 6 g,麦冬、远志、菖蒲各 15 g	● 功用: 滋肾阴,补肾阳,开窍化痰 ● 主治: 下元虚衰,虚阳上浮,痰浊阻窍	
	方解:熟地、山茱萸补肾填精;肉苁蓉、巴戟天温肾壮阳;附子、肉桂温养下元,引火归元;石斛、麦冬、五味子滋阴敛液;石菖蒲、远志、茯苓化痰开窍,交通心肾。诸药合用,下元得养,浮阳得摄,水火相济,化痰开窍		
大补阴丸(《丹溪心法》)	熟地黄、龟板各 18 g,黄柏、知母各 12 g	● 功用: 滋阴降火 ● 主治: 阴虚火旺证	
	方解:熟地滋补真阴,为君药;龟板补水制火,为臣药;佐以知母滋肾润燥,清肺泻火;黄柏苦寒坚阴,清泻相火,二药相配使火降而不耗阴。滋阴与降火并用为本方配伍的特点		

中医脑病临证思辨表全解

5. 脉络瘀阻证

表 343　脉络瘀阻证选方

选　方	组　成	功用/主治	随证加减
圣愈汤 （《兰室秘藏》）	熟地黄 20 g,白芍、川芎各 9 g,党参、当归、黄芪各 15 g	● 功用：益气补血，摄血 ● 主治：气不摄血证	● 若手足麻木、舌苔厚腻者，加橘络、木瓜化湿通络 ● 下肢痿软无力，加杜仲、锁阳、桑寄生补肾强筋 ● 若见肌肤甲错、形体消瘦、手足痿弱，为瘀血久留，可用圣愈汤送服大黄䗪虫丸
	方解：人参、黄芪大补元气；当归身、熟地黄、川芎滋阴补血。诸药合用，配合成方，有补气养血之功，气旺则血自生，血旺则气有所附		
补阳还五汤 （《医林改错》）	黄芪 30～120 g,当归尾、赤芍、地龙各 9 g,川芎、桃仁、红花各 12 g	● 功用：补气活血通络 ● 主治：气不行血，脉络瘀阻	
	方解：重用黄芪，大补脾胃元气，令气旺血行；当归尾活血化瘀；川芎、赤芍、桃仁、红花活血祛瘀；地龙通经活络。诸药合用，气旺血行，活血不伤正		

（二）非药物治疗

痿证的常用非药物疗法包括针刺疗法、刺血疗法、按摩疗法、艾灸疗法、拔罐疗法、透药疗法、穴位敷贴疗法、中药泡洗疗法等。

1. 针刺疗法

表 344　痿证针刺疗法应用

主穴		肩髃、曲池、手三里、合谷、外关、髀关、伏兔、阳陵泉、足三里、三阴交
随证配穴	肺热津伤	加尺泽、肺俞
	湿热浸淫	加阴陵泉、大椎
	脾胃亏虚	加脾俞、胃俞、中脘
	瘀血阻络	加血海、膈俞
	肝肾亏虚	加肝俞、肾俞、太冲、太溪
随症配穴	多汗	毫针取肺俞、心俞、支沟、复溜
	肢体麻木	毫针取肝俞、肾俞、脾俞、丰隆
	食欲减退	毫针取中脘、梁门、脾俞、胃俞

294

续　表

随症配穴	小便赤涩	毫针取膈俞、中极、秩边、膀胱俞
	腰背酸痛	毫针取腰夹脊、腰阳关、命门
	下颌无力闭合	毫针取颊车、下关
操作	同前（见第一章"中风"）	

2. 刺血疗法

表 345　痿证刺血疗法应用

常用方法	多循四肢筋脉肌肉受损之处，如上肢取臂臑、手三里、曲池、尺泽，下肢取风市、伏兔、丰隆、委中。每次取 2～3 处穴位，每穴出血 3～4 滴，隔日 1 次，5 次为一个疗程	
随症配穴	肢体麻木	加外耳郭及耳背静脉放血
	吞咽困难	加廉泉、照海穴放血

3. 按摩疗法

表 346　痿证按摩疗法应用

取穴及方法	头面部	指按揉百会、四神聪、四白、印堂、下关、颊车等穴位；五指拿法从前额发际线处至风池穴处；指尖击前额至头顶
	胸腹部	一指禅推法作用于中脘、气海、天枢穴；中指揉关元、中极穴
	背腰部	𢰝法作用于背部脊柱两旁膀胱经；双手拇指点按脾俞、胃俞、肾俞、大肠俞等背俞穴
	四肢部	● 上肢：𢰝法及揉法于肩臂部，重点在三角肌部，并拿捏上臂部；按、弹拨肩井、肩髃、肩前、肩贞、天宗、秉风 ● 下肢：以揉法作用于大腿股四头肌处，点揉风市、伏兔、鹤顶、内外膝眼、阳陵泉、血海、梁丘、伏兔、足三里、条口、丰隆、解溪等穴位
步骤	先按摩患者的头面部和胸腹部，再按背腰亏虚部，最后按四肢部	
力度	同前（见第一章"中风"）	
频次	同前（见第一章"中风"）	

4. 艾灸疗法

表 347　痿证艾灸疗法应用

常规灸法	● 取百会、神阙、关元、足三里 ● 多灸肌肉萎缩的肢体，缓解症状	
随证取穴	脾胃亏虚	取脾俞、胃俞、足三里，麦粒灸每次 5～8 壮
	肝肾亏虚	取肝俞、肾俞、太溪，隔姜灸每次 8～10 壮
	瘀血阻络	取膈俞、血海，麦粒灸每次 5～8 壮
随症取穴	肢体麻木	取大杼、曲池、风市，艾条灸每次 5～7 壮
	眼睑下垂	取双侧阳白、三阴交、足三里，艾条灸每次 3～7 壮
	二便不利	取神阙，隔姜灸每次 3～5 壮
	腰背麻木	取肾俞、大肠俞、腰阳关、委中，麦粒灸每次 5～8 壮

5. 拔罐疗法

表 348　痿证拔罐疗法应用

随症取穴	肢体麻木	● 上肢麻木：取肩髃、曲池、手三里、阿是穴 ● 下肢麻木：取髀关、风市、伏兔、足三里、阳陵泉、丰隆 ● 操作：闪火法进行闪罐，每次 10 分钟
	腰背疼痛	● 取腰阳关、肾俞、大肠俞、次髎、腰痛点 ● 操作：留罐 10～15 分钟

6. 透药疗法

表 349　痿证透药疗法应用

常规疗法	● 取穴：颈夹脊、背俞穴 ● 中药：黄芪 30 g、当归 15 g、补骨脂 20 g、杜仲 15 g、赤芍 15 g、川芎 15 g、红花 15 g、桃仁 10 g、地龙 20 g、天麻 10 g、甘草 6 g ● 操作：将中药磨成粉，与适量蜂蜜调和，制成药饼，使用透药治疗仪治疗	
随症取穴	排尿障碍	● 取穴：中极、关元 ● 中药：肉桂 9 g、骨碎补 12 g、透骨草 10 g、乳香 6 g、没药 9 g、苏木 8 g、姜黄 9 g、延胡索 20 g ● 操作：将中药磨成粉，与适量姜汁调和，制成药饼，使用透药治疗仪治疗
	腰背部感觉异常	● 取穴：腰阳关、肾俞、大肠俞、命门 ● 中药：骨碎补 12 g、透骨草 10 g、乳香 6 g、没药 9 g、苏木 8 g、姜黄 9 g、桂枝 12 g、土鳖虫 3 g、红藤 15 g、延胡索 20 g、威灵仙 15 g、冰片 5 g ● 操作：将中药磨成粉，与适量蜂蜜调和，制成药饼，使用透药治疗仪治疗

7. 穴位敷贴疗法

表 350　痿证穴位敷贴疗法应用

随症取穴	吞咽困难	• 取穴：治呛穴(喉结上 0.5 寸,旁开 0.3 寸)和人迎穴 • 中药：生半夏 20 g、南星 15 g、僵蚕 20 g、白芥子 8 g、冰片 1.5 g • 操作：将中药打成细粉,配以黄酒调和,药膏纱布敷贴于上述穴位并固定,时间 20～30 分钟
	肢体麻木	• 取穴：手三里、内关、风市、阳陵泉、悬钟 • 中药：熟地黄 15 g、山药 15 g、酒茱萸 15 g、茯苓 12 g、狗脊 12 g、盐杜仲 12 g、牛膝 12 g、地龙 12 g、鸡血藤 12 g、桑寄生 12 g、路路通 12 g、炒僵蚕 10 g、木瓜 30 g、郁金 9 g • 操作：将中药打粉后用陈醋调成膏药,混匀涂抹在无菌纱布上,药膏纱布敷贴于上述穴位并固定,时间 30 分钟

8. 中药泡洗疗法

表 351　痿证中药泡洗疗法应用

随症取穴	盗汗	• 取穴：足三里、丰隆、三阴交、复溜、涌泉 • 中药：黄芪 30 g、白术 10 g、防风 15 g、麻黄根 10 g、当归 10 g、川芎 10 g、仙鹤草 30 g • 操作：药加水煮开后放入容器中,待温度为 40℃左右时将患者肢体浸泡入药汤,中药没过上述穴位,时间 30～40 分钟
	遗尿	• 取穴：石门、关元、中极 • 中药：小茴香 30 g、炮姜 30 g、桑螵蛸 15 g、益智仁 15 g、炙甘草 15 g • 操作：上中药加清水 1 500 ml,煎煮 30 分钟后,将药汁倒入盆中,待药液降温至 40℃左右进行泡洗,中药没过上述穴位,时间 30～40 分钟

七、病案举例

　　患者李某,女,56 岁,2021 年 7 月 1 日初诊。患者 2021 年 4 月 8 日工作劳累后出现双眼睁眼无力,视物重影,说话音量变小,言语含糊,声音嘶哑,饮水呛咳,吞咽时有阻挡感,症状于下午或劳累后加重,遂来我院神经内科急诊就诊。查体：神清,双眼球侧视轻度受限,无眼震,双眼睑下垂,双侧鼻唇沟对称,伸舌乏力,居中,舌肌无萎缩,无肌束颤动,构音障碍,声音嘶哑,悬雍垂居中,软腭上抬无力,咽反射减弱。颈软,转颈、耸肩乏力,四肢肌肉无萎缩,四肢肌力Ⅲ级,肌张力正常,深浅感觉正常,腱反射(＋＋),双侧病理征阴性。查血尿粪常规、脑脊液、血清肌酸激酶、甲状腺功能等均未见明显异常。喉镜未见咽喉部占位,见咽反射减弱。脑电图未见明显异常。肌电图 3 Hz 重复电刺激动作电位波幅递减达 15％,10 Hz 重复电刺激动作电位波幅递减 33％。胸部 CT 发现胸腺增生。乙酰胆碱受体检测显示抗体浓度明显高于正常。新斯的明试验（＋）。诊断"重症肌无力（ⅡB中度全身型）"，给予"溴吡斯的明""泼尼松"等药治疗后，症状逐渐缓解。刻下：患者神疲，四肢乏力，声音低微，眼睑下垂，面色萎黄无华，伴心慌，少气懒言，面浮，纳呆便溏，寐欠安，舌淡苔薄白，脉细弱。

　　针对这名患者我们该如何进行中医诊断和治疗？怎样制订治疗方案并开具处方？

中医诊断：痿证，脾胃亏虚。

西医诊断：重症肌无力（ⅡB中度全身型）。

治则：补中益气，濡养筋骨。

药物处方：补中益气汤加减。

用药：黄芪 30 g　　党参 30 g　　升麻 12 g　　柴胡 15 g
　　　　陈皮 9 g　　　麦冬 15 g　　山萸肉 25 g　丹参 20 g
　　　　甘草 10 g　　当归 20 g　　酸枣仁 15 g

服药方法：14 帖，水煎服，一日 2 剂。

非药物处方

1. 针刺处方：肩髃、曲池、手三里、合谷、髀关、伏兔、阳陵泉、足三里、三阴交、脾俞、胃俞、百会、四神聪、神庭、膈俞、血海、中极、秩边、膀胱俞。

2. 推拿疗法：先指按揉百会、四神聪、神庭、印堂、太阳、鱼腰、角孙等穴位；再滚法及揉法于肩臂部，重点在三角肌部，并拿捏上臂部；按、弹拨肩井、肩髃、肩前、肩贞、天宗、秉风；最后揉法作用于大腿股四头肌处，点揉风市、伏兔、鹤顶、内外膝眼、阳陵泉、血海、梁丘、足三里、条口、丰隆、三阴交、解溪、厉兑、隐白等穴位。

3. 艾灸疗法：取脾俞、胃俞、足三里，麦粒灸每次 5～8 壮。

4. 穴位敷贴疗法：将中药葱白 30 g、冰片 9 g、田螺 50 g、鲜青蒿 30 g、甘草 20 g、甘遂 20 g，上药混合捣烂后敷于脐部，混匀涂抹在无菌纱布上，药膏纱布敷贴于神阙穴位并固定，时间 30 分钟。

操作：针刺每日 1 次，每次留针 30 分钟，14 天为一个疗程。头针平补平泻，其他穴位按辨证使用补泻手法。其余非药物治疗每周 1 次，2 周为一个疗程。

二诊：治疗后眼睑及全身乏力症状改善，吞咽及构音障碍好转，仍纳差、便溏、多梦、夜寐差，舌淡苔白，脉细数。

药物处方：上方黄芪加至 50 g，加珍珠母 30 g、炒白术 20 g、茯苓 20 g、炒谷芽 30 g。

非药物处方：同前。

三诊：全身乏力症状明显改善，吞咽及构音障碍好转，纳可，便可，眠可，舌淡红，苔薄白，脉平缓。

药物处方：同前。

非药物处方：同前。

按：该患者主诉"双眼睁眼无力伴言语含糊 3 月"，主要表现为神疲，四肢乏力，眼睑下垂,声音低微,少气懒言,面色萎黄无华,面浮,纳呆便溏,心慌,寐欠安,舌淡苔薄白,脉细弱。属于痿证,脾胃亏虚证。张志聪注释《素问·五藏生成》所说:"脾主运化水谷之精,以生养肌肉,故主肉。"脾胃的运化失常,水谷精微及津液的生成和传输障碍,肌肉得不到水谷精微的营养和滋润,必致瘦削,软弱无力,甚至废萎不用。该患者长期因工作劳累致素体虚弱,脾胃不能运化水谷,从而导致气血津液生化之源不足,筋骨肌肉失养,发为痿证。患者筋脉失养,故而四肢乏力,眼睑下垂;脾胃亏虚,失于运化,故纳呆便溏,面浮;脾胃运化失健,气血化生不足,气血亏虚,故声音低微,少气懒言,面色萎黄无华;心血不足致神疲,心慌,寐差;舌淡苔薄白,脉细弱为之佐证。治疗应以顾护中气为主要法则,拟补中益气,濡养筋骨,方选补中益气汤加减。方中黄芪味甘微温,入脾肺经,补中益气,升阳固表,故为君药;配伍人参、炙甘草、白术,补气健脾为臣药;当归养血和营,协人参、黄芪补气养血;陈皮理气和胃,使诸药补而不滞,共为佐药;少量升麻、柴胡升阳举陷,协助君药以升提下陷之中气,共为佐使;炙甘草调和诸药为使药。诸药合用,共奏补中益气,濡养筋骨之功,收效显著。

非药物治疗方面,针刺法补肩髃、曲池、手三里、合谷、髀关、伏兔,《素问·痿论》:"治痿独取阳明",阳明者,多气多血之经,气血旺盛方可濡养四肢,通利关节。故重取阳明经穴,健脾运胃,脾胃得运,四肢肌肉得养,痿废得健;补足三里、三阴交、阳陵泉,健脾运胃,补中益气,濡养四肢;补脾俞、胃俞、中极、秩边、膀胱俞,补肾强膝,濡养筋脉;补膈俞、血海,补血养血,疏通经络;平补平泻百会、四神聪、神庭,通督补阳,调衡气血。根据患者症状予推拿、艾灸、穴位敷贴疗法疏通经络,治疗四肢无力。诸法合用,濡养筋脉,补中益气,疏通经络。

附 名家医案选录

医案 1,邓铁涛儿童重症肌无力(少年型)治验案

娄某,男,15 岁。

1971 年 12 月 7 日初诊:患者于 3 个月前感冒发热后突然出现左眼睑下垂,早上轻,晚上重,继则眼球运动不灵活,上、下、内、外运动范围缩小。约经月余,右眼睑亦下垂,并有复视现象。经某医院检查 X 线示胸腺无增大,新斯的明试验诊为"重症肌无力",因抗胆碱酯酶药物治疗效差、易反复,且无法耐受药物不良反应前来就诊。现症见眼睑下垂,眼球运动不灵活,运动范围缩小,复视,身体其他部位肌肉未见累及,饮食、睡眠、呼吸、二便、肢体活动均正常,仅体力较差,舌嫩无苔而有裂纹,脉弱。辨为痿证,脾肾两虚。

处方:黄芪 10 g、升麻 9 g、白术 12 g、菟丝子 9 g、党参 15 g、桑寄生 18 g、当归 12 g、石菖蒲 9 g、柴胡 9 g、何首乌 9 g、橘红 5 g、紫河车 15 g、大枣 4 枚。90 剂,水煎服。每日开水送服六味地黄丸 18 g。

3 月 2 日二诊:经上述治疗 3 个月后,病情稍有好转,原晨起后约半小时即出现眼睑下垂,现眼睑下垂时间稍推迟,余症同前。上方黄芪倍量,每周6剂,每日一剂。另每周服后方1剂。

处方:党参9g、云苓9g、白术9g、炙甘草6g、当归6g、熟地黄15g、黄芪12g、白芍9g、五味子9g、肉桂心1.5g、麦门冬9g、川芎6g。水煎服。每日补中益气丸12g,另吞服。

6月6日三诊:上法治疗月余,症状明显好转,晨起眼睑正常,可维持至下午三时左右,两眼球活动范围增大,复视现象消失。服前方药3个月,除左眼球向上活动稍差外,其余基本正常。舌嫩苔少有裂纹,脉虚。治守前法。

处方:黄芪60g、白术12g、党参15g、当归12g、柴胡9g、升麻9g、枸杞子9g、大枣4枚、阿胶3g、橘红3g、紫河车粉6g(冲服)。水煎服。

另每周服下方1剂:枸杞子9g、云苓12g、淮山药12g、牡丹皮9g、山茱萸9g、熟地黄12g、生地黄12g、巴戟天6g。水煎服。

1973年3月四诊:服前方药半年多,两眼球活动及眼裂大小相同,早晚无异。嘱服上方2个月以巩固疗效。

追踪观察13年再无复发。

按:本案患者因感冒后眼睑下垂3月余就诊,患者体力较差,眼球活动范围受限,视物重影,舌嫩无苔而有裂纹,脉弱。属痿证之脾肾两虚证。眼睑属脾,因脾主肌肉,肌肉之精为约束,脾阳不足,清气不升,故提睑无力。正如《灵枢·大惑论》所云:"五脏六腑之精气,皆上注于目而为精。"并指出:"精之窠为眼,骨之精为瞳子,筋之精为黑,血之精为络,其窠气之精为白眼,肌肉之精为约束"。治宜大补脾气,使脾阳健运,清阳上升。方选补中益气汤加减。方中重用黄芪大补中气,益气升阳;党参补脾益气,助黄芪益气和中,佐以白术补脾;当归补血活血;陈皮理气,使以柴胡、升麻,升举清阳,配合主药提升下陷之阳气;首乌、熟地、阿胶、枸杞子等加强补血,使血旺气足;巴戟天、肉桂、菟丝子、紫河车等温补助阳药,使阳气生生不息。由于脾为后天之本,肾为先天之本,先天后天互相关联,痿证患者筋骨也常常受累,故予桑寄生补肝肾,强筋骨。诸药配伍,共奏补中益气,升阳举陷,强壮筋骨之功,得收良效。

出自:邓铁涛.重症肌无力治验案[J].中国民间疗法.2011,19(5):1.

医案2,倪光夏"醒神通阳"针刺法治疗痿证

李某,男,57岁。

2020年11月10日初诊:患者因"渐进性下肢无力,行走不稳,言语不清2年余,伴反应力减退1年,加重半年"就诊。2年前患者跌倒后出现渐进性行走不稳,言语不清,遂于当地医院就诊,磁共振示:桥小脑萎缩。诊断为多系统萎缩,予以治疗(具体不详)后症状好转出院。1年前除下肢无力、行走不稳、言语不清外,出现反应力、性功能减退,就诊于当地某医院查头颅磁共振成像+磁共振血管成像示:① 脑干及

小脑萎缩,考虑橄榄体脑桥小脑萎缩;② 右侧胚胎型大脑后动脉。诊断为多系统萎缩。近半年患者下肢无力,行走不稳,言语不清,反应力和性功能减退较前加重,遂至江苏省第二中医院针灸科门诊就诊。刻下:患者下肢无力,行走不稳,动作迟缓,言语不清,反应迟钝,情绪低落,神疲,语声低微,纳寐尚可,大便硬结、小便调,舌淡,苔白、边尖有瘀点,脉细弱无力。否认家族遗传病史。查体:神清,言语不清,反应迟钝,计算力、定向力、记忆力减退。四肢肌力、肌张力、深浅感觉无明显异常,四肢腱反射活跃。左侧病理征(+),右侧病理征(±),双侧指鼻试验、跟-膝-胫试验不稳,直线行走不稳,闭目难立征(+)。辨为痿证,肝肾亏虚。拟补益肝肾,醒神通阳。

针刺取穴:主穴:百会、四神聪、风府、风池、天柱、完骨、水沟、曲池、合谷、伏兔、梁丘、阳陵泉、足三里、丰隆、三阴交、内庭、腰夹脊穴,配穴:枕下旁线、肝俞、肾俞、秩边、委中、膻中、太冲、太溪。

操作:主穴按醒神通阳针刺法针刺:枕下旁线平刺 30～40 mm,肝俞斜刺 12～25 mm,肾俞直刺 12～25 mm,秩边直刺 70～73 mm,以针感下传至足跟为度,委中直刺 25～40 mm,行提插泻法,以肢体抽动为度,膻中平刺 12～20 mm,得气后行捻转泻法,太冲、太溪直刺 12～20 mm,太冲得气后行捻转泻法,太溪得气后行捻转补法。上述诸穴均留针 30 分钟,每 10 分钟行针 1 次。每隔 2 日治疗 1 次,1 个月为 1 个疗程。

1 个月后复诊:经一个疗程治疗后下肢无力、行走不稳、言语不清、反应迟钝、情绪低落等较前明显改善。双侧轮替试验、跟-膝-胫试验较前稳准,继续当前治疗。

1 个月后三诊:经 3 个疗程治疗后,患者行走较前平稳,动作较前敏捷,言语表达清晰度接近常人,双侧轮替试验、跟-膝-胫试验较前稳准,闭目难立征试验中睁眼闭眼摇晃幅度减小,余同前。

按:"脑为元神之府",醒神即醒神开窍,脑醒则神调,神调则神明得制,神明得制则脏腑各司其职,机体"阴平阳秘"。因此,倪光夏教授在治疗痿证时,尤为重视脑神和阳气的作用,还强调"治痿独取阳明",提出醒神通阳的治疗原则。百会、四神聪开窍通络,宁神安神;风府、风池、完骨、天柱位于颅脑底部,"腧穴所在,主治所及",共奏健脑养神,通关利窍之功;水沟为督脉、手足阳明经之会,可醒神通阳;极泉疏通上肢经络;三阴交不仅调补肝脾肾以充养髓海,还可以疏通下肢经络。上述诸穴为醒神方,从"醒脑开窍"针刺法化裁而来,起到以脑统神,以神统针,以针调神之效。倪光夏教授根据"治痿独取阳明"和"阳气者,精则养神,柔则养筋"提出通阳治则,即调节阳气以养神、柔筋。肩髃、曲池、合谷位于上肢,为手阳明经穴;伏兔、梁丘、足三里位于关节和肌肉丰厚的部位,即宗筋所在之处,调节宗筋功能;阳陵泉为筋之会,总调肢体筋脉。在痿证的治疗中阳气化生功能正常才能生化水谷精微,从而神有所养,筋有所柔,最终形神一体,形与神俱。

出自:宋扬扬,倪光夏.倪光夏教授醒神通阳针刺法治疗痿证的临床经验[J].中国针灸.2020(4):411－413.

第十章 郁 证

······················· 一、概 述 ·······················

1. 基本概念

郁证是以心情抑郁,情绪不宁,胸部满闷,胁肋胀痛,或易怒易哭,或咽中如有异物梗阻等症为临床表现的一类病证,主要由于情志不遂,气机郁滞所致。郁证与西医抑郁障碍相类似。据统计,全世界有超过 3 亿抑郁症患者,且全球每年有近 80 万人因抑郁症自杀身亡,该病占全球非致命性疾病总负担的 10%,给人类的身体健康和财产均造成极大损失。本病相当于西医学中的抑郁障碍、产后抑郁、更年期综合征等疾病。

2. 历史沿革

郁证首见于《内经》,创立"五郁";汉代张仲景提出"脏躁"和"梅核气"两种经典郁证病症;元代朱丹溪提出"六郁"学说,并创制"越鞠丸""六郁汤"等治疗"六郁"的代表方剂;明代虞抟首次将"郁证"列为病名;清代叶天士重视精神疗法在郁证治疗中的作用;清代王清任提出了"血瘀致郁论",创制了多个活血化瘀的经典方剂。

表 352　郁证的历史沿革

朝 代	医家/著作	观 点	原 文
春秋至战国	《内经》	创立了"五郁",即"木郁、火郁、土郁、金郁、水郁"	● 《素问·六元正纪大论》:"木郁达之,火郁发之,土郁夺之,金郁泄之,水郁折之。" ● 《素问·举痛论》:"思气结者,思则身心有所止,气留不行,故气结矣。"
汉代	张仲景	记载了郁病重要的两种病症:脏躁和梅核气	● 《金匮要略·妇人杂病脉证并治》:"妇人脏躁,喜悲伤欲哭,象如神灵所作,数欠伸。" ● 《金匮要略·妇人杂病篇》:"咽中如有炙脔。"

朝 代	医家/著作	观 点	原 文
元代	朱丹溪	• 认为郁为百病之源 • 提出气郁、湿郁、痰郁、热郁、血郁、食郁之"六郁"学说 • 创制"越鞠丸""六郁汤"等治疗"六郁"的经典方剂	• 《丹溪心法·六郁》:"气血冲和,万病不生,一有怫郁,诸病生焉。" • 《丹溪心法·六郁》:"当升者不得升,当降者不得降,当变化者不得变化也,传化失常。六郁之病见矣。气郁者……湿郁者……痰郁者……热郁者……血郁者……食郁者……"
明代	虞抟	首次提出"郁证"之病名	《医学正传·郁证》:"郁者,病结不散也。"
明代	张景岳	• 系统地阐明了"情志之郁",并将其和"五郁"区分 • 提出"怒郁""思郁""忧郁"三种郁证	• 《景岳全书·郁证》:"凡五气之郁,则诸病皆有,此因病而郁也;至若情志之郁,则总由乎心,此因郁而病也。" • 《景岳全书》:"兹予辩其三证,庶可无误,盖一曰怒郁,二曰思郁,三曰忧郁。"
清代	叶天士	• 认为郁证多为"情志之郁",并指出了其病因及治疗法则 • 重视精神疗法在郁证治疗中的作用	• 《临证指南医案·郁》:"不知情志之郁,由于隐情曲意不伸,故气之升降开合枢机不利。" • 《临证指南医案·郁》:"郁证全在病者能移情易性。"
清代	王清任	提出了"血瘀致郁论"	《医林改错·血府逐瘀汤所治症目》:"瞀闷,即小事不能开展,即是血瘀……急躁,平素和平,有病急躁,是血瘀。"
近现代	邓铁涛等总结前人经验,结合现代医学知识,认识到郁证主要是起于脏腑气机阻滞,气血津液运行紊乱,失其通畅调达的一类病证,提出以理气开郁、条畅气机为基本原则,形成较全面的郁证辨证论治		

二、病机分析

郁证病位在脑,与心、肝、脾、肾关系密切。病性为虚实两端,初起以气滞为主,兼血瘀、化火、痰结和食滞等,属实证;后期或因火郁伤阴而导致阴虚火旺、心肾阴虚之证,或因脾伤气血生化不足,心神失养,而导致心脾两虚之证。气机失常,脏腑阴阳气血失调为其基本病机。

1. 肝气郁结

情志失调→肝失条达→气机不畅 { 肝气郁结 / 气滞则血行不畅 / 气郁日久化火 / 气郁津行不畅→聚而成痰 } 郁证

2. 思虑伤脾

思虑不解→脾气郁结→脾失健运 ⎰ 食积不消
⎱ 水湿内停→聚湿成痰 ⎰ 郁证
⎱ 气血生化乏源→心脾两虚 ⎰

3. 脏气素虚

心胆素虚 ⎰
精神刺激 ⎱ 损伤心神→心失所养→郁证

三、类证鉴别和鉴别诊断

1. 类证鉴别

本病应与虚火喉痹、噎膈、癫证等进行鉴别。

（1）梅核气与虚火喉痹

表 353　梅核气与虚火喉痹鉴别

疾 病	共 同 点	不 同 点
梅核气	皆有咽部异物感	多见于青中年女性，因情志抑郁而起病，自觉咽中有物梗塞，但无咽痛及吞咽困难，咽中梗塞的感觉与情绪波动有关，在心情愉快、工作繁忙时，症状可减轻消失，而当心情抑郁或注意力集中咽部时，则梗塞感觉加重
虚火喉痹		多见于青中年男性，多因感冒、长期吸烟饮酒及嗜食辛辣食物而引发，尚觉咽干、灼热、咽痒，咽部症状与情绪无关，但过度辛劳或感受外邪则易加剧

（2）梅核气与噎膈

表 354　梅核气与噎膈鉴别

疾 病	共 同 点	不 同 点
梅核气	皆有咽中有物梗塞感	咽中梗塞的感觉与情绪波动有关，无吞咽困难
噎膈		多见于中老年人，男性居多，梗塞的感觉主要在胸骨后的部位，与情绪波动无关，吞咽困难的程度日渐加重，食管检查可有异常发现

（3）脏躁与癫证

表 355 脏躁与癫证鉴别

疾 病	共 同 点	不 同 点
脏躁	与五志过极、七情内伤有关,临床表现都有心神失常症状	多发于青中年妇女,在精神因素的刺激下呈间歇性发作,在不发作时可如常人,表现为情绪不稳定,烦躁不宁,易激惹,易怒善哭,时作欠伸,但具有自知和自控能力
癫证		多发于青壮年,男女发病率无显著差别,病程迁延,主要表现为表情淡漠、精神错乱、沉默痴呆、静而多喜、失去自控能力、心神失常等症状,极少自行缓解

2. 鉴别诊断

本病应与继发性焦虑障碍、创伤后应激障碍、精神分裂症、双相情感障碍等疾病相鉴别。

四、诊断依据

1. **临床表现**：郁证通常指抑郁障碍。抑郁障碍的表现常分为核心症状、心理症状及躯体症状群三个方面。核心症状分为心境低落、兴趣减退及快感缺失；心理症状分为思维迟缓、认知功能损害、负性认知模式、自责自罪、自杀观念和行为、精神运动性迟滞或激越、焦虑、精神病症状及自制力缺乏；躯体症状表现为睡眠障碍、自主神经功能紊乱相关症状、进食紊乱、精力下降及性功能障碍等。

2. **既往史**：部分郁证患者有垂体功能减退、甲状腺功能减退等病史；产后哺乳期妇女也易罹患此病；郁证患者有一定家族史。另外,社会心理学因素是郁证的重要影响因素,包括人格特征、家庭环境、应激性生活事件、社会支持、应对方式等。

3. **实验室检查**：多数抑郁患者的实验室检查多无异常,但对于初次就诊的抑郁患者也应完善相关检查,以排除一些继发因素所致的抑郁,如甲状腺功能、皮质激素等。此外,抑郁障碍患者可能存在下丘脑-垂体-肾上腺轴功能障碍,可通过监测血浆皮质醇含量及24小时尿17羟皮质类固醇水平发现该轴的功能异常。还有部分抑郁障碍患者脑脊液中促肾上腺皮质激素释放激素水平升高。

4. **影像学检查**：磁共振成像关于抑郁障碍脑结构和功能影像学主要涉及两个神经环路,一是以杏仁核和内侧前额叶皮质为中心的内隐情绪调节环路,包括海马、腹内侧前额叶皮质、前扣带皮质、背侧前额叶皮质等,该环路主要受五羟色胺调节。二是以腹侧纹状体/伏隔核、内侧前额叶皮质为中心的奖赏神经环路,该环路主要受多巴胺调节。抑郁障碍患者这两个环路都存在神经递质浓度、对负性/正性刺激的反应、静息功能连接、白质神经纤维、灰质体积、脑代谢等多个水平的异常,且可能分别涉及不同临床症状。此外,正电子发射断层扫描、单光子发射计算机断层成像、磁共振波谱等神经影像学技术也给出了抑郁障碍脑内生化物质代谢异常的证据。

5. 量表评估:抑郁症评定量表一般包括自评量表和他评量表。常用的自评量表有抑郁自评量表、贝克抑郁症自评量表、抑郁症筛查量表等。常用的他评量表有汉密尔顿抑郁量表、蒙哥马利抑郁量表、医院用焦虑抑郁量表、老年抑郁调查量表等。

五、常见证型

以气郁、血瘀、化火、食积、湿滞、痰结为病理因素者多属实证,实证病程较短,表现为精神抑郁,胸胁胀痛,咽中梗塞,时欲叹息,脉弦或滑;久病伤及心、肝、脾等脏腑致气血、精血亏虚者属虚证,虚证病已迁延,可见精神不振、心神不宁、虚烦不寐、悲忧善哭。

表 356　郁证的常见证型

证　型	证　候
肝气郁结	精神抑郁,情绪不宁,胸部满闷,胁肋胀痛,痛无定处,脘闷嗳气,不思饮食,大便不畅,女子月经不调,舌质淡红,苔薄腻,脉弦
气郁化火	情绪不宁,急躁易怒,胸肋胀满,口苦而干,或头痛、目赤、耳鸣,或嘈杂吞酸、大便秘结,舌质红,苔黄,脉弦数
痰气郁结(梅核气)	精神抑郁,胸部闷塞,胁肋胀满,咽中如有物梗塞,吞之不下,咯之不出,苔白腻,脉弦滑
心神失养(脏躁)	精神恍惚,心神不宁,多疑易惊,悲忧善哭,喜怒无常,或时时欠伸,或手舞足蹈,骂詈喊叫等,舌质淡,苔薄白,脉弦细。此证多见于女性,常因精神刺激而诱发
心脾两虚	情绪不宁,多思善疑,头晕神疲,心悸胆怯,失眠健忘,纳差,面色无华,舌质淡,苔薄白,脉细弱
心肾阴虚	虚烦少寐,惊悸多梦,头晕耳鸣,健忘,腰膝酸软,五心烦热,盗汗,口咽干燥,男子遗精,女子月经不调,舌质红,少苔或无苔,脉细数

六、郁证的中医治疗

（一）药物辨证论治

1. 肝气郁结证

表 357　肝气郁结证选方

选　　方	组　　成	功用/主治	随 证 加 减
柴胡疏肝散 （《证治准绳》）	柴胡、陈皮各 12 g，香附、川芎、枳壳、芍药各 9 g，炙甘草 6 g	● 功用：疏肝解郁，理气和中 ● 主治：肝气郁结	● 食滞腹胀者，加神曲、山楂、麦芽、鸡内金消食除胀 ● 脘闷不舒者，加旋覆花、代赭石、半夏降气消痞 ● 腹胀腹痛腹泻者，加苍术、厚朴、茯苓、乌药健脾燥湿 ● 气郁明显者，重用香附，加厚朴、木香、枳实理气和中 ● 血瘀明显者，重用川芎，加赤芍、桃仁、红花活血化瘀 ● 火热内盛者，重用山栀，加黄连、黄芩清热泻火
	方解：方以柴胡为君，调肝气，散郁结；香附为臣，既疏肝解郁，又理气止痛；川芎开郁行气，活血止痛；佐以陈皮理气行滞和胃；枳壳理气宽中，行气消胀，与陈皮相伍以理气行滞调中；白芍、甘草养血柔肝，缓急止痛。诸药相合，共奏疏肝行气，活血止痛之功		
越鞠丸 （《丹溪心法》）	香附、川芎、苍术、神曲、栀子各 10 g	● 功用：行气解郁 ● 主治：郁证	
	方解：香附疏肝解郁，以治气郁；川芎活血祛瘀，以治血郁，又可助香附行气解郁之功；栀子清热泻火，以治火郁；苍术燥湿运脾，以治湿郁；神曲消食导滞，以治食郁。诸法并举，重在调理气机		

2. 气郁化火证

表 358　气郁化火证选方

选　　方	组　　成	功用/主治	随 证 加 减
加味逍遥散 （《内科摘要》）	当归、芍药、茯苓、炒白术各 15 g，柴胡、丹皮、炒山栀各 12 g，炙甘草 9 g	● 功用：疏肝解郁，清肝泻火 ● 主治：肝脾血虚	● 口苦便秘者，加龙胆草、大黄利胆通便 ● 胁肋疼痛、嘈杂吞酸、嗳气、呕吐者，加黄连、吴茱萸清泻肝火 ● 头痛、目赤、耳鸣者，加菊花、钩藤平肝泻火 ● 胸胁疼痛，可加柴胡、郁金、香附等疏肝开郁
	方解：逍遥散疏肝解郁，加丹皮，能入肝胆血分者，清泻肝胆之热邪；加山栀，亦入营分，能引上焦心肺之热下行；二味配合逍遥散，自能解郁散火，火退则诸症可愈		
金铃子散 （《太平圣惠方》）	金铃子、延胡索各 30 g	● 功用：疏肝泄热，活血止痛 ● 主治：肝郁化火	

续　表

选　　方	组　　成	功用/主治	随证加减
	方解：金铃子味苦性寒，善入肝经，疏肝气，泻肝火；延胡索辛苦而温，行气活血，长于止痛。两药合用，既可行气止痛，又能疏肝泄热		• 脘腹疼痛，可加木香、砂仁、陈皮等化湿理气 • 痛经，加当归、益母草、香附行气通经

3. 痰气郁结证

表 359　痰气郁结证选方

选　　方	组　　成	功用/主治	随证加减
半夏厚朴汤 （《金匮要略》）	半夏、茯苓各 12 g，厚朴 9 g，生姜 15 g，苏叶 6 g	• 功用：行气开郁，化痰散结 • 主治：梅核气	• 烦躁、口苦、呕恶、舌红苔黄腻者，可去生姜，加竹茹、瓜蒌仁、黄连清热除烦止呕 • 湿郁气滞而兼胸脘痞闷、嗳气、苔腻者，可加香附、佛手、苍术燥湿理气 • 气郁明显者，重用香附，加厚朴、木香、枳实理气开郁 • 火热内盛者，重用山栀，加黄连、黄芩清火泄热 • 饮食积滞明显者，重用神曲，加麦芽、山楂、莱菔子消食导滞
	方解：半夏辛温入肺胃，化痰散结，降逆和胃；厚朴苦辛性温，下气除满，助半夏散结降逆；茯苓甘淡渗湿健脾，以助半夏化痰；生姜辛温散结，和胃止呕，且制半夏之毒；苏叶芳香行气，理肺舒肝，助厚朴行气宽胸，宣通郁结之气。诸药合用，辛开苦降，化痰降逆，则痰气郁结之证可解		
越鞠丸 （《丹溪心法》）	香附、川芎、苍术、神曲、栀子各 10 g	• 功用：行气解郁 • 主治：郁证	
	方解：香附疏肝解郁，以治气郁；川芎活血祛瘀，以治血郁，又可助香附行气解郁之功；栀子清热泻火，以治火郁；苍术燥湿运脾，以治湿郁；神曲消食导滞，以治食郁。诸法并举，重在调理气机		

4. 心神失养证

表 360　心神失养证选方

选　　方	组　　成	功用/主治	随证加减
甘麦大枣汤 （《金匮要略》）	甘草 9 g，淮小麦 30 g，大枣 10 枚	• 功用：补气健脾，养心安神 • 主治：心脾两虚，脏躁之不寐	• 躁扰失眠者，加酸枣仁、柏子仁、茯神、远志养心安神 • 血虚生风，而见手足蠕动或抽搐者，加当归、生地黄、珍珠母、钩藤养血平肝熄风
	方解：淮小麦养心阴，益心气，安心神，除烦热；甘草补益心气，和中缓急；大枣甘平质润，益气和中，润燥缓急。三药合用，养心安神，和中缓急		

5. 心脾两虚证

表 361 心脾两虚证选方

选 方	组 成	功用/主治	随证加减
归脾汤 (《济生方》)	白术、茯神、黄芪、龙眼肉、酸枣仁各 30 g,人参 15 g,木香 9 g,炙甘草 6 g,当归、远志各 3 g	● 功用:益气补血,健脾养心 ● 主治:气血亏虚证,心脾两虚之不寐	● 心胸郁闷、情志不舒者,加郁金、香附、佛手疏肝理气 ● 头晕头痛者,加川芎、白芷、天麻 ● 脾虚重者,加人参、白术、茯苓、山药补气健脾 ● 躁扰失眠者,加酸枣仁、柏子仁、茯神、远志宁心安神
	方解:黄芪、人参、白术补脾益气;龙眼肉补益心脾,养血安神;茯神、酸枣仁补心安神;当归滋养营血;远志交通心肾,宁心安神;木香理气醒脾;炙甘草调和诸药;生姜、大枣调和营卫。诸药合用,益气养血,养心安神		
甘麦大枣汤 (《金匮要略》)	甘草 9 g,淮小麦 30 g,大枣 10 枚	● 功用:补气健脾,养心安神 ● 主治:心脾两虚,脏躁之不寐	
	方解:淮小麦养心阴,益心气,安心神,除烦热;甘草补益心气,和中缓急;大枣甘平质润,益气和中,润燥缓急。三药合用,养心安神,和中缓急		

6. 心肾阴虚证

表 362 心肾阴虚证选方

选 方	组 成	功用/主治	随证加减
天王补心丹 (《校注妇人良方》)	酸枣仁、柏子仁、当归身、天冬、麦冬各 15 g,生地 12 g,人参、丹参、玄参、白茯苓、五味子、远志、桔梗各 9 g	● 功用:滋阴养血,补心安神 ● 主治:阴虚血少,神志不安	● 心肾不交而见心烦失眠、多梦遗精者,可合用交泰丸 ● 烦渴者,加天花粉、知母生津除烦 ● 遗精较频者,加芡实、莲须、金樱子涩精止遗 ● 阴虚火旺盛者,加知母、黄柏清泻相火 ● 脾虚气滞者,加焦白术、砂仁、陈皮健脾行滞
	方解:生地黄滋阴养血,壮水以制虚火;天冬、麦冬滋阴清热;酸枣仁、柏子仁养心安神;当归补血润燥,共助生地滋阴补血;玄参滋阴降火;茯苓、远志养心安神;人参补气生血,安神益智;五味子敛心气,安心神;丹参清心活血;朱砂镇心安神;桔梗载药上行以使药力缓留于心经。诸药合用,滋阴养血,补养心神		
六味地黄丸 (《小儿药证直诀》)	熟地黄 24 g,山黄肉、山药各 12 g,泽泻、茯苓、丹皮各 9 g	● 功用:滋补肝肾,补心安神 ● 主治:肝肾阴虚,神志不宁	

续　表

选　　方	组　　成	功用/主治	随证加减
	方解：熟地黄滋阴补肾,填精益髓,为君药;山萸肉补养肝肾,并能涩精;山药补益脾阴,亦能固精,共为臣药。三药相配,滋养肝脾肾,称为"三补"。泽泻利湿泄浊,并防熟地黄之滋腻恋邪;牡丹皮清泻相火,并制山萸肉之温涩;茯苓淡渗脾湿,并助山药之健运。三药为"三泻"。六味合用,补养肝肾,滋阴填精,养心安神		

（二）非药物治疗

郁证的常用非药物疗法包括针刺疗法、刺血疗法、按摩疗法、艾灸疗法、拔罐疗法、透药疗法、穴位敷贴疗法等。

1. 针刺疗法

表 363　郁证针刺疗法应用

主穴		百会、印堂、神门、太冲、内关、膻中
随证配穴	肝气郁结	加期门、肝俞
	痰气郁结	加丰隆、中脘
	气郁化火	加行间、侠溪
	心脾两虚	加心俞、脾俞
	肝肾亏虚	加肝俞、肾俞
	忧郁伤神	加通里、心俞
随症配穴	胸胁胀满	毫针取肺俞、脾俞、肾俞
	急躁易怒	毫针取绝骨、大椎、命门、委中
	头痛	毫针取太阳、率谷、印堂、鱼腰
	失眠	● 毫针取劳宫、四神聪、内关、神门、申脉、照海 ● 头针取额中线、额旁 1 线
	失眠健忘	毫针取内关、安眠、郄门、厥阴俞、心俞
	易惊	毫针取心俞、胆俞、神门、足窍阴
	消化不良	毫针取中脘、建里、天枢、足三里
	咽中异物感	毫针取廉泉、天容、天突、膻中、足三里、太冲
操作		同前(见第一章"中风")

2. 刺血疗法

表 364　郁证刺血疗法应用

常用方法	取肺俞、脾俞、肝俞、肾俞、大肠俞，点刺放血，隔日 1 次，5 次为一个疗程	
随症配穴	咽中异物感	加双侧肝俞、廉泉、咽安 2 号穴（颈侧下颌角前下方，距下颌角向颈前正中线旁开 0.5 寸）放血
	胸胁胀满	加膻中、期门、太冲放血

3. 按摩疗法

表 365　郁证按摩疗法应用

取穴及方法	头面部	指按揉神庭、印堂、太阳、百会、四神聪等穴位；双手扫散法从前额部至头顶
	肩颈部	擦法和一指禅推法作用于患者颈部、肩部；拿揉颈项部，并可配合颈项部屈伸运动
	胸腹部	一指禅推法作用于膻中、中脘、天枢、气海、关元穴；掌摩胃脘部，摩腹顺序为胃脘部-上腹-脐部-小腹-右下腹-右上腹-左上腹-左下腹，使热量渗透于胃腑
	背腰部	一指禅推法作用于背部脊柱两旁膀胱经第 1 侧线，从肝俞至三焦俞穴；按揉心俞、肝俞、厥阴俞、脾俞、胃俞、肾俞等背俞穴
	四肢部	● 上肢：擦法作用于肩井及肩关节周围；按揉肩内陵、曲池、合谷 ● 下肢：按揉伏兔、梁丘、两膝眼、足三里、解溪、太冲等穴位；拿委中、承山、昆仑、太溪穴
步骤	先按摩患者的头面部和肩颈部，再按背腰部，最后按胸腹部和四肢	
力度	同前（见第一章"中风"）	
频次	同前（见第一章"中风"）	

4. 艾灸疗法

表 366　郁证艾灸疗法应用

常规灸法	● 取肺俞、脾俞、肝俞、神阙、神门、太冲等穴位 ● 神阙用隔盐灸 ● 多灸头部、背部，缓解症状	
随证取穴	肝气郁结	取肝俞、期门、太冲，艾条灸每次 3～5 壮
	痰气郁结	取丰隆、三阴交，艾条灸每次 3～7 壮

	心脾两虚	取心俞、脾俞,艾条灸每次5～9壮
随证取穴	肝肾亏虚	取肝俞、肾俞、太溪,艾条灸每次5～7壮
	忧郁伤神	取百会、四神聪、劳宫,艾条灸每次5～9壮
	食欲减退	取足三里、中脘、关元、气海、三阴交,麦粒灸每次10壮
随症取穴	眩晕	取百会,回旋灸每次5～7壮
	咽中异物感	取膻中、中脘,麦粒灸每次3～5壮

5. 拔罐疗法

表 367　郁证拔罐疗法应用

	食欲减退	● 取天枢、关元、足三里、上巨虚 ● 操作:采用小口径火罐,各穴位闪罐操作5次,约10～15分钟
随症取穴	闷闷不乐	● 取心俞、阳池、风市、伏兔、阳陵泉、丘墟 ● 操作:拔罐留置8～10分钟
	易惊	● 以背部督脉及背俞穴为主 ● 操作:选取背部督脉及两侧膀胱经进行吸拔,拔罐留置5～10分钟

6. 透药疗法

表 368　郁证透药疗法应用

	易做噩梦	● 取穴:双侧安眠 ● 中药:当归30 g、黄芪20 g、五味子15 g、川芎15 g、酸枣仁15 g、合欢花20 g、夜交藤10 g、肉桂6 g ● 操作:将中药磨成粉,与适量蜂蜜调和,制成药饼,使用透药治疗仪治疗
随症取穴	咽中异物感	● 取穴:廉泉 ● 中药:红参6 g、当归12 g、广木香10 g、赤芍10 g、郁金10 g、柴胡6 g、五味子6 g、代代花6 g、炙甘草6 g、柿叶6 g、橘络6 g、全瓜蒌10 g、竹茹10 g ● 操作:将中药磨成粉,与适量食醋调和,制成药饼,使用透药治疗仪治疗

7. 穴位敷贴疗法

表 369 郁证穴位敷贴疗法应用

随症取穴	不思饮食	<ul><li>取穴:天枢、章门、中脘、关元、足三里</li><li>中药:肉桂 15 g、吴茱萸 20 g、豆蔻 12 g、丁香 9 g、生芥子 12 g、细辛 3 g</li><li>操作:将中药打粉后用姜汁调成膏药,混匀涂抹在无菌纱布上,药膏纱布敷贴于上述穴位并固定,时间 20～30 分钟</li></ul>
	咽中异物感	<ul><li>取穴:天突、大椎、足三里</li><li>中药:白芥子 30 g、半夏 12 g、细辛 12 g、冰片 5 g</li><li>操作:将中药打粉后用食醋调成膏药,混匀涂抹在无菌纱布上,药膏纱布敷贴于上述穴位并固定,时间 30 分钟</li></ul>
	入睡后易惊醒	<ul><li>取穴:神阙</li><li>中药:当归 30 g、黄芪 20 g、五味子 15 g、川芎 15 g、酸枣仁 15 g、合欢花 20 g、夜交藤 10 g、肉桂 6 g</li><li>操作:将中药打粉后用姜汁调成膏药,混匀涂抹在无菌纱布上,药膏纱布敷贴于上述穴位并固定,时间 40 分钟</li></ul>

七、病案举例

患者王某,女,27 岁,2022 年 6 月 6 日初诊。本次因"心情抑郁伴夜眠欠佳 2 月余"来院就诊。患者 2022 年 3 月 27 日 15 点 45 分于当地妇婴保健院顺产一女婴。由于女婴吸入羊水及胎粪导致"新生儿吸入性肺炎",患者得知情况后担心女儿的病情,整天闷闷不乐,自责内疚,且因疫情原因长期居家隔离不能外出,整天胡思乱想,忧心忡忡。后渐起失眠,主要为入睡困难,眠浅易醒,醒后难眠,甚至彻夜难眠,次日精力差,多伴头晕头痛,平日情绪低落,有时脾气急躁,易激惹,且反应迟钝,注意力较差。故来神经内科就诊。查体无殊。急查血生化、头颅 CT、心电图均正常。无糖尿病、高血压、冠心病等慢性病史,无烟酒嗜好及毒物接触史。独生女,与家人关系一般,平日个性要强,感情细腻脆弱。15 岁月经初潮,月经周期 28 天,规律,月经期 5～6 天,平素月经量中等,无明显痛经。25 岁结婚,丈夫现 30 岁,体健。否认两系三代有精神异常和癫痫患者,无近亲婚配史。刻下:神情淡漠,精神恍惚,喜怒无常,悲伤欲哭,烦躁不安,失眠多梦,心悸心慌,纳差,二便尚调,舌淡红苔少,脉细数。

针对这名患者我们该如何进行中医诊断和治疗? 怎样制订治疗方案并开具处方?

中医诊断:郁病,心神失养证。

西医诊断:抑郁障碍。

治则:甘润缓急,养心安神。

药物处方：甘麦大枣汤加减。

用药：甘草9g　　　淮小麦30g　　　大枣10枚　　　酸枣仁20g

　　　　柏子仁20g　　茯神15g

服药方法：14帖，水煎服，一日2剂。

非药物处方

1. 针刺处方：百会、印堂、神门、太冲、内关、膻中、期门、肝俞、心俞、肺俞、脾俞、肾俞、安眠、郄门、额中线（头针）、额旁1线（头针）。

2. 刺血疗法：喜怒无常加膻中、期门、太冲放血。

3. 推拿疗法：先指按揉神庭、印堂、太阳、百会、四神聪等穴位；再按揉肩内陵、曲池、合谷；最后按揉伏兔、梁丘、两膝眼、足三里、解溪、太冲等穴位。

4. 拔罐疗法：取背部督脉及背俞穴为主，留罐10～15分钟。

5. 透药疗法：将中药当归30g、黄芪20g、五味子15g、川芎15g、酸枣仁15g、合欢花20g、夜交藤10g、肉桂6g磨成粉，与适量蜂蜜调和制成药饼，贴于双侧安眠穴，使用透药治疗仪治疗。

操作：针刺每日1次，每次留针30分钟，7天为一个疗程。头针平补平泻，其他穴位按辨证使用补泻手法。其余非药物治疗每周1次，2周为一个疗程。

二诊：治疗后患者烦躁，喜怒无常有所好转，时有乏力，失眠，胃纳可，二便尚调，舌淡苔薄白，脉弦细。

药物处方：上方加制首乌15g、生龙骨30g、生牡蛎30g，续14帖。

非药物处方：同前。

三诊：患者抑郁情况较前明显改善，夜眠好转，舌淡红，苔薄白，脉弦。

药物处方：上方续14帖，以巩固疗效。

非药物处方：同前。

按：本案患者本次因心情抑郁伴夜眠欠佳2月余来院就诊。表现为神情淡漠、精神恍惚、喜怒无常、悲伤欲哭、烦躁不安、失眠多梦、心悸心慌、纳差、二便尚调、舌淡红苔少、脉细数，属郁证之心神失养证。《杂病源流犀烛·诸郁源流》曰："诸郁，脏气病也。其原本于思虑过深，更兼脏器虚弱，故六郁之病生焉。六郁者，气、血、湿、热、食、痰也。"气郁、血郁、火郁主要与肝有关，食郁、湿郁、痰郁主要与脾有关，而虚证主要与心关系密切。该患者近期妊娠并顺产一女婴，体质虚弱，且因女婴病情耿耿于怀，终致心神失养，精神恍惚，喜怒无常，悲伤欲哭，烦躁不安，失眠多梦，心悸心慌，纳差，舌淡红苔少，脉细数，是心神失养之佐证。治宜养心安神，方选甘麦大枣汤加减，淮小麦为君药，养心阴，益心气，安心神，除烦热；甘草补益心气，和中缓急，为臣药；大枣甘平质润，益气和中，润燥缓急；酸枣仁、柏子仁、茯神、制首乌养心安神；生龙骨、生牡蛎重镇安神。全方以甘润缓急，养心安神为主要治法，切合病机，取得较好疗效。

非药物治疗方面，针刺法补百会、印堂、额中线、额旁1线，疏通阳气，振奋神机；补神门、内关、安眠、郄门，宁心安神，理气解郁；泻太冲、膻中、期门，疏肝理气，解郁除烦；补肝俞、肺俞、心俞、脾俞、肾俞,滋养五脏,理气和血;根据患者症状予刺血、推拿、拔罐、透药疗法宁心安神,理气解郁,治疗喜怒无常、烦躁、乏力、失眠等症。诸法合用,解郁除烦,宁心安神。

附 名家医案选录

医案1,胡建华从心论治郁证案

杨某,女,52岁。

2003年10月21日初诊:患者既往有抑郁症史,在胡老处服用中药后缓解。此次因退休后,自觉有失落感而复发。8年前全子宫切除史。初诊:情绪低落,自责自卑,睡眠不安,烦躁恐惧,脉细,舌质右侧灰色斑块。辨为郁证,心气不足,肝气不舒。

处方:柴胡12g、郁金12g、枳实12g、竹茹6g、天竺黄9g、炙甘草9g、淮小麦30g、大枣5g、淫羊藿9g、肉苁蓉15g、炒枣仁20g、知母15g、百合15g、生南星20g。水煎服。

12月2日二诊:情绪明显好转,自责自卑感消失,眠安,目酸头晕,大便正常,口腔溃疡,脉细,苔薄腻。患者久病,多思多虑伤脾,脾气亏虚,阴气不足,原方去枣仁,加党参15g、太子参15g,益气健脾养阴。

2月10日三诊:情绪愉悦,自卑感消失,眠安纳佳,亦无目酸头晕,大便正常,偶发口腔溃疡,脉细,苔薄腻。心苦急,食酸甘以收敛,原方去南星、党参、太子参、天竺黄,加玄参15g、白芍30g、杞菊各15g。

4月20日四诊:情绪愉悦,醒后难寐,头晕,舌肿,吃油腻即泻,右脚有脓疱,脉细,苔薄。再予疏肝安神,滋阴清热。

处方:柴胡12g、郁金12g、枳实12g、竹茹6g、炙甘草9g、淮小麦30g、大枣5g、淫羊藿9g、肉苁蓉15g、知母15g、百合15g、杞菊各15g、银花15g、地丁草30g、生南星20g。水煎服。

按:本案患者近期情绪低落,自责自卑,睡眠不安,烦躁恐惧,脉细,舌质右侧灰色斑块。属郁证之心气不足,肝气不舒。心气不足,肝气不舒,故情绪低落,烦躁恐惧,睡眠不安,脉细,舌质右侧灰色斑块是其佐证。治宜疏肝解郁,化痰定志,养心安神,调理冲任。胡老认为,神志精神病变皆因"心"病所致,治当以养心安神为主,然神志活动也与五脏有关,最为密切的数肝,治时应加疏肝理气之品。此外,无邪不作病,引起神志异常者,最常见的病理因素为痰,心窍痰迷,故见抑郁不欢,应加化痰之品。方取自拟加味甘麦大枣汤、温胆汤加减。方中柴胡、郁金、枳实疏肝理气,清心解郁;炙甘草、淮小麦、大枣养心安神,和中缓急;淫羊藿、肉苁蓉温阳补肾,填髓增智,充养心神;炒枣仁、百合养心安神;竹茹、天竺黄、生南星化痰定志;再加知母清泻相火,清心除烦。二诊患者思虑日久故伤脾气,故予党参、太子参补脾养心;三诊心苦急,予养肝敛阴,清热生津;四诊整理诸症,复以疏肝理气,清热祛痰,养心安神,收效颇显。本案辨证准确,循症分治,诸药共投,收效良好。

出自:贺兴东,翁维良,姚乃礼.当代名老中医典型医案集[M].北京:人民卫生出版社.2009:19-20.

医案2,覃美相运用"温阳调气"针法治疗郁证案

刘某,女,18岁。

2018年3月10日初诊:患者因"情绪低落,夜不能寐4月余"就诊。患者自诉4月前高考失利后默默不语,情绪低落,时有悲痛欲哭,夜间入睡困难,曾服用阿普唑仑治疗,症状稍有缓解。刻下:神情淡漠,精神萎靡,问答迟钝,头晕,不欲饮食,夜不能寐,小便清长,大便溏,舌苔白腻,脉缓弱。辨为郁证,心脾两虚,拟养心安神,健运脾胃。

取穴及操作:百会、膻中、中脘、天枢、合谷、足三里、太冲、内关、神门,针刺留针30分钟,后配合麦粒灸,灸取大椎、心俞、脾俞、至阳、命门、肾俞、中脘、下脘、气海、关元诸穴,并嘱其加强户外锻炼。每周治疗5次,2周为1个疗程,连续5个疗程。

2018年3月24日二诊:患者诉情绪郁闷缓解,睡眠较前改善,食欲明显好转,大便成形,同前治疗。

2018年5月5日三诊:患者诉症状大减,同前治疗,其后患者病情平稳,改为每周治疗1次。

按: 本案患者为郁证,属心脾两虚。有记载云"阳气者,精则养神,柔则养筋""阳主动,阴主静",阳气乃一身动力之源泉。郁证为阳气虚衰所致,阳虚而阴胜,突出表现为阴的"不动"特性,故阳气温养失责则易出现抑制、淡漠、消极不振等症状。《证治汇补·郁证》记载"郁病虽多,皆因气不周流,法当顺气为先,开提为次"。故治疗郁证当以调气为重,针以百会、膻中、合谷、太冲为主穴。百会属督脉,为足太阳、手足少阳、督脉、足厥阴肝经之交会穴,百会者,言其经脉交会之最,其治病范围之广,针刺百会可调动体内阳气升发,进而疏通肝经之气;膻中为心包络经气聚集之处,是任脉、足太阴、足少阴、手太阳、手少阳经的交会穴,又是宗气聚会之处,针之可宽胸理气,补益心气;中脘属任脉穴,乃手三阳、少阳、足阳明、任脉之会,配合足阳明胃经大肠之募穴天枢、五俞穴之合穴足三里,上下同用,阴阳兼顾,有强壮脾胃之效;太冲为肝经原穴,合谷与太冲总称四关穴,是气血阴阳内外出入的要道,两穴阴阳共济,气血通运,脏腑并治;神门为心之原穴,内关为手厥阴心包经之络穴,两穴相配可补益心气,安定心神。艾灸可通过火热之性消除阴翳,达到温通经络,行气活血,补虚助阳,祛湿逐寒等功效,麦粒灸属于"三通法"之温通,取大椎、至阳、命门、肾俞进行

麦粒灸以温阳通督调而养神;灸脾俞、中脘、下脘、气海、关元,调理中焦脾胃,充盛后天之气,培补先天之元气;灸心俞可补心之阳气。诸穴合用,可健运脾胃,调理气机,调心以安神,温阳而解郁。

出自:覃美相,粟胜勇,蒋香玉,等.浅析温阳调气法中医针灸治疗抑郁症[J].辽宁中医杂志.2020,47(6):177-180.

第十一章 不 寐

················· 一、概 述 ·················

1. 基本概念

不寐是以经常不能获得正常睡眠为特征的一类病症,主要表现为睡眠时间、深度不足,不能很好消除疲劳、恢复体力和精力。轻者入睡困难,或寐而不酣,时寐时醒,或醒后不能再寐,重则彻夜不寐,常伴头晕头痛,神疲乏力,健忘心悸,情绪低落等症状。根据不寐的表现,相当于西医学中的神经官能症、更年期综合征、失眠障碍等。

2. 历史沿革

不寐病名首见于《难经》,在《内经》中称为"不得卧""不得眠""目不瞑",认为是邪气客于脏腑,卫气行于阳,不能入阴所致。

表 370　不寐的历史沿革

朝　代	医家/著作	观　点	原　文
春秋战国	《内经》	● 创立"阳不入阴"致失眠理论 ● 提出"脏腑失和"致失眠理论	● 《灵枢·大惑论》:"卫气不得入于阴,长留于阳……阳气满则阳跷盛……故目不得瞑。" ● 《素问·逆调论》:"胃不和则卧不安。"
春秋战国	《难经》	● 首先提出"不寐"的病名 ● 提出"气血虚衰,荣卫失和"的不寐理论	《难经·四十六难》:"血气衰,肌肉不滑,荣卫之道涩,故昼日不能精,夜不得寐也。"
汉代	张仲景	● 提出"虚劳病虚热烦躁"致失眠理论 ● 提出"阴虚火旺"致失眠理论	● 《伤寒论·少阴病脉证并治》:"少阴病,得之二三日以上,心中烦,不得卧,黄连阿胶汤主之。" ● 《金匮要略·血痹虚劳病脉证并治》:"虚劳虚烦不得眠,酸枣仁汤主之。"

朝 代	医家/著作	观 点	原 文
宋代	陈无择	● 提出湿热邪气导致不寐学说 ● 提出情志不调导致不寐之说	● 《三因极一病源论粹》:"脾湿热病……烦扰不得卧。" ● 《三因极一病源论粹》:"忧伤肺者,心系急,上焦闭,荣卫不通,夜卧不安。"
明代	张景岳	● 将不寐分为有邪和无邪两种 ● 提出有邪和无邪之不寐的治疗原则	● 《景岳全书·不寐》:"有邪者多实证,无邪者皆虚证。" ● 《景岳全书·不寐》:"无邪而不寐者……宜以养营,养气为主治……有邪而不寐者,去其邪而神自安也。"
明代	李中梓	将不寐病因分为气虚、阴虚、水停、痰滞、胃不和五种	《医宗必读·健忘》:"不寐之故,大约有五,一曰气虚,一曰阴虚,一曰痰滞,一曰水停、一曰胃不和。"
明代	秦景明	重视热证在失眠中的作用	《症因脉治·不得卧论》:"不得卧之论,主热者多。"
清代	郑寿全	提出阳虚失眠的病因病机	《医法圆通》:"不卧一证,因内伤而致者,由素秉阳衰,有因肾阳衰而不能启真水上升以交于心,心气即不得下降,故不卧。"

二、病因病机

不寐病位在心,与肝胆、脾、肾关系密切,脏腑功能失调,阴阳气血失和,致心神失养或心神被扰是其基本病机。

1. 饮食不节

● 暴饮暴食→宿食停滞→脾胃受损→酿湿成痰→痰热上扰→胃气失和→阳浮于外→不寐

2. 情志失常

● 情志不遂→暴怒伤肝→肝气郁结→气郁化火 }邪火扰动心神
● 五志过极→心神激动→心火内炽 } } 不寐
● 思虑过度→思则气结→脾胃运化失常→气血生化不足 }神失所养 }
● 心胆素虚→心气虚弱

3. 劳逸失调

● 劳倦太过 }
● 过逸少动 } 脾虚气弱→气血生化乏源→不能上奉于心→心神失养→不寐

4. 病后体虚

- 久病血虚、年迈血少→心血不足→心失所养→心神不安 ⎫
- 房劳过度 ⎱肾阴耗伤→阴衰于下→不能上奉于心→水火不济→心火独亢→火盛神动 ⎰ 不寐
- 素体阴虚 ⎰

⋯⋯⋯ 三、类证鉴别和鉴别诊断 ⋯⋯⋯

1. 类证鉴别

本病应与一时性失眠、生理性少寐、郁病等进行鉴别。

（1）不寐与一时性失眠

表 371　不寐与一时性失眠鉴别

疾　病	共 同 点	不 同 点
不寐	均可见睡眠时间和深度不足	可无明显诱因，多为持久严重的睡眠困难，需要药物治疗方能缓解
一时性失眠		多有情志不舒或生活环境改变或过多饮用浓茶咖啡等诱因，病程短暂，病情较轻，可自行缓解不需治疗

（2）不寐与生理性少寐

表 372　不寐与生理性少寐鉴别

疾　病	共 同 点	不 同 点
不寐	均可见少寐早醒	可见于任何年龄患者，属病理性失眠，常伴头晕乏力，情绪不佳，心悸胸闷，往往给患者造成较大负面影响
生理性少寐		多见于老年人，虽少寐早醒，但无不适，对身体健康亦无影响

（3）不寐与郁病

表 373　不寐与郁病鉴别

疾　病	共 同 点	不 同 点
不寐	均有睡眠障碍	虽可伴健忘乏力，情绪不佳，但以睡眠时间和深度不足为主
郁病		虽可伴失眠健忘，但以心情抑郁、情绪不宁、易怒易哭、胸胁胀满、咽中异物感为主

2. 鉴别诊断

本病应与精神障碍、药物滥用、伴失眠的神经衰弱、一过性失眠、身体疾病引起的失眠等相鉴别。

四、诊断依据

1. **临床表现**：不寐通常指失眠障碍。失眠障碍的表现常分为失眠症状及觉醒期症状两个方面。失眠症状分为入睡困难及睡眠维持困难。入睡困难是指在适当的睡眠机会和环境条件下，不能较快理想入睡。儿童和青少年入睡时间大于 20 分钟有临床意义，中老年人入睡时间大于 30 分钟有临床意义。睡眠维持困难包括睡眠不实、睡眠表浅、夜间醒后难以再次入睡、早醒、睡眠不足等。在失眠症状中，以入睡困难最多见，其次是睡眠表浅和早醒等睡眠维持困难。觉醒期症状常表现为疲劳或全身不适感，日间思睡，焦虑不安，注意力不集中或记忆障碍，社交、家务、职业或学习能力损害等日间功能损害症状。

2. **既往史及个人史**：不寐发生通常与生活工作各种不愉快事件等心理社会因素；环境嘈杂、不适合光照、过冷过热等环境因素；焦虑或抑郁障碍等精神疾病；咖啡因、茶碱、甲状腺素及皮质激素等药物因素；睡眠节律频繁改变；抽烟、日间休息过多等生活行为因素及躯体疾病等相关。

3. **实验室检查**：多数失眠患者的实验室检查多无异常，但对于初次就诊的失眠患者也应完善相关实验室检查，以排除一些继发因素所致的失眠，如血常规、尿常规、粪常规、肝肾功能、电解质、血脂、血糖、甲状腺功能、皮质激素、免疫指标等。

4. **影像学检查**：一般情况下，失眠患者的影像学检查多无明显异常或无特异性改变，但对于一些患者仍需完善相关影像学检查以排除器质性脑病所致失眠。如头颅 CT 或磁共振可以排除脑萎缩、脑血管意外、中枢神经系统变性、颅内占位等器质性疾病，尤其是下丘脑、脑干上行网状激活系统等与睡眠关系密切部位的病变。脑电图可以了解睡眠障碍患者脑功能异常情况。正电子发射断层扫描、单光子发射计算机断层成像和磁共振波谱等神经影像学技术也可给出睡眠障碍患者脑内生化物质代谢异常的证据。

5. **睡眠量表评估**：临床上我们还可以采取一些主观评估量表（睡眠日记、匹兹堡睡眠质量指数、失眠严重程度指数等）和客观评估量表（多导睡眠监测、多次睡眠潜伏期试验、体动记录检查等）来了解患者的失眠形式、日间功能受损程度、失眠严重程度、昼夜睡眠觉醒节律等。

五、常见证型

受累脏腑不同，不寐的临床表现有所不同，病位在心者，表现为心悸健忘，多梦易醒；

兼有急躁易怒者,多为肝火内扰;若不思饮食、腹胀便溏、面色少华者,为脾虚不运;若腰酸、心烦心悸、头晕健忘者,为肾阴虚,心肾不交;若嗳腐吞酸,多为胃气不和。

表 374 不寐的常见证型

证 型	证 候
肝火扰心	不寐多梦,甚则彻夜不眠,急躁易怒,伴头晕头胀、目赤耳鸣、口干而苦、不思饮食、便秘溲赤,舌红苔黄,脉弦而数
痰热扰心	心烦不寐,胸闷脘痞,泛恶嗳气,伴口苦、头重、目眩,舌偏红,苔黄腻,脉滑数
心脾两虚	不易入睡,多梦易醒,心悸健忘,神疲食少,伴头晕目眩、四肢倦怠、腹胀便溏、面色少华,舌淡苔薄,脉细无力
心肾不交	心烦不寐,入睡困难,心悸多梦,伴头晕耳鸣、腰膝酸软、潮热盗汗、五心烦热、咽干少津,男子遗精,女子月经不调,舌红少苔
心胆气虚	虚烦不寐,触事易惊,终日惕惕,胆怯心悸,伴气短自汗、倦怠乏力,舌淡,脉弦细

六、不寐的中医治疗

(一) 药物辨证论治

1. 肝火扰心证

表 375 肝火扰心证选方

选 方	组 成	功用/主治	随 证 加 减
龙胆泻肝汤 (《医方集解》)	龙胆草、生甘草各 6 g,黄芩、山栀子、木通、车前子各 12 g,当归 9 g,生地黄 20 g,柴胡 10 g,泽泻 12 g	● 功用:平肝泻火,重镇安神 ● 主治:肝火郁滞,上扰心神	● 胸闷胁胀,善叹息者,加香附、郁金、佛手疏肝理气 ● 肝胆实火,肝火上炎之重症出现头痛欲裂、大便秘结者,可服当归龙荟丸 ● 心神不安者,加酸枣仁、夜交藤宁心安神 ● 腑实便秘,加芒硝、大黄泻火通便
	方解:龙胆草善泻肝胆之实火,并能清下焦之湿热为君;黄芩、栀子、柴胡苦寒泻火;车前子、木通、泽泻清利湿热,使湿热从小便而解,均为臣药;肝为藏血之脏,肝经有热则易伤阴血,故佐以生地、当归养血益阴;甘草调和诸药为使。诸药合用,共奏泻肝胆实火,清肝经湿热之功		

续 表

选　方	组　成	功用/主治	随证加减
柴胡加龙骨牡蛎汤 （《伤寒论》）	柴胡 12 g，龙骨、牡蛎各 20 g，人参、桂枝各 9 g，茯苓 12 g，生姜 4.5 g，半夏 12 g，黄芩 9 g，铅丹 1 g，大黄 6 g，大枣 6 枚	● 功用：和解清热，镇惊安神 ● 主治：少阳郁滞，神志不安	
	方解：柴胡、桂枝、黄芩和里解外，以治寒热往来；龙骨、牡蛎、铅丹重镇安神，以治烦躁惊狂；半夏、生姜和胃降逆；大黄泻里热，和胃气；茯苓安心神，利小便；人参、大枣益气养营，扶正祛邪		
羚角钩藤汤 （《通俗伤寒论》）	羚羊角片 6 g，钩藤、桑叶、菊花各 12 g，生地、白芍各 15 g，川贝、竹茹、茯神各 9 g，甘草 6 g	● 功用：凉肝熄风，增液舒筋 ● 主治：肝风内动，热盛动风	
	方解：羚羊角、钩藤清肝熄风；桑叶、菊花辛凉疏泄，清热平肝；生地、白芍滋阴增液，柔肝舒筋；川贝、竹茹清热化痰；茯神宁心安神；甘草调和药性。诸药合用，共奏凉肝熄风、滋阴化痰之功		

2. 痰热扰心证

表 376 痰热扰心证选方

选　方	组　成	功用/主治	随证加减
黄连温胆汤 （《六因条辨》）	黄连 6 g，枳实、半夏、陈皮、生姜各 9 g，甘草 3 g，竹茹 12 g，茯苓 10 g，大枣 1 枚	● 功用：清热化痰，宁心安神 ● 主治：痰火郁结，心神受扰	● 心悸动、惊惕不安，加琥珀、珍珠母、朱砂养心安神 ● 痰热盛，痰火上扰心神，彻夜不眠，大便秘结不通，加大黄或用礞石滚痰丸 ● 失眠甚，心悸不安，加珍珠母、朱砂、龙骨、牡蛎等重镇安神 ● 痰热腑实，大便秘结不通，痰火上扰心神，彻夜不眠，加枳实、芒硝、大黄等通腑泄热
	方解：半夏降逆和胃，燥湿化痰；枳实行气消痰；竹茹清热化痰，止呕除烦；陈皮理气燥湿化痰；茯苓健脾渗湿；黄连清热燥湿，泻火解毒；甘草、生姜、大枣益脾和胃，以绝生痰之源。诸药合用，清热燥湿，化痰宁神		
清火涤痰汤 （《医醇剩义》）	丹参、麦冬、茯神、柏仁、贝母、黄连、菊花各 9 g，胆南星 6 g，僵蚕 9 g，杏仁 12 g	● 功用：清火涤痰，养阴安神 ● 主治：痰火郁结，上扰心神	
	方解：黄连清心降火；胆南星、贝母、杏仁清热化痰；麦冬、柏子仁、茯神养阴安神；丹参、僵蚕活血通络开窍；菊花清泻肝热。诸药合用，清心泻火，化痰通络，宁心安神		

3. 心脾两虚证

表 377　心脾两虚证选方

选　方	组　成	功用/主治	随证加减
归脾汤 （《济生方》）	白术、茯神、黄芪、龙眼肉、酸枣仁各 30 g，人参 15 g，木香 9 g，炙甘草 6 g，当归、远志各 3 g	● 功用：益气补血，健脾养心 ● 主治：气血亏虚证，心脾两虚之不寐	● 心血不足较甚者，加熟地黄、白芍、阿胶滋阴养血 ● 不寐较重，加柏子仁、五味子、夜交藤、合欢皮养心安神 ● 如兼脘闷纳差，苔滑腻，加二陈汤理气燥湿化痰 ● 兼腹泻者，减当归，加苍术、白术健脾燥湿 ● 阵发性身热、面赤、汗出者，加麦冬养心止汗
	方解：黄芪、人参、白术补脾益气；龙眼肉补益心脾，养血安神；茯神、酸枣仁补心安神；当归滋养营血；远志交通心肾，宁心安神；木香理气醒脾；炙甘草调和诸药；生姜、大枣调和营卫。诸药合用，益气养血，养心安神		
甘麦大枣汤 （《金匮要略》）	甘草 9 g，淮小麦 30 g，大枣 10 枚	● 功用：补气健脾，养心安神 ● 主治：心脾两虚，脏躁之不寐	
	方解：小麦养心阴，益心气，安心神，除烦热；甘草补益心气，和中缓急；大枣甘平质润，益气和中，润燥缓急。三药合用，养心安神，和中缓急		

4. 心肾不交证

表 378　心肾不交证选方

选　方	组　成	功用/主治	随证加减
六味地黄丸合交泰丸 （《小儿药证直诀》《韩氏医通》）	熟地黄 15 g，山萸肉、山药各 9 g，泽泻、茯苓、牡丹皮各 12 g，川黄连 15 g，肉桂心 1.5 g	● 功用：滋阴降火，交通心肾 ● 主治：阴虚火旺之不寐	● 心肾不足为主者，可用天王补心丹 ● 心烦不寐、彻夜不眠者，加朱砂、磁石、龙骨、龙齿重镇安神 ● 肾阴虚甚者，加枸杞子、女贞子以育阴滋肾 ● 心胸烦热较甚者，加栀子、竹叶以清心火 ● 失眠甚者，加酸枣仁、柏子仁以滋补阴血安神 ● 整夜不寐或稍入眠即多梦者，加朱茯神、菖蒲、远志以交通心肾、宁心安神
	方解：熟地黄滋阴补肾，填精益髓，为君药；山萸肉补养肝肾，并能涩精；山药补益脾阴，亦能固精，共为臣药。三药相配，滋养肝脾肾，称为"三补"。泽泻利湿泄浊，并防熟地黄之滋腻恋邪；牡丹皮清泻相火，并制山萸肉之温涩；茯苓淡渗脾湿，并助山药之健运。三药为"三泻"；加黄连清心泻火，使心火下移；肉桂引火归元。诸药合用，补养肝肾，滋阴填精，引火归元		
黄连阿胶汤 （《伤寒论》）	黄连 12 g，黄芩、芍药各 9 g，鸡子黄 2 枚，阿胶 9 g	● 功用：滋阴降火，养心安神 ● 主治：心肾不交之不寐	
	方解：黄芩、黄连清相火，燥湿热，引热下移，除热以坚阴；鸡子黄、阿胶、芍药滋肾阴养血。诸药合用，滋阴降火，交通心神		

5. 心胆气虚证

表 379　心胆气虚证选方

选　方	组　成	功用/主治	随证加减
安神定志丸合酸枣仁汤 （《医学心悟》《金匮要略》）	茯苓、茯神、人参、远志各 30 g，石菖蒲、龙齿、酸枣仁各 15 g，甘草 3 g，知母、茯苓、川芎各 9 g	● 功用：益气镇惊，安神定志 ● 主治：心气虚怯，惊悸之不寐	● 心肝血虚，惊悸汗出者，重用人参，加白芍、当归、黄芪补气养血 ● 若木不疏土，胸闷、善太息、纳呆腹胀者，加柴胡、陈皮、白术健脾疏肝 ● 心悸甚惊惕不安者，加生龙骨、生牡蛎、朱砂重镇安神 ● 失眠甚，心悸不安者，加珍珠母、朱砂养心安神 ● 肝气郁结者，加柴胡、香附疏肝理气
	方解：茯苓、茯神安神定志；人参配茯苓健脾益气；石菖蒲、远志化痰开窍，醒脑安神；朱砂、龙齿重镇安神；酸枣仁养血安神；茯苓宁心安神；知母滋阴润燥，清热除烦；川芎调肝血，疏肝气；炙甘草和中缓急，调和诸药		
十味温胆汤 （《世医得效方》）	半夏、枳实、陈皮各 15 g，白茯苓 9 g，酸枣仁、远志、五味子、熟地黄、条参各 12 g，粉草 1.5 g，生姜 5 片，大枣 1 枚	● 功用：化痰宁心，益气养阴 ● 主治：痰浊内扰，心胆虚怯，神志不宁	
	方解：半夏、陈皮、茯苓、枳实、甘草燥湿化痰，健脾渗湿，湿祛痰消而宁神；熟地滋养心血；远志、枣仁、五味子养心安神，收敛心气；枳实行气消痰，使痰随气下；炙甘草补益心气，调和诸药。诸药合用，益气养心，安神宁志，行气豁痰		

（二）非药物治疗

不寐的常用非药物疗法包括针刺疗法、刺血疗法、按摩疗法、艾灸疗法、拔罐疗法、透药疗法、穴位敷贴疗法、中药泡洗等。

1. 针刺疗法

表 380　不寐针刺疗法应用

主穴		百会、神门、三阴交、照海、申脉、安眠
随证配穴	痰热内扰	加丰隆、中脘、足三里
	心火亢盛	加心俞、郄门、劳宫
	肝郁化火	加太冲、行间、侠溪
	胃气不和	加中脘、足三里、内庭
	心脾两虚	加心俞、脾俞、足三里

随证配穴	心肾不交	加心俞、肾俞、太溪
	心胆气虚	加心俞、胆俞
随症配穴	不易入睡	毫针取期门、肝俞、太冲、劳宫
	夜寐不安	毫针取膻中、期门
	心悸	毫针取内关、郄门、厥阴俞、膻中
	纳差倦怠	毫针取脾俞、心俞、内关、气海、足三里
	夜间盗汗	毫针取关元、气海、内关、阴郄、复溜、足三里
	易醒,醒后腰背酸痛	● 毫针取委中、腰阳关、大肠腧、腰痛点、悬钟、阿是穴 ● 电针取委中、腰阳关,针刺得气后留针,接通电针仪,采用断续波或疏波,以局部肌肉微颤为度,每次通电 15~20 分钟
	耳鸣	● 毫针取听会、翳风、中渚、侠溪 ● 头针取两侧颞后线
	多梦易惊	毫针取心俞、内关、期门、太冲
	夜尿频多	毫针取关元、中极、归来、阴陵泉、足三里、三阴交
操作		同前(见第一章"中风")

2. 刺血疗法

表 381　不寐刺血疗法应用

常用方法		取百会、神门(双)、太阳(双)、安眠(双),每次取 2~3 处穴位,每穴出血 3~5 滴,隔日 1 次,5 次为一个疗程
随症配穴	醒后头痛	加大椎、太阳、百会放血
	不易入睡	加耳尖、安眠放血
	夜寐不安	加侠溪、翳风放血

3. 按摩疗法

表 382　不寐按摩疗法应用

取穴及方法	头面部	按指揉印堂、攒竹、睛明、鱼腰、太阳、神庭、角孙、百会;五指拿法从前额发际处至风池穴;指尖击前额部至头顶

取穴及方法	肩颈部	擦法和一指禅推法作用于患者颈、肩部;再用拇指按风池、风府、颈夹脊、大椎、安眠穴
	背腰部	按揉心俞、肝俞、脾俞、胃俞、肾俞、命门等背俞穴;掌推背部督脉自下而上
	四肢部	上肢:搓法沿手少阴经的循行缓慢地上下往返;指按揉少海、内关、神门、少府、劳宫等穴 下肢:按揉阳陵泉、阳交、足三里、三阴交、足窍阴、申脉、照海等穴
步骤		先按摩患者的肩颈部和头面部,再按背腰亏虚部,最后按四肢部
力度		同前(见第一章"中风")
频次		同前(见第一章"中风")

4. 艾灸疗法

表 383　不寐艾灸疗法应用

常规灸法		● 取百会、安眠、神门、三阴交、涌泉等穴位 ● 虚证多采用隔物灸
随证取穴	胃气不和	取中脘、天枢、足三里、脾俞、胃俞,隔姜灸每次 8～10 壮
	心肾不交	取神门、太溪、涌泉,隔盐灸每次 3～5 壮
	心脾两虚	取心俞、脾俞、三阴交、神门,隔姜灸每次 5～7 壮
	心胆气虚	取本神、心俞、胆俞、神门、悬钟,隔姜灸每次 3～5 壮
随症取穴	早醒	取百会、膻中、神阙、关元、气海,艾条灸每次 5～8 壮
	醒后疲倦	取阿是穴、肾俞、次髎,艾条灸或隔姜灸 8～10 壮
	梦多	取翳风、听会、太溪,艾条灸每次 5～7 壮

5. 拔罐疗法

表 384　不寐拔罐疗法应用

随症取穴	入睡困难	● 取背俞穴 ● 操作:拔罐留置 10～15 分钟
	易醒	● 太阳、印堂、四白、大椎、风池 ● 操作:采用小口径火罐,闪罐操作,10～15 分钟

随症取穴	夜间胃胀、反酸	● 取中脘、膻中、丰隆、足三里 ● 操作：拔罐留置 10～15 分钟
	夜尿频多	● 取背部命门、双侧脾俞、肾俞、关元俞、膀胱俞 ● 操作：选取大号玻璃罐，于腰骶部走罐出痧后，留罐 10 分钟

6. 透药疗法

表 385　不寐透药疗法应用

常规疗法	● 取穴：照海、申脉、安眠 ● 中药：酸枣仁 12 g、夜交藤 15 g、石菖蒲 12 g、远志 12 g、补骨脂 15 g、骨碎补 15 g、龙骨 30 g、牡蛎 30 g ● 操作：拌匀后呈现为膏状，涂抹在无菌纱布上，将药膏纱布敷贴于上述穴位并固定，使用透药治疗仪治疗	
随症取穴	尿频	● 取穴：双侧膀胱俞 ● 中药：红花 15 g、乳香 15 g、没药 15 g、制川乌 18 g、制草乌 18 g、补骨脂 15 g、骨碎补 15 g、威灵仙 15 g、透骨草 30 g、伸筋草 30 g ● 操作：将中药磨成粉，与适量蜂蜜调和，制成药饼，使用透药治疗仪治疗

7. 穴位敷贴疗法

表 386　不寐穴位敷贴疗法应用

随症取穴	夜间盗汗	● 取穴：神阙、大椎、肾俞、足三里 ● 中药：牡蛎 200 g、黄芪 200 g、麻黄根 200 g、浮小麦 100 g、五倍子 100 g ● 操作：将中药打粉后用蜂蜜调成膏药，混匀涂抹在无菌纱布上，药膏纱布敷贴于上述穴位并固定，时间 20～30 分钟
	易醒	● 取穴：神阙、肾俞、脾俞、命门、足三里、支沟 ● 中药：白芥子 15 g、肉桂 15 g、川芎 12 g、木香 15 g、细辛 3 g、延胡索 15 g ● 操作：将中药打粉后用姜汁调成膏药，混匀涂抹在无菌纱布上，药膏纱布敷贴于上述穴位并固定，时间 40 分钟

8. 中药泡洗疗法

表 387　不寐中药泡洗疗法应用

常规疗法	● 中药：合欢皮 30 g、酸枣仁 20 g、夜交藤 30 g、鸡血藤 30 g、桂枝 15 g、白芍 15 g、牛膝 20 g、龙骨 30 g ● 操作：中药加水煮开后放入容器中，待温度为 40℃ 左右时将患者肢体浸泡入药汤，中药没过足部穴位，时间 30～40 分钟	
随症取穴	全身乏力	● 中药：桂枝 30 g、桑枝 30 g、苏木 30 g、红花 30 g、大血藤 30 g、路路通 30 g、附片 10 g ● 操作：将煎好的药汁倒入盆中，待药液降温至 40℃ 左右进行泡洗，中药没过足部穴位，时间 40 分钟

七、病案举例

患者严某,女,77 岁,于 2021 年 5 月 11 日初诊。患者 2 年前脑梗死后出现失眠症状,入睡困难,夜间睡眠深度较浅,容易早醒,醒后再次入睡困难,每晚睡眠 3.5 小时左右,次日精神状态差,心情抑郁,容易焦虑烦躁,常伴头晕头痛,平时服用艾司唑仑等镇静睡眠药,但疗效欠佳,故来我院神经内科门诊就诊。查体:神清,精神欠佳,气平,口齿尚清,血压 149/89 mmHg,心率 85 次/分,律齐,双下肢无肿,神经系统检查(一),自评抑郁量表(SDS)45 分,自评焦虑量表(SAS)42 分,简易智力状况检查法(MMSE)28 分(文盲),匹兹堡睡眠指数量表 19 分。急查血常规、肝肾功能、凝血功能均基本正常;头颅 CT 示:右侧基底节区陈旧性梗死灶;心电图示:窦性心动过速,频发房早。多导睡眠图检查结果提示患者总体睡眠时间及深度睡眠时间明显减少,符合中国精神病诊断分类与标准第 3 版修订版(CCMD‑3)失眠症诊断标准。现予收入神经内科病房进一步诊治。追问病史,患者有糖尿病及高血压病史 10 余年;平素嗜食肥甘厚味,脾气较差,与家人关系不融洽;否认家族遗传病史。刻下:患者失眠多梦,头晕,怕热,口苦,口渴,纳差,便秘,舌红胖,苔黄腻,脉滑数。

针对这名患者我们该如何进行中医诊断和治疗? 怎样制订治疗方案并开具处方?

中医诊断:不寐,痰热扰心证。

西医诊断:失眠症。

治则:清热化痰,宁心安神。

药物处方:黄连温胆汤加减。

用药:

半夏 15 g	黄连 10 g	党参 12 g	竹茹 15 g
茯苓 30 g	枳壳 15 g	陈皮 20 g	桔梗 15 g
石菖蒲 20 g	郁金 15 g	夏枯草 20 g	

服药方法:14 帖,水煎服,一日 2 剂。

非药物处方

1. **针刺处方:**百会、神门、三阴交、照海、申脉、安眠、丰隆、中脘、足三里、脾俞、心俞、内关、气海、期门、肝俞、太冲、劳宫。

2. **推拿疗法:**先按指揉印堂、攒竹、睛明、鱼腰、太阳、神庭、角孙、百会等穴位;再五指拿法从前额发际处至风池穴;最后指尖叩击前额部至头顶。

3. **艾灸疗法:**取神门、太溪、涌泉,隔盐灸每次 3~5 壮。

4. **拔罐疗法:**取两侧足太阳膀胱经循行的背俞穴,留罐 10 分钟。

5. **中药泡洗疗法:**将中药合欢皮 30 g、酸枣仁 20 g、夜交藤 30 g、鸡血藤 30 g、桂枝 15 g、白芍 15 g、牛膝 20 g、龙骨 30 g,加水煮开后放入容器中,待温度为 40℃左右时将患者肢体浸泡入药汤,中药没过足部穴位,时间30～40分钟。

操作:针刺每日1次,每次留针30分钟,7天为一个疗程。头针平补平泻,其他穴位按辨证使用补泻手法。其余非药物治疗每周1次,2周为一个疗程。

二诊:失眠好转,仍口苦心烦,头晕头痛,舌红苔薄黄,脉滑数。

药物处方:前方基础上黄连加量至15g,加栀子10g、天麻15g,续14剂。

非药物处方:同前。

三诊:夜寐安,口苦心烦好转,无明显头晕头痛,舌淡红,苔薄白,脉和缓。

药物处方:同前。

非药物处方:同前。

按:此案患者失眠多梦,头晕,怕热,口苦,口渴,纳差,便秘,舌红胖,苔黄腻,脉滑数。属不寐之痰热扰心证。《中藏经》云:"胆者,中清之府也,号将军……实则伤热,热则惊怖,精神不安,卧起不宁。"胆居少阳,内蕴相火,主升发疏散之功,一旦因痰浊内阻,势必变生诸证。该患年逾古稀,脾失健运,加之平素嗜食肥甘厚味,水湿内生,化而为痰,痰湿郁久化热,痰热互结,上扰心神而不寐。痰热扰神,故而失眠多梦;痰热中阻,清阳不升,清窍失养,故而头晕;胆郁化热,故口渴口苦;胆郁横伐胃气,故食欲不佳;热结肠腑,肠燥津亏,故而便秘;舌红苔黄腻,脉滑数,舌脉从证,为痰热扰心之证。治宜清热化痰,宁心安神,方选黄连温胆汤加减。方中半夏降逆和胃,燥湿化痰;竹茹清热化痰,止呕除烦;枳实行气消痰,有使痰随气而下之功,合桔梗一升一降调畅气机;陈皮理气健脾,燥湿化痰;茯苓健脾渗湿、除湿;黄连清泻心经之火以除烦;石菖蒲配郁金疏肝解郁化痰,破其气郁痰结,使气机得畅;夏枯草与半夏同用,使得阴阳相合则寐安。全方共奏清热化痰,宁心安神之功,效如桴鼓。

非药物治疗方面,针刺法平补平泻百会、神门、安眠、心俞、内关,健脑调神,宁心助眠;泻期门、肝俞、太冲、劳宫,清热化痰,调畅气机;平补平泻照海、申脉,补阴泻阳,通调跷脉;补丰隆、中脘、足三里、三阴交、脾俞、气海,健脾补肾,滋阴柔肝,养心安神;根据患者症状予推拿、艾灸、拔罐、中药泡洗疗法健脑调神,养心安神,治疗多梦、头晕、怕热诸症。诸法合用,清热化痰,养心助眠。

附 名家医案选录

医案1,王子瑜治心肾不交之不寐案

骆某,女,32岁。

2005年12月27日初诊:患者自2004年2月始,因工作压力大而精神抑郁,失眠,严重时仅睡眠1个小时,且眠浅易醒,被诊为"抑郁症",未服西药。现症:胸闷,气短,偶有盗汗,纳可,二便调,语音低微,面部散在痤疮,舌体胖,质暗,苔薄,脉虚弦。辨为不寐,肝郁血虚证。

处方：醋柴胡 10 g，当归 10 g，赤、白芍各 10 g，熟地 15 g，砂仁（后下）6 g，丹参 15 g，炒枣仁 15 g，夜交藤 15 g，玫瑰花 10 g，茺蔚子 15 g，郁金 10 g，制首乌 15 g，合欢皮 10 g，蒲公英 15 g，白蒺藜 10 g。水煎服。

2006 年 1 月 10 日二诊：服药 14 剂后，睡眠和情绪明显好转，效不更法，方药略有增减。以往月经错后，正值经前，以前四物汤合失笑散加味，以活血通经。续 28 剂。

2006 年 2 月 7 日三诊：患者情绪明显好转，睡眠正常而治愈。

按：本案患者因失眠 1 年余就诊，刻下胸闷，气短，偶有盗汗，纳可，二便调，语音低微，面部散在痤疮，舌体胖，质暗，苔薄，脉虚弦，属不寐之肝郁血虚证。患者情志不遂，肝气郁结，日久肝郁化火，扰动心神，加之营血亏虚，不能奉养心神，而致失眠不寐；肝气不舒，故胸闷；阴血不足，热扰津泄，故盗汗；肝郁气滞，血阻于面，发为痤疮。治宜疏肝理气，养血安神，方选四物汤加减。四物汤配以首乌、丹参，养血活血，结合柴胡、郁金、玫瑰花、砂仁疏肝理气解郁；合欢皮、炒枣仁、夜交藤养心安神。诸药配伍，疏肝解郁，养心安神，对肝郁血虚之抑郁证伴失眠者确有良效。患者虽有肝郁，但根据女子"不足于血，而有余于气"的生理特点，治疗以四物汤养血为主，醋炙柴胡去其宣散之力，留其疏肝之能，配以养心安神之品而收功。

出自：贺兴东，翁维良，姚乃礼. 当代名老中医典型医案集［M］. 北京：人民卫生出版社. 2009：27.

医案 2，钱虹基于"调肾健脾"法治不寐案

高某，男，83 岁。

2020 年 3 月 2 日初诊：患者因"失眠 6 年，加重 1 周"就诊，6 年前无明显诱因出现失眠，入睡后易醒，醒后不易入睡，平素服用氯硝西泮助眠，夜间可睡约 4 小时。1 周前失眠症状加重，服药亦不可入睡，遂来我院针灸门诊就诊。既往有冠心病病史，口服阿司匹林肠溶片、单硝酸异山梨酯片、辛伐他汀片，否认患有其他疾病，刻下：神疲，精神一般，眠差，昨夜彻夜未眠，轻微头晕，记忆力减退，口干，腰膝酸软，胃纳欠佳，夜尿 3 次，大便调，舌稍红，苔薄白，脉弦细。辨为不寐，肝肾阴虚证，治拟调神健脾，滋补肝肾。

予针刺、麦粒灸、耳穴压豆治疗，针刺选穴：取百会、印堂、中脘、下脘、气海、关元及双侧风池、天枢、阴陵泉、足三里、三阴交、太溪、太冲、神门、内关；麦粒灸取双侧涌泉；耳穴压豆取心、神门、肝、脾、肾。

针刺：患者取坐位，风池穴向鼻尖方向刺入 20 mm，扶患者慢慢平卧，印堂平刺，百会斜刺，余穴直刺，根据患者体形调整针刺深度，太冲行提插泻法，太溪、三阴交行捻转补法，余穴平补平泻，留针 30 分钟。麦粒灸：患者取仰卧位，于双侧足底涌泉穴灸 5 壮，灸毕涂以万花油。耳穴压豆：患者取坐位，将王不留行子压在一侧耳穴，嘱

患者每日自行按压数次,两侧交替治疗。

2 日后二诊:治疗 1 次后,患者当晚即可入睡,睡眠时长约 3 小时,无头晕。麦粒灸改用双侧肝俞、肾俞和双侧太溪、涌泉 2 组穴位交替,每穴灸 3 壮,每周 2 次。针刺、耳穴隔日治疗 1 次,每周 3 次。

10 日后三诊:治疗 10 天后,患者夜间睡眠时长可达 4~5 小时,偶发梦,余症缓解。麦粒灸改用命门、双侧脾俞交替,每穴灸 3 壮,每周 2 次。针刺、耳穴选穴及治疗同前,隔日 1 次,每周 3 次。

巩固治疗 2 周,随访疗效稳定。

按:本案患者经四诊合参,辨为肝肾阴虚证。患者年逾八十,脏腑功能减退,尤以肾之精气亏虚为甚,肾精不足,髓海失养,则脑之元神无所依,表现为失眠、记忆力减退;肾阴不能上济于心,则心神不宁;肾藏精、肝藏血,精血同源,肾精亏虚日久累及肝血,水不涵木,形成肝肾阴虚之证,故患者除失眠外还伴有口干、腰膝酸软等症,虽然其发病以肝肾阴虚为主,实与五脏俱损,气血不足皆有关系,涉及多个脏腑,肾虚是核心病机,多脏腑虚损是病理基础。治疗以调神健脾为基本原则,兼以滋补肝肾。百会属于督脉穴,是百脉、百神朝会之处,印堂亦为督脉循行所过,督脉入络脑,故此二穴具有健脑调神之功;选用心经原穴神门以养心安神,内关乃心包经络穴,与阴维脉相关联,针之可宁心助眠安神;足三里和阴陵泉分别是胃经、脾经的合穴,针之可加强脾胃的运化功能,使精、气、血化源充足;三阴交为肝、脾、肾三经交会之处,脾经分支上注心中,故补之具有健脾补肾,滋阴柔肝,养心安神的功效;太冲为肝经原穴,泻之有平降肝阳的作用;太溪为肾精原穴,补之能滋补肾阴;涌泉位于足底,乃肾经井穴,患者初诊时已彻夜未眠,故重灸涌泉激发肾经经气,滋补肾阴,引火归元,使心肾既济,阳入于阴而得寐。耳穴主要也是从调神健脾、调补肝肾入手,取心、神门、肝、脾、肾,以巩固疗效。二诊时患者睡眠虽改善,但根据年龄、体质特点,仍需滋阴补肾,故调整麦粒灸穴位,增加滋补肝肾的力度,使阴阳相济,神归其位。三诊时患者症状较前改善明显,故继以调肾健脾之法兼顾益阴固肾,针刺继守前方。本案以调神健脾为基本治法,同时注意滋补肝肾之阴,以针、灸、耳穴结合,诸穴合用,患者阴液渐复,元神得养,虚阳潜降,治疗效应持久,故失眠可愈。

出自:钱虹,粟漩.基于调神健脾法针灸治疗顽固性失眠验案 2 则[J].江苏中医药.2022,54(3):60-62.